Jorgos Canaca
Neue Wege zum he

Jorgos Canacakis
Kristine Schneider

Neue Wege zum heilsamen Umgang mit Krebs

Angebote für
Betroffene und Helfer

Kreuz

Inhalt

Vorwort zur dritten Auflage 9
An unsere Leserinnen und Leser 19
Danksagung 22

Teil I – Betroffene Frauen berichten

Irma: Diese Krankheit hat nicht nur Negatives,
sie ist auch eine große Herausforderung für mich 24

Mariane: Ich lebe jetzt sehr gerne
und habe noch viele Aufgaben zu erledigen 54

Maria: Meine Krankheit hat mir geholfen,
Verhärtung und Isolation aufzugeben 79

Nelly: Je mehr ich meinen Empfindungen traute,
desto richtiger verlief mein Leben 104

Nina: Meiner Krankheit verdanke ich die Erlaubnis,
mich zurückzuziehen und ehrlich zu mir selbst zu sein 126

Luise: Ich geniere mich nicht mehr,
im Mittelpunkt zu stehen 158

Teil II – Innenansichten

Mein ärztliches Können reichte nicht aus,
das Nichtwissenwollen zu durchdringen 176
Ein Arzt berichtet über sich als Behandler

Unversehens zählt die Zeit sich selbst 191
*Ein Arzt über sich und seine Beziehung
zu krebserkrankten Menschen*

Brustkrebs in der Akutphase 196
Eine Soziologin über sich als Krebspatientin

Teil III – Das Tiefeninterview

Vorbemerkungen zum Interviewleitfaden 208
Integratives Tiefeninterview: Liste der Fragen 212

Teil IV – Wege zum Heilbleiben im Umgang mit Krebs

Den Krebs verstehen lernen 218
  Laß uns Bilanz ziehen 218
  Die Krankheit in größeren Lebenszusammenhängen sehen 218
  Verantwortung übernehmen:
  Der Krankheit eine Antwort geben 220
  Der Krankheit Aufmerksamkeit schenken,
  aber ihr keine weitere Chance einräumen 221
  Einen Mitmenschen begleiten 222
  Ein offenes Ohr und ein verstehendes Herz schenken 223
  Der Organismus weiß die Antwort auch 224
  Woher die Energie holen? 226

Fünf Schritte auf dem Weg zu einer
kreativen Bewältigung 229
  Sich in seiner Krankheit verstehen 229
  Begegnung mit Endlichkeit und Verlust 236
  Kontakt zu ungelebten Kräften 247
  Von der Isolation zur Verbundenheit 252
  Sorge für sich selbst 256

Bilanzfragen zur eigenen Situation und zum Buch 259

Teil V – Meditationen zum heilsamen Umgang mit sich

Einführung 262
Die zehn Schritte der Meditation 264
  Meditation 1: Im Leib zu Hause sein 266
  Meditation 2: Auftanken in der Natur 273
  Meditation 3: Die Zukunft erschließen 280
  Meditation 4: Überblick gewinnen 288
Schlußbemerkung 291

Teil VI – Konzepte eines ganzheitlichen Umgangs mit Krebs

Das aniatotherapeutische Modell	294
Das klinisch-onkologische Handlungsmodell	306

Teil VII – Informationen

Angebote für Betroffene und Helfer	312
Die Autoren	316

Vorwort zur dritten Auflage

Das vorliegende Buch hat seit 1989 zwei Auflagen erlebt. Während der letzten Jahre haben wir seinen Weg beobachtet und manchen Hinweis erhalten. Leser machten uns darauf aufmerksam, daß sie die Aufmachung des Buches abschreckend fanden. Einige waren über den Titel »Krebs – Die Angst hat nicht das letzte Wort« erschrocken, andere über die Gestaltung des Umschlags in Schwarz mit roter Schrift, viele erschraken über beides. Für uns waren diese Reaktionen bedauerlich, weil wir uns in diesem Buch stark dafür einsetzten, neue Konzepte anzubieten, um an der damaligen Einfallslosigkeit im Umgang mit Krebs etwas zu ändern. Leider hat sich bis heute im Ganzen an der Situation nicht viel geändert. Die Auswegslosigkeit ist für Betroffene und Angehörige oft ungeheuer. Sie fühlen sich angesichts der rein technisch-medizinischen Versorgung menschlich völlig allein gelassen.

Das war für uns Grund genug, auf den Verlag zuzugehen und darauf hinzuwirken, daß die dritte Auflage in einer neuen, ansprechenden Form herauskommt. Wir hoffen, daß es das Buch damit leichter hat, zu den interessierten Lesern vorzudringen. Unserer Meinung nach war die Zeit vor sieben Jahren für die Inhalte dieses Buches noch nicht reif. So wurde die Innovation nur von wenigen beachtet, und die Konzepte konnten nicht die Resonanz finden, die sie verdienen. Vielleicht ist der gegenwärtige Zeitpunkt günstiger, und es gibt offenere Herzen bei den Helfern und Helferinnen im pflegerischen und im medizinischen Bereich. Unsere Absicht ist es, Bausteine zu einem ganzheitlicheren Umgang mit der Krebserkrankung beizutragen. Wir sind sicher, daß unser Ansatz die Erfolge medizinischer Therapien stärken kann. Unsere Konzepte können unter Beibehaltung des angebotenen medizinischen Behandlungsmodells von geeigneten Institutionen übernommen und eingesetzt werden. Der Bedarf dafür ist heute noch größer als vor sieben Jahren. Die Gründe für die fehlenden Fortschritte sind mehr im menschlichen Bereich als im technischen zu suchen, das heißt in der Unfähigkeit der

Helfer, multimodale Konzepte (also Konzepte, die mehrere Seiten einer Sache einbeziehen) zur Kenntnis zu nehmen und sie versuchsweise zu praktizieren.

Mangelnder Unternehmungsgeist?
Wir wissen, daß man an zahlreichen Stellen versucht, multimodale Konzepte zu entwickeln. Es scheint, als habe man hier und da einige unserer Anregungen übernommen. Allerdings reichen geschriebene Anregungen nicht für die praktische Umsetzung. Wenn sie bei den interessierten Helfern nicht auf einen breiten Hintergrund von Erfahrung und Kompetenz treffen, helfen sie kaum weiter. Für eine wirkungsvolle Umsetzung fehlt es meistens an Selbsterfahrung, die grundlegend für die Entwicklung von Handlungskompetenz ist. Wir wissen, daß weder das eine noch das andere innerhalb kurzer Zeit zu erwerben ist. Trotzdem hat es uns erstaunt, daß sich keine Institution und keine Organisation mit unseren Vorschlägen eingehender befaßt hat, zumindest nicht in direkter Auseinandersetzung mit uns. Ohne institutionellen Rahmen waren uns die Hände gebunden. Das Modell selbst zu realisieren, hätte für uns beide allein eine Überforderung bedeutet. Um aus dieser Situation herauszukommen, haben wir die Seminarreihen, die wir normalerweise durchführen, modifiziert: Inzwischen können wir Betroffenen, die von unseren Ideen profitieren wollen, bausteinweise Kurse und Seminare anbieten.

Unmotivierte Betroffene?
Die angeführten Gründe für die stagnierende Situation in der Versorgung von Krebsbetroffenen reichen uns zur Erklärung jedoch nicht aus. Einen weiteren Grund vermuten wir in der Aufspaltung der Krebsforschung in Einzelperspektiven, die nicht aufeinander abgestimmt erscheinen und deren Ergebnisse folglich nicht sinnvoll miteinander in Beziehung gebracht werden können. Erstaunlich ist, wie ähnlich die Struktur der aufgespaltenen Forschung dem Krebsgeschehen ist, bei dem die verrückt gewordenen Zellen in keinem Kontakt zu anderen gesunden Zellen stehen. Sie haben keinen Respekt vor ihren Grenzen, vermehren sich ohne organisches Ziel und in starrer Form. Untersuchungen zeigen, wie wenig durchdacht viele

wohlmeinende Vorgehensweisen sind. Wir möchten ein Beispiel anführen: In dem Therapieprojekt einer renommierten Klinik wird Betroffenen Einzeltherapie angeboten. Man stellt fest, daß die Patienten zwar anfangs kommen, die Therapie dann aber abbrechen. Die geringe Therapiemotivation der Krebspatienten wird definiert als »Nicht-in-Anspruch-Nehmen von Therapieangeboten«. Allerdings werden bei näherem Hinsehen die sogenannten Therapieangebote der Komplexität des Krebsphänomens nicht gerecht, im geschilderten Fall beispielsweise ein Therapieangebot von sechs Einzelstunden während acht Wochen Klinikaufenthalt, durchgeführt von nicht ausreichend ausgebildeten Beratern (also noch nicht einmal Therapeuten!) und anhand eines unangemessenen Therapiekonzepts. Die Patienten werden als therapieunwillig stigmatisiert, anstatt daß das Angebot kritisch untersucht wird.

Es fehlt eine Gesundungstheorie
Wir sind der Meinung, daß die vorhandenen Therapieansätze unmodifiziert nicht einsetzbar sind. Ein modifiziertes Konzept müßte abgesichert sein durch klare anthropologische, entwicklungspsychologische und persönlichkeitstheoretische Grundlagen. Zudem muß eine Krankheitstheorie für die Krebskrankheit geschaffen werden. Wir würden sie allerdings lieber eine Gesundungstheorie für krebserkrankte Menschen nennen als eine Theorie für die Krebskrankheit. Die vorhandenen Therapieansätze taugen nicht für die Krebspatienten von heute. Wir glauben, daß Krebserkrankte eher eine spezielle Begleitung brauchen, bei der sie selbständig, selbstverantwortlich und mit Eigenaktivität auf ihre Ressourcen zurückgreifen und den Heilungsprozeß mitbestimmen. Es erschüttert uns, die Unterwerfung, die Passivität, die Uninformiertheit, das Abgespeistwerden mit tröstenden Informationen zu bemerken in Situationen, die den Rang von Lebensentscheidungen haben. Auf der Strecke bleiben Selbstvertrauen, Selbstwertgefühl und Nutzungsmöglichkeiten von eigenen Ressourcen. Auf der Strecke bleibt auch, daß sich Erkrankte als verantwortliche Menschen in ihren Kompetenzen angesprochen erleben. Das produziert schleichende Resignation, die den Verlauf der Erkrankung negativ beeinflußt.

Unpersönliche Statistiken entmutigen
Ein weiterer Grund für die fehlenden Therapieerfolge könnte die gestörte Kommunikation zwischen Behandlern und Betroffenen sein. Denken wir einmal an die sogenannten Expertenurteile, die sich auf Statistiken herausreden, die ihrerseits nur rein medizinische Zugangsweisen berücksichtigen. Sie sind einseitig, was Mediziner aber nicht daran hindert, mit ihrer Hilfe über die Lebenserwartung ihrer Patienten nachzudenken und sogar statistisch verbrämt mit ihnen zu sprechen. Solche Urteile haben zwei nachteilige Folgen. Erstens sagen sie: »Du hast eine erwartbare Lebenszeit von soundso viel Monaten oder Jahren.« Das läßt jede Mitwirkung bei den Heilungsvorgängen aussichtslos erscheinen, denn scheinbar kann man ja sowieso nichts machen, es sei denn, man gehört zu dem Prozentsatz, der statistisch gesehen davonkommt. Zweitens sind sie eine Einladung zur Verleugnung. Wenn man Patienten rät, nach Hause zu gehen und wie vorher weiterzuleben, haben wir es mit verschenkter Lebenszeit zu tun, weil nicht das Notwendige getan wird. Die Betroffenen fallen, ohne es merken zu dürfen, in ein Loch, das seinerseits angstmachend, streßverursachend und damit lebensverkürzend wirkt.

Die Lebensqualität im Auge behalten
Unser Buch soll einen Mosaikstein zum ganzheitlicheren Umgang mit sich und der Krankheit beitragen, wobei wir eine Ahnung davon haben, wie das ganze Bild, in das sich unser Stein einfügen soll, aussehen könnte. Das von uns ausgeführte »aniatologische Modell« sowie das »klinisch-onkologische Handlungskonzept« bieten eine gute Möglichkeit für bessere und angemessenere Sichtweisen auf die Behandlungssituation. Es führt kein Weg an einem multimodalen Konzept vorbei, in dem neue Elemente ihren Platz finden wie z. B. die Nutzung der symbolischen Gestaltung, Förderung der expressiven Potentiale, der Bewältigungsdimensionen, leiborientierte und kreativitätsfördernde Maßnahmen. Solche Elemente sind geeignet, die Lebensqualität der Betroffenen im Blick zu behalten. Unsere Erfahrungen der letzten Jahre zur Ressourcengewinnung aus dem Bereich des symbolischen Umgangs mit der Natur, die in einem klar strukturierten, fast

rituellen Ablauf mit Betroffenen gemacht wurden, sprechen dafür, daß dieses Gebiet ein enormes Entwicklungspotential enthält. Erfahrungen von Kontinuität, unerschütterlicher Sicherheit, Getragensein als Teil der Natur, in der man auftanken kann, werden in einer klar strukturierten Form vermittelt. Das geschieht in kleinen Gruppen, ja sogar in Großgruppen mit dem neu entworfenen »Begleitkonzept«. Es entspricht unseren Anforderungen, bleibt auf den Moment bezogen und hat im gegenwärtig erreichten Stand der Ausarbeitung mehr zu bieten als herkömmliche Zugangsweisen. Wir bleiben auf unserem Weg, so daß wir alles, was wir bei uns selbst und an unseren Klienten beobachten und erfassen, jeweils als neuesten Entwicklungsstand weitergeben können.

Welche neuen Impulse können der Leser und die Leserin erwarten?
Wir haben das Buch in der Absicht geschrieben, den Lesern nicht nur Information, sondern eine andere Form des Umgangs nahezubringen, die sie in ihr Leben integrieren können. Durch die Berichte von Betroffenen über den Umgang mit ihrer Krankheit wird man sich bestimmt besser verstehen, und wenn es sich um Menschen handelt, die sich schon länger mit ihrer Erkrankung auseinandersetzen, wird man vielleicht von dem, was sie entwickelt haben, profitieren können. Das Ziel, sich in der Krankheit neu zu verstehen, macht das Buch auf seine Art zugänglich. In der Erzählung von Betroffenen werden die Leser einen roten Faden entdecken. Dieser rote Faden kann eine Hilfe sein, auch den roten Faden im eigenen Leben zu entdecken. Einige unserer Leser machten uns darauf aufmerksam, daß sie den Eindruck hatten, die eine oder andere Geschichte könnte auch die ihre sein. Wenn man sich beim Lesen in die Haltung des Mitfühlens begibt, dann ist man wachsam für vieles, das man im eigenen Leben übersieht oder nicht in Zusammenhang bringen kann. Am Schicksal eines anderen Menschen wird es plötzlich einleuchtend, und man erkennt sich selbst darin besser.

Die Leser erfahren hier, warum medizinische Kompetenz allein nicht ausreicht und deshalb unweigerlich mit Frustration, Unsicherheit und Enttäuschung verbunden ist. Die Ressourcen der Betroffenen bleiben in der herkömmlichen Medizin ungenutzt. Es fehlt möglicherweise nicht am guten Willen, aber er kommt nicht zur Anwendung. Ärzte können wegen ihrer fehlenden psychologischen Ausbildung weder mit den Widerständen ihrer Patienten noch mit ihren eigenen Widerständen umgehen. Wir wollen, daß Helfer und Betroffene die Chance bekommen, die Gegenseite in ihren Problemen besser zu verstehen. Helfer erfahren durch einen Arzt, der sensibilisiert ist für die Erfordernisse der leibseelischen Begleitung seiner Patienten, wie problematisch Situationen sein können. Der Arzt berichtet über seine Erfahrungen und Empfindungen und macht deutlich, wie undurchdringlich er die Isolation seiner Patientin erlebt, obwohl man genau das Gegenteil erwarten würde, weil die Patientin auf dem Gebiet der medizinischen Krebsbehandlung professionell erfahren ist. Grundlegende Hindernisse werden sichtbar, man begreift die Dynamik der Abspaltung von Gefühlen. Die Unfähigkeit eines Helfers, Zugang zu den eigenen Ressourcen zu finden, wird deutlich. Seine medizinische Kompetenz ermöglicht ihm trotz seines liebevollen und sensiblen Einsatzes nicht, die Barrieren zu überwinden. Man sieht die Abspaltung vom Seelischen bei der Patientin selbst und die Folgen einer behinderten Kommunikation – ein Paradebeispiel für verschenkte heilungsfördernde oder verlebendigende Möglichkeiten.

Andererseits erfahren die Leser vom kreativen Lösungsweg einer Betroffenen, die dieser Abspaltung zunächst erliegt und sie dann durch ihr Wissen kreativ überwindet. Allerdings fehlen ihr auch weiterhin die nicht erkannten Ressourcen in ihr selbst, und sie erlebt sich weiter als passiv dem Krankheitsverlauf ausgeliefert, der von Unvorhersehbarkeit gekennzeichnet ist. Der Leser wird nachdenklich angesichts der ungenützten Ressourcen, welche die Bewältigungsformen der Betroffenen stärken würden.

Sich besser verstehen durch richtige Fragen an sich selbst
Betroffene brauchen die Hilfe anderer, neuen Sinn zu finden, neue Ziele für sich zu entdecken und durch Erinnerungsarbeit eine Bilanz der eigenen Lebenssituation zu ziehen. Diesem Bedürfnis entspricht das Tiefeninterview. Mit sich selbst voll-

zogen oder in den Händen eines Helfers kann es einen Fortschritt in der Bewußtwerdung der eigenen Situation und des Lebenszusammenhangs bedeuten und die Möglichkeit geben, an Ressourcen und an kreative Lebensgestaltungswege zu kommen. Wir geben die Fragen im Originalwortlaut wieder, damit die Interviews mit einem Begleiter gemacht werden können. Sie bieten die Möglichkeit, sich darüber klar zu werden, wie das Leben eine neue Wendung erhalten, wie es intensiviert, verlebendigt werden kann, gerade weil es durch die Krankheit bedroht und herausgefordert ist.

Lebensfördernde Schritte
Die berechtigte Frage von Betroffenen und Helfern lautet: Wie kann ich heilbleiben in der Begegnung mit dieser Krankheit Krebs, und zwar so gut es irgend möglich ist? Grundlegend dabei ist, daß wir eine Bestandsaufnahme zum Ausgangspunkt nehmen, so daß wir die lebensfördernden und lebenshindernden Elemente in der gegenwärtigen Situation auffinden, ihre Geschichte verstehen und erkennen, wie sie die Zukunft beeinflussen, von hier und jetzt aus gesehen. Das schafft Sinn. Leser, die Interesse haben, dies als Betroffene oder als Helfer umzusetzen, können es in genau beschriebenen kreativen Schritten in Angriff nehmen.

Heilungsfördernde Wege selbst probieren – Meditationen
Wir sind in den letzten Jahren zu der Erkenntnis gekommen, daß die Selbsttätigkeit in den richtigen Strukturen und das Üben von meditativen Wegen den heilsamen Umgang mit der Krankheit fördern. Wenn man öfter unter geeigneten Bedingungen, mit klaren Zielen und guter Vorbereitung Erholungsmomente erfährt, verbessert sich die Lebensqualität, und damit verändern sich auch die Verläufe der Erkrankung positiv. Dieses tägliche selbständige Sich-Befassen sollte aber gut strukturiert sein und viele Dimensionen des menschlichen Daseins berücksichtigen. Von Bedeutung ist beispielsweise, sich mit dem eigenen Leib zu befassen (in dem man zu Hause ist), der ja in seinem Leidensanteil Unerträgliches bereitet und damit die Gefahr birgt, daß sich die Einstellung zu ihm verschlechtert und die Chancen der Selbstheilungsmöglich-

keiten sich vermindern. Dazu haben wir aus vielen Jahren therapeutischer Erfahrung eine gut strukturierte Meditation entworfen, die auch die gesunden Anteile im Leib anspricht und mit den erkrankten in Verbindung bringt. Sie führt somit zu einem Gleichgewicht zwischen lebensbehindernden und lebensfördernden Tendenzen. Wir können uns sagen, daß diese Meditation in ihrer Wirkung noch ungeahnte Möglichkeiten der eigenen Entwicklung in sich birgt, wenn man achtsam mit ihr umgeht, ihren Hintergrund versteht und anhaltend übt.

Die zweite Meditation wurde von uns entwickelt für die Situation, daß Patienten überfordert sind durch Symptome, Nebenwirkungen von Behandlungen, Therapiestreß, in Schwäche, Angst und Passivität verharren und aus ihren phobischen Erwartungen nicht herausfinden. Es ist notwendig, diese Schwierigkeiten nicht unreflektiert loswerden zu wollen, was einer bloßen Symptombehandlung gleichkäme. Wir sind von der Notwendigkeit überzeugt, daß der Patient sich an Ressourcen von außen ankoppeln muß, weil er über zu wenig eigene verfügt. In der Natur oder in besonderen Naturbildern stehen sie zu seiner Verfügung. Er muß lernen, sie für sich nutzbar zu machen. Damit werden Symptomatiken nicht einfach »weggemacht«, sondern in ihrer Bedürftigkeit aufgefüllt mit lebendigen Impulsen, die sich aus der Begegnung mit den »Natur-Kraftplätzen« entwickeln. Wir sind sicher, daß diese Meditation von den Lesern, die sie verstehen und schätzen lernen, nicht nur während ihrer Krisenphasen im Umgang mit der Krankheit in Anspruch genommen wird, sondern ihnen ein Leben lang die Naturumgebung zu einer nie versiegenden Ressource machen wird, an der sie sich jedesmal erfreuen, wenn sie diese meditative Übung anwenden.

Die Begegnung mit der Krankheit bedeutet Chaos, Orientierungslosigkeit und Abspaltung vom Lebendigen. Was aber am meisten in Gefahr ist und leider fast immer eliminiert wird, ist eine lebenswerte Zukunftsperspektive, auch wenn einem alles versprochen wird. Wir haben oft beobachten können, daß Menschen durch diese Krankheit aufgehört haben, über ihre Zukunft nachzudenken, und sie unstrukturiert wie ein drohendes Gespenst vor sich sehen, das sie lähmt. Damit war die Chance verpaßt, das eigene Leben zu gestalten. Wenn sie von ihrem Leben sprachen, gewannen wir den Eindruck, sie wurden gelebt: »Ich lebe für meine Kinder. Ich lebe wegen meines Partners. Ich lebe für meinen Beruf.« In jedem Fall ein drastisches Fehlen von Selbstbestimmtheit. Wir haben auch Menschen getroffen, sie schon kurz nach der Diagnose ihre chaotische Situation umwandelten. Sie begannen mit einer klar strukturierten Lebensführung, bei der die Sorge für sich selbst, für das Lebendige, für das Genießen im Mittelpunkt stand. Mit anderen Worten, sie hatten einen klaren Zukunftshorizont vor Augen, worin neue Lebensentwürfe standen. Ihre bewußte Lebensführung erlaubte ihnen, die Zeitqualität total auf den Kopf zu stellen. Sie bereicherten ihre Lebenszeit um eine Lebensqualität, die nicht in Zahlen zu messen war.

Von diesen Menschen wurden wir auf die Bedeutung der Zukunftsperspektive aufmerksam gemacht. Wir sind sicher, daß die Meditation zur eigenen Zukunft jeden reichlich mit den Erfahrungselementen beschenken kann, wie sie uns die kreativen Betroffenen vermittelten. Wir sind zuversichtlich, daß die Erfahrungen unserer Leser uns das Wertvolle dieser meditativen »Kompositionen« bestätigen werden.

Die kleine vierte Meditation sollte man mit kindlicher Neugierde probieren und selbst versuchen, die Bedeutungen und die Möglichkeiten herauszuschälen, die man für sich entdekken kann. Sie bietet die Möglichkeit, den Lebensweg aus sicherem Abstand zu betrachten.

Mitwirken am Heilungsgeschehen
Die Apparatemedizin hat enorme Entwicklungen und Fortschritte gemacht und bewirkt unschätzbar Wertvolles. Doch ungenügende Vorbereitung und Begleitung leistet zerstörerischen Phantasien Vorschub. Etwas Bösartiges erhalten die Methoden der Apparatemedizin durch ihren rücksichtslosen Einsatz. Isoliert und rein technisch eingesetzt, vernachlässigen sie das Mitwirkungspotential von Patienten. Stärkung der eigenen Ressourcen und Eigenaktivität könnten ihre Wirkung erheblich verbessern: Es gäbe allgemein weniger Angst und Isolation, in der chemotherapeutischen Behandlung weniger Übelkeit, in der radiologischen Behandlung einen besseren Umgang mit den Nebenwirkungen.

Die entwickelten fünf Schritte basieren auf einer Anthropologie der Zwischenmenschlichkeit und der Beziehung zum eigenen Körper, die von einer lebenslangen schöpferischen Entwicklung ausgeht: Zu jedem Zeitpunkt sind Entwicklungsschritte möglich trotz Behinderung, Alter oder Krise durch Krebsdiagnose. Zudem basieren sie auf einer Persönlichkeitstheorie, nach der sich Identität in der Auseinandersetzung zwischen Person und Umfeld prozeßhaft neu konstituiert. Identität ist in ständigem Wandel begriffen und abhängig vom Leib-Selbst und einem Ich, in welchem die bisherige Geschichte und die Entwürfe der Zukunft ständiger Neuinterpretation unterliegen. Auf dieser Basis sind unsere Maßnahmen, die Selbstvertrauen, Selbstsicherheit und Selbstwert betonen, zu sehen. Angesprochen wird der Mensch in seiner Kreativität, seiner Ausdrucksfähigkeit, seiner Sinnerfassung. Ziele des Modells sind die Selbstbegegnung, die Begegnung mit dem Mitmenschen und mit der Umwelt. In der Krankheitstheorie bildet die Erkrankung nur den Ausgangspunkt. Von ihm aus geht sie über in eine Gesundheitserhaltungstheorie, in der wir uns mit allen Momenten beschäftigen, die Heilung fördern.

Wir haben die Hoffnung nicht aufgegeben. Das zeigt die Neuauflage, der wir einen guten und von Anerkennung begleiteten Weg wünschen.

Januar 1997 *Jorgos Canacakis*
Kristine Schneider

Liebe Leserin, lieber Leser

wir werden uns in diesem Buch um eine persönliche Ansprache bemühen, daher möchten wir um das Einverständnis bitten, dich zu duzen. Wir denken, daß diese Ansprache eher angemessen ist als das distanzierte *Sie.*

Wenn du dieses Buch in die Hand nimmst, glauben wir, daß du als Erkrankter, als Freund oder Angehöriger oder als Behandler zu dem Personenkreis gehörst, der bei der Berührung mit Krebs von Ängsten heimgesucht wird und nach neuen Wegen sucht.

Du kennst wahrscheinlich die Kampfhaltung unserer Gesellschaft gegen die Krebserkrankung aus eigener Erfahrung gut genug, um dich zu fragen, ob dieser Kampf nicht nur eine gespielte Nüchternheit oder eine sprachlose Resignation bedeutet, hinter denen sich Angst und Ratlosigkeit auf beiden Seiten, bei Behandelnden und Betroffenen, verstecken.

Im kämpferischen Dagegensein hat die medizinische Forschung vieles in Bewegung gesetzt, was Hoffnungen auf Heilung weckt und erfüllt – wenigstens, was den direkten körperlichen Eingriff betrifft. Im seelischen Bereich aber treibt die medizinische Technik, wenn sie unter Vernachlässigung der mitmenschlichen Bedürfnisse im Kampf gegen Tumoren eingesetzt wird, die Betroffenen in vielen Fällen in die Entfremdung vom eigenen Körper. Doch nicht nur das, es entstehen Erlebnisse von Distanz zum eigenen Erkranktsein und von Isolation in der Familie und im Freundeskreis, für die wenige über Gegenmittel verfügen, um sie zu überwinden.

Uns fällt auf, daß in der medizinischen Versorgung die Betonung mehr auf der Beseitigung der als lokal angesehenen Erkrankungsursache liegt und weniger auf Lebenskontext und dem persönlichen Kontakt zur Person des Kranken. Dabei besitzen die Betroffenen, wenn man sie einfühlsam fragt, eine klare Vorstellung darüber, wie eine persönlich gefärbte medizinische Hilfestellung in der Erkrankung aussehen könnte. Wir sind überzeugt, sie wissen genau, wovon sie sprechen. Sie erleben die Ärzte oft mit eingeengtem Blick, der sich auf das unkontrollierte

Zellwachstum mit einem zielsicheren apparativen Aufwand richtet. Als Patient muß man sich erschrocken fragen: Wo bleibe ich als Mensch mit meinen Empfindungen, Gefühlen und meinen Phantasien? Wo bleibe ich mit meinen Fragen, wie ich mir selbst beistehen kann? Wir glauben nicht zu übertreiben, wenn wir von einem chirurgischen Kunstgriff der Gesellschaft sprechen, der außerhalb des kollektiven Bewußtseins stattfindet: der psychosozialen Amputation, die den Erkrankten von seiner Krankheit abtrennt und als Person vergessen läßt.

Unser Buch will dir helfen zu erkennen, wie Menschen sich der Falle der psychosozialen Amputation entziehen können. Du wirst von Menschen lesen, die das Bedürfnis haben, über sich nachzudenken und von sich zu erzählen, nach Verständnis für ihre Lebenslage zu suchen. Wer weiß schon von der Tatsache, daß Sich-zum-Ausdruck-Bringen und Selbstreflexion bei Patienten nur einen kleinen geeigneten Anstoß brauchen, um die Chance der Eigenbeteiligung im Heilungsprozeß wahrzunehmen und ein gesundes, das heißt wirklichkeitsnahes Verständnis seiner Krankheit zu entwickeln.

Du wirst bemerken, daß die Patientinnen, die hier in aller Offenheit über sich und ihre Krankheit zu einem Menschen sprechen, der auch psychoonkologischer Fachmann ist, ihre Krebserkrankung nicht länger als unausweichlichen Schicksalsschlag verstehen. Sie lernen sie als Krise kennen, der man schöpferisch entgegentreten kann. Sie wirken erschüttert, stehen vor riesigen neuen Aufgaben im Alltag und vor Fragen nach Leben-Dürfen und Leben-Wollen. Jede existentielle Krise wirft die Frage nach dem Sinn auf. Wir wissen nicht, was für dich interessant ist, welche Form der Bewältigung, die die Patientinnen einsetzen, dich berühren wird, wie es auf dich wirkt, wenn sie auf ihr Leben zurückblicken, um Gelungenes und Mißlungenes zu beleuchten. Wir hoffen aber, du wirst Gewinn daraus ziehen.

Das Buch ist also für jene Leserinnen und Leser gedacht, die unter dem Druck der Krise darauf angewiesen sind, zu neuen Bewältigungsformen zu gelangen. Es will zu einer kreativen Anpassung an drastisch beschnittene Lebensverhältnisse beitragen. Gemeint ist, daß du die Chance hast, dich in den krankheitsbedingten Begrenzungen voll anzuerkennen, um die in Vermeidung festgehaltenen psychischen Energien freizusetzen. Du wirst diese Kräfte dringend brauchen können.

Wer unter der Verdinglichung der Apparatemedizin gelitten hat, wer sich durch sie verunsichert, gekränkt und bedroht gefühlt hat, reagiert als ganzer Mensch und für uns vollkommen einfühlbar. Die Menschen in unserem Buch sind der Ansicht, daß sich Reflexion und Bewältigungsversuche lohnen. Sie setzen sich mit ihren Behandlern auseinander und sind aktiv in der Mitgestaltung des Heilungsprozesses und ihrer Zukunft.

Dir, liebe Leserin, lieber Leser, wünschen wir, daß du die Erfahrungen der Menschen, die du in diesem Buch kennenlernst, in deinen wichtigen Lebensfragen benutzen kannst, um der Angst nicht das letzte Wort zu lassen.

Essen/Köln, im Mai 1989   *Jorgos Canacakis*
                                      Kristine Schneider

Danksagung

Wir sprechen an unsere Interviewpartnerinnen den wärmsten Dank für ihre Bereitschaft aus, sich an unserem Unternehmen durch ihre Aussagen zu beteiligen. Wir bedanken uns, daß sie uns Vertrauen schenkten und uns damit an ihrem Schicksal teilnehmen ließen.

An ihren Erlebnissen, Kränkungen und Lösungen teilzunehmen war für uns von eigener Betroffenheit begleitet und gleichzeitig anregend. Sie waren bereit, im Gespräch mit uns ihre Erinnerungen an die Erkrankung wiederzubeleben. Das geht nicht, ohne die Kränkung wieder aufsteigen zu lassen. Für uns war es bereichernd, zu Zeugen existentieller und bedeutungsvoller Lebensmomente zu werden. Wir wünschen ihnen den Trost, den Mut und die schöpferische Kraft, um innerlich heil zu bleiben auf dem Weg durch die Krankheit.

Teil I
Betroffene Frauen berichten

IRMA:
Diese Krankheit hat nicht nur Negatives, sie ist auch eine große Herausforderung für mich

Irma begrüßt mich nervös und ungehalten, als ich in Zürich verspätet ankomme. Sie scheint gut Mitte Vierzig zu sein, hat schöne ausgeglichene Gesichtszüge, in denen ich ihren Mißmut lese. Ihre Gehbehinderung zwingt sie, an Krücken zu gehen. Natürlich hat sie recht mit ihrem Mißmut, weil ich sie habe warten lassen. Diese halbe Stunde nervöses Warten führt zu Anfangsschwierigkeiten. Die Freundin, mit der sie die Wohnung teilt, scheint mit dem Interview nicht einverstanden zu sein, eine Belastung, die sich nicht als die einzige herausstellt. Irma möchte zusätzlich ihr eigenes Tonbandgerät laufen lassen. Damit bin ich nicht einverstanden, weil es sie von ihrer inneren Auseinandersetzung, die ich von unserem Gespräch erwarte, abhalten würde. Meine Weigerung und ihr Beharren lassen eine Diskussion von über einer Stunde entbrennen, bis sie endlich überzeugt ist und ihre Einwilligung gibt.

Unser Gespräch beginnt distanziert und angespannt. Es wird doppelt so lange dauern, als Irma sich dachte, nicht zwei, sondern vier Stunden. So tief geht sie in ihre früheren Erlebnisse, so oft muß sie weinen und längere Pausen machen.

Unsere Bekanntschaft ist kurz und geht auf ein Treffen anläßlich eines psychologischen Kongresses in der Schweiz zurück, der wenige Monate vorher stattgefunden hat. Sie war mir wegen ihrer angenehmen Art aufgefallen, so daß ich sie angesprochen hatte. Ja, sie hatte etwas beizutragen. Die Gehbehinderung ging auf eine Kinderlähmung zurück, aber mit Krebs hatte sie im Jahr zuvor zu tun gehabt, zwei Operationen an der rechten Achsel und der rechten Brust. Ohne lange zu überlegen, gab sie die Zustimmung, über sich und ihre Erkrankung zu sprechen. Obwohl wir mit Spannung und mit einer bestimmten Distanz ihrerseits beginnen, ist sie nach dem Interview zufrieden.

Ich komme von einem Videofilm, den ich heute morgen gesehen habe, nicht los. Der hat meine Aufregung, daß du kommst, noch verstärkt. Angespannt fühle ich mich nicht nur deswegen. Wir haben nur wenig Zeit, und es wird intensiv werden. Wer weiß, in welche Richtung deine Fragen gehen. (Wir sprechen über den Videofilm.) Nur gut, daß du dich verspätet hast.
Du hast zu unserem Gespräch ja gesagt. Warum?
Weil du dir die Mühe gibst, mir Fragen zu stellen. Es begeistert mich, zu sehen, daß Menschen sich die Mühe machen, Frauen wegen ihrer Erfahrungen zu befragen. Es begeistert mich und gefällt mir und verdient meine Unterstützung. Du hast mir eine Ankündigung gegeben, in der du sagtest, ich könne etwas Neues über mich erfahren. Das interessiert mich. Nicht daß ich es geradezu erwarte, doch der Wunsch, mir neue Einsichten anzueignen, ist stark. Du wirst verstehen, durch unser Vorgespräch bin ich noch reserviert. Unsere Diskussion wird mich nicht davon abhalten, bei mir zu suchen und etwas herauszufinden. Das Reserviertsein wird sich legen. Grundsätzlich habe ich eine positive Einstellung.
Als erstes nehmen wir die Phase vor deiner Diagnose. Wie ist dein Selbstbild? Wie siehst du dich?
Vier Monate dauerte diese Phase, Januar bis April 1983. Wenn ich deine Frage richtig beantworten will, muß ich gestehen, daß ich mich im letzten halben Jahr 1982 schlecht fühlte. Die körperliche Erschöpfung und der schnelle Abbau meiner Kräfte, wenn es mir zwischendurch gutgegangen war, kamen mir verdächtig vor. Wenn der Arzt schon nichts feststellen konnte, so merkte ich doch, daß ich etwas brauchte. Zuviel Arbeit und sich nicht richtig erholen können, das war bedenklich.

Der Arzt beantragte eine Kur für mich, weil er meinen Zustand ebenso bedenklich einschätzte wie ich. Da war nicht nur die körperliche Erschöpfbarkeit. Dazu kam eine längere Geschichte der Trennung von meinem Mann, die Schwierigkeiten mit meinem Sohn, die seit 1980 schwelten. Also auch eine psychische Dauerbelastung. Mein Mann und ich trennten uns 1979. Von dem Kampf um und mit meinem Sohn werde ich dir noch erzählen. Er steht im direkten Zusammenhang mit meinem Brustkrebs.
Das ist eine ziemlich wichtige Sache, diese spannungsreiche

Zeit vor der Diagnose. Wie ging es dir materiell und was war dir in deinem Leben wertvoll um diese Zeit?
Materiell hatte ich keine Not. Mit meinem Mann hatte ich eine finanzielle Regelung durchgefochten, die mir Sorgen ersparte. Das heißt, ich hatte nie viel, aber es reichte immer gerade aus für den Lebensunterhalt. Nach der Trennung erlebte ich, wie das nach Trennungen wohl üblich ist, erst einmal eine unglaubliche Freiheit und Zufriedenheit. Voller Schwung und voller Enthusiasmus war ich bereit, all das zu tun, was ich eines Tages, unabhängig von meinem Mann, schon immer vorhatte. Ich wollte alle Interessen, für die ich von ihm nie Unterstützung bekommen hatte, verfolgen, meine psychologischen Interessen, die in seinen Augen immer etwas Obskures waren, und meine spirituellen Interessen. Alle Formen von Heilung interessieren mich, die indianischen, die schamanischen, die Formen, die man auf den Philippinen praktiziert. Meditation und Yoga interessieren mich. Die Situation der Körperbehinderten warf viele Fragen auf, was verständlich ist für eine behinderte Frau wie mich. Für mich als Körperbehinderte drängte sich mein Körper immer in mein Bewußtsein mit seiner Fehlerhaftigkeit. Das war unabänderlich und zwang mich, ihn wahrzunehmen.
Wie ist die Behinderung entstanden?
Bei einem Ausflug. Meine Familie besteht aus sechs Personen. Ich bin die älteste Tochter, habe zwei größere Brüder und eine drei Jahre jüngere Schwester. Der Vater, den ich kenne, ist mein zweiter Vater. Mein richtiger Vater starb im Krieg. An ihn habe ich nur sehr dunkle Erinnerungen. Der Umstand, daß mein zweiter Vater Südländer ist, er ist in Spanien geboren, hat meine Wandlung vom Mädchen zur Frau nachhaltig beeinflußt. Als Südländer hat er natürlich mein langsames Heranreifen mit Argusaugen verfolgt und sah es überhaupt nicht gerne, daß ich mich für Jungen interessierte und mich in Gesellschaft von Jungen aufhielt. Aber das tat ich nun mal, denn ich war ein körperlich früh entwickeltes Mädchen. Das ganze passierte, als ich dreizehn Jahre war. Über Nacht hatte ich mich in einen Nachbarsjungen verliebt. Die Wachsamkeit meines Vaters schrieb mir vor, meine Gefühle besser zu verschweigen. Ungeduldig wartete ich auf den Sonntag, wo ich mit allen Jugendlichen eine Radtour machen wollte. Die Radtour sollte zu einem See füh-

ren, wir wollten dort spielen und schwimmen. Klar, mein Vater würde es verbieten, und weil ich es wußte, fragte ich meine Mutter um Erlaubnis. Ich hatte mich nicht getäuscht. Sie gab mir die Erlaubnis hinter seinem Rücken, und ich durfte fahren. Natürlich hoffte ich, dem Jungen auf dieser Fahrt näherzukommen, aber dummerweise verhielt ich mich wie ein typisches Mädchen, vollkommen passiv und abwartend. Meine Hoffnungen, er würde nach mir sehen und auf mich zugehen, wurden enttäuscht. Rein gar nichts passierte. Er guckte ein paarmal nach mir, aber sonst geschah nichts. Es blieb beim Ballspielen und beim Laufen. Zuletzt mußte ich enttäuscht feststellen, daß er sich mit ein paar anderen Mädchen länger aufhielt und sich mit mir gar nicht mehr befaßte. Auf der Rückfahrt überfiel mich das Fieber. Das Fieber war so heftig, daß ich kaum die Geschwindigkeit mit dem Rad halten konnte. Zu Hause angekommen, durfte ich von dem Fieber nicht sprechen, weil mein Vater sonst erfahren hätte, daß wir am See waren. Still verschwand ich glühendheiß im Bett und verbrachte eine ganz schreckliche Nacht, schlaflos, einsam, eingeengt. Die Einsamkeit und die Einengung kamen von meiner Enttäuschung, von meinem geliebten Jungen nicht gesehen worden zu sein. Jetzt durfte ich noch nicht einmal darüber erzählen – und dieses hohe Fieber! Wahrscheinlich kam das Fieber nicht nur durch die Enttäuschung und war schon Anzeichen der folgenden körperlichen Erkrankung. Am nächsten Morgen hat meine Mutter das Fieber gemessen. Sofort kam ich ins Krankenhaus. Diagnose: Gehirnhautentzündung. Nun brach das Schicksal über mich herein.
Drei Dinge auf einmal.
Ja, ich war seelisch schwer erschüttert, und die Krise trat unmittelbar vor der Erkrankung ein. Ich weiß nicht, wieviel ich aus dieser Zeit erzählen soll. Jedenfalls lag ich lange im Krankenhaus, die ersten drei Monate im Krankenhaus unseres kleinen Städtchens, später weiter weg. Die Lähmung ging bis unter die Arme. Beine, Bauch- und Rückenmuskulatur, und anfänglich waren auch die inneren Organe ausgeschaltet. Die Atmung ging noch gut. Manche verlorene Funktion kehrte langsam zurück, aber die volle Bewegungsfreiheit habe ich nie zurückgewonnen. Mit fünfzehn verstand ich zu laufen, so wie ich es jetzt kann, nämlich mit zwei Krücken. Nun begann ein vollkommen verän-

dertes Leben für mich, ein Leben im Rollstuhl. Erst dann, als ich nach zwei Jahren Krankenhausaufenthalt wieder von meiner Familie aufgenommen wurde, erkannte ich, was es für mich bedeutet, daß ich mein künftiges Leben als behinderter Mensch leben muß. Früher hatte ich die Aufgaben der ältesten Tochter übernommen, die ihrer Mutter immer gut zur Hand ging und ihre kleinen häuslichen Pflichten gerne erfüllte. Die Behinderung legte eine neue Rolle in der Familie für mich fest. Die Verrichtungen mußte meine Schwester übernehmen, alle mußten Rücksicht auf mich nehmen. Meine Geschwister fuhren mich mit dem Rollstuhl morgens in die Schule, meine Mutter versuchte, mir jede mögliche Bequemlichkeit zu verschaffen und mir die umständlichen Dinge, die mir nicht mehr gelingen wollten, abzunehmen. Noch glaubte ich an Vorwärtskommen und an Besserung. Aber wir wurden älter, auch meine Schwester, und eines Tages ging sie in die Tanzstunde, und ich blieb zu Hause, ausgeschlossen von der Bewegungsfreude, vom Verehrtwerden, vom Flirt. Eine sehr schmerzliche Zeit begann. Meine Schwester weiß, daß ich früher nur wenig über mich sprach. Sie sagt, sie hätte gerne öfter mit mir darüber sprechen wollen, wie es für mich war, daß sie in die Tanzstunde gehen konnte und ich bleiben mußte. Sie hätte auch gerne über andere Dinge mit mir sprechen wollen, aber ich habe es absolut abgelehnt aus der inneren Entscheidung, daß ich nicht weich werden und weinen möchte. Geweint wird nicht!
Die Behinderung wird akzeptiert. Jetzt wird gekämpft! Ich verändere mich mit Gewalt!
Nein, nein. Es ging mir um den Schmerz, mehr darum, daß ich mit dieser Kränkung leben mußte. Zu sehen, wie andere Mädchen all das können, was für mich unabwendbar verloren war. Denk dir die Konfrontation mit meinem Frausein. Was war ich jetzt noch wert als Frau?
Wo du gerade anfängst, als Frau aufzublühen. Was ist mit dem Jungen, was geschieht in der Schule?
Er war immer noch da und kam, wo ich jetzt behindert war, zu Besuch ins Krankenhaus, aber niemals allein. Meine Hoffnung, eine Erwiderung meiner Liebe zu erhalten, hatte ich aufgegeben. Wenn meine Erinnerung nicht trügt, hatte ich damals eine religiöse Entscheidung getroffen: »Ich werde für ihn beten, daß

er alles in seinem Leben schafft.« Er war damals achtzehn und hat es später auch geschafft. Er machte Abitur, überwand seine Tuberkulose in einem Sanatorium und studierte, nachdem er gesund geworden war. So wurde der Wunsch, den ich mit meinem Beten zu erfüllen hoffte, in der Wirklichkeit erfüllt. Damit habe ich mich begnügt.
Du erlebst die Defizite, nicht so sein zu können wie die anderen.
Bei starken Verunsicherungen. Sie treten immer auf, wenn sehr viel auf einmal auf mich zukommt. Dann erleide ich einen unglaublichen Selbstwertverlust. Das kenne ich an mir. Das führt mich zu dem Punkt, wo ich meinen eigenen Wert nicht finde, als ob er in Vergessenheit geraten wäre.
Eine Hilflosigkeit. Du kannst in diesem Fall nichts unternehmen, auch wenn du wolltest, auch wenn du Ziele hättest. Du warst ein junges Mädchen, das mit zwölf Jahren schon reif war. In diesem Zustand hast du dich selbst verloren. Wie geht es weiter? Findest du dein Selbstwertgefühl wieder?
Die Zeit im Krankenhaus hat mich in der Schule zwei Jahre zurückgeworfen, aber ich ging ganz normal weiter zur Schule. Ich hatte nur diese zwei Jahre verloren. Mit zwanzig machte ich das Abitur. Die Zeit ist überschattet, und ich denke nicht gerne an sie. Es ist eine Zeit der Schwere, der Depression, der schmerzlichen Dunkelheit. Außerdem wußte ich in meiner Schüchternheit und Gehemmtheit nichts Rechtes mit mir anzufangen. Mir fehlte die Vorstellung, wie ich mein Leben einrichten kann, wie ich Frau sein kann. Es bestand die Notwendigkeit, ein ganz neues Bild von mir zu entwerfen. Um das zu können, brauchte ich Antwort auf zahllose Fragen. Würde mich je ein Mann heiraten, könnte ich ein Kind bekommen? Auf die vielen Fragen mußte ich Antworten finden. Einmal habe ich den Arzt gefragt, ob ich wohl ein Kind bekommen könnte. Die Antwort war: »Ja sicher, das geht.« Seine Antwort erlöste mich aus einer großen Unsicherheit, und zufrieden machte ich den Plan: »Du willst wenigstens ein Kind haben.« Da war ich achtzehn.
Hast du die Sexualität durch die Lähmung hindurch spüren können? Hast du dich mit ihr befaßt?
Was die Lähmung betrifft, so beeinträchtigt sie mein Körpergefühl überhaupt nicht. Sie betrifft nur die Muskulatur. In den

langen einsamen Stunden im Krankenhaus habe ich meinen Körper für mich entdeckt. Zu den Errungenschaften in dieser Zeit gehört der Durchbruch zum Orgasmus, weil ich im Bett im Krankenhaus die Selbstbefriedigung und die Fähigkeit, Freundschaften zu haben, entdeckte. Die Beschränkung und Blockierung durch meinen Vater, die ich mit dreizehn durchlitten hatte, wirkte unverändert nach. Unbestimmt fühlte ich in mir den Wunsch, mich dagegen zur Wehr zu setzen. Mir kam zugute, daß meine Eltern immer Leute mobilisierten, die mich im Krankenhaus besuchten. Ich hatte viel Besuch, obwohl ich in einer anderen Stadt lag und alle eine längere Anreise hatten. Da mein Vater Studienrat war, waren einige seiner Schüler unter den Besuchern. Ich betrachte es als eine Errungenschaft, daß ein junger Mann mir den Hof machte, einer seiner Schüler. Er ging mit mir spazieren. Daß er mir den Hof machte, habe ich unglaublich ausgekostet, obwohl ich wußte, daß ich ihn überhaupt nicht liebte. Ein beseligender Gedanke, daß jemand dich will, wie du wirklich bist.
Wo du selbst wenig Vertrauen zu dir hattest.
Mit diesem jungen Mann und mir entwickelte sich ein Familiendrama. Er war der Mann, mit dem ich zum ersten Mal in meinem Leben schlief. Wir kannten uns schon einige Zeit, schrieben uns gegenseitig, während ich seine Besuche genußvoll auskostete.
Was geschieht nach dem Abitur?
Meine Zeit im Elternhaus ist damit zu Ende, und es beginnt ein neuer Lebensabschnitt. In B. wohnte eine frühere Freundin meiner Mutter. Ich nannte sie Tante. Sie lud mich ein, bei ihr zu wohnen und mich an der Universität von B. zum Studium einzutragen. Ich wählte Psychologie. Ich erhielt viele Impulse für meine persönliche Entwicklung und für meine Selbständigkeit. Im Unterschied zu anderen Eltern erhielt ich von meinen Eltern überhaupt keinen Druck, schneller mit dem Studium fertig zu werden. So hatte ich die Muße, viele Kontakte und Freundschaften zu entwickeln und von den Menschen selbst zu lernen. Nach zwei Jahren zog meine Schwester zu mir, und wir wohnten zusammen, während sie Sozialpädagogik studierte. Wir hatten eine gute Zeit miteinander. Dann ein plötzlicher Schlag. Meine Tante stirbt und drei Tage später mein Vater. Nur kurz

konnte ich nach Hause fahren, um von meinem Vater auf der Bahre Abschied zu nehmen. Die Befreiung von seiner Gegenwart während meines Studiums hatte mich ihn klarer sehen gelehrt. Ich akzeptierte ihn als einen sehr wertvollen Menschen, den ich sehr liebe und dem ich viele Einflüsse verdanke. Nur ein paar Stunden und schnell zurück, um die Beerdigung der Tante zu regeln. Ich verstehe mich selbst nicht in diesem Kontrast und muß sagen, mein Leben muß darauf ausgerichtet gewesen sein, die Gefühle zu unterdrücken und zu kontrollieren.
Wie auch deine Schwester dir gesagt hatte. Nach der Kinderlähmung hattest du angefangen, dich immer mehr abzuschotten.
Alle meine Kräfte richtete ich darauf, leben zu lernen und durchzuhalten: den Schulbesuch, das Studium, den Beruf, mich im Leben zurechtzufinden, den Führerschein zu machen, den Drang zum Vorwärtskommen, möglichst so viel zu schaffen wie jene Menschen, die nicht behindert sind.
Ein tolles Ziel, nicht wahr? Zum Kaputtgehen.
Ja, richtig.
Es scheint mir, als ob du beide Todesfälle irgendwie erledigst. Ist es »Tapferkeit«? Tapferkeit bedeutet, daß man es schon schaffen wird. Erledigst du deine Beziehungsdinge im gleichen Stil?
Die Tatsache, daß ich überhaupt einen Freund habe, der mich bei sich haben möchte, ist an sich gesehen schon viel wert für mein Selbstwertgefühl.
Laß uns diesen neuen Faden aufnehmen. Wie hast du deinen Mann kennengelernt?
Ach, durch einen Spaß. Ich war noch auf dem Gymnasium, in der zwölften Klasse. Die Ferien verbrachte ich bei meiner Freundin in B., zusammen mit der Tante, von der ich dir eben erzählt habe. Ihre Einladung ging an mich und an meine Freundin. Bei ihr war es immer etwas heiterer als zu Hause. Außerdem hatte sie ein Telefon, was es bei uns zu Hause nicht gab, und wir haben uns einen Spaß gemacht, zu telefonieren, mit wem wir wollten, und am Telefon zu schäkern. Eines Tages kamen wir auf die Idee, eine Anzeige wäre nicht schlecht. Schließlich hatten wir sechs Wochen Schulferien. Wir konnten eine Anzeige in die Zeitung setzen: »Neunzehnjährige sucht

Freund. Gehbehindert.« Die Anzeige wurde tatsächlich aufgegeben, und den Sprung schaffte ich auch, mit Tapferkeit. Diese Anzeige war der Startschuß für viele Erfahrungen, die sich in meinem Studium fortsetzten. Die Männer interessierten sich schon für mich, denn ich sah gut aus, konnte mich gut unterhalten. Ich war eben nur behindert. Ich bekam sogar häufiger Anträge. Daß es durchaus Männer gibt, für die das Behindertsein nicht im Vordergrund steht, war eine der wichtigsten Lehren für mich. Durch sie erhielt ich das Gefühl, daß der Mensch in mir das Wichtigste ist und nicht so sehr die äußere Figur und die Form, in der mich das Schicksal in diese Welt schickt. Und tatsächlich, wir bekommen Post und stöbern die Briefe durch. Von allen Briefen habe ich mir nur einen ausgesucht, die übrigen interessierten mich nicht. Er stammte von einem Studenten der Soziologie an der Universität in B. Dies war der Brief meines späteren Mannes. Unter der angegebenen Telefonnummer haben wir uns verabredet, und kaum sahen wir uns, verliebte ich mich in ihn. Die ganze Nacht sind wir durch die Stadt gezogen von einem Lokal zum anderen. Ende der Ferien mußte ich wieder nach Hause. Wir setzten unsere Bekanntschaft fort, indem wir uns Briefe schrieben. Er stattete uns auch einen Besuch ab, solange mein Vater lebte. In meiner jugendlichen Begeisterung dachte ich: Das ist der einzige Mann, der für mich in Frage kommt. Daß ich mich so sehr geschmeichelt fühlte, als er sich meinen Eltern vorstellte, läßt erkennen, wie jung und unreif meine Gefühle damals noch waren. Wir schlossen ein Bündnis. Wir beide waren sehr gehemmt, er ein introvertierter junger Mann, ich, die leben wollte und auch die eigenen Hemmungen abzulegen suchte, wir beide taten uns zusammen. Alles war Schwärmen und Geschmeicheltsein. Sexuelles Interesse schob ich beiseite. Vielleicht hatte ich Angst, mich wieder in so eine verfängliche Situation zu bringen, wie es schon einmal geschehen war. Da war auch die Furcht, von seiner Introvertiertheit eingeengt zu werden. Mir ging es darum, lebendiger und unternehmender zu sein, und dazu war niemand weniger geeignet als er. Weil er damals Sexualität von mir haben wollte, beendete ich die Freundschaft, und wir sahen uns für eine lange Zeit nicht mehr. Es dauerte nicht lange, als ich einem beeindruckenden Mann begegnete, ein Student wie ich. Er war in Portugal geboren. Erst dachten wir, wir könnten keine Harmonie miteinander aufbauen, weil wir politische Differenzen hatten, aber es stand gemeinsamen Unternehmungen nichts im Wege. Überdies war ich nicht bereit, meine verwundbaren inneren Seiten zu öffnen. Nachgedacht, ob ich ihn jemals heiraten wollte, um mit ihm in Portugal zu leben, habe ich nicht viel. Unsere Freundschaft dauerte zweieinhalb Jahre. Es war immer für ihn klar gewesen, daß er eines Tages in sein Heimatland zurückkehrt, und so ist es schließlich auch gekommen. Er lernte ein portugiesisches Mädchen kennen. Eines Tages stellte er mir seine neue Freundin vor, und damit ging es zu Ende. Den Freund, den ich durch die Anzeige so plötzlich gefunden und ebenso plötzlich verloren hatte, sah ich manchmal mit dem Auto vorbeifahren. Der Zufall wollte es, daß ich ihn am gleichen Tage, als die portugiesische Flamme meines Freundes auftauchte, wiederfand. Ich hatte sein Auto auf dem Parkplatz gesehen und wartete. Er kam drei Minuten später. Dann war es passiert. Das war ein turbulenter August. Vier Monate später war ich schwanger, mitten im Vordiplom. Im ersten Moment paßte mir das überhaupt nicht, und die Angst tauchte auf, dieses Kind allein großziehen zu müssen. Alleinerziehende zu sein, traute ich mich nicht; nur zu heiraten, weil ich schwanger war, lehnte ich ab. Also ein Schwangerschaftsabbruch. Zum Glück traf ich einen väterlichen Arzt, ja er war wie ein gütiger Vater. Er sagte: »Wieso willst du dein Kind abtreiben? Natürlich wirst du dein Kind kriegen. Das geht ganz einfach. Du wirst dein Kind kriegen und glücklich sein.« Als ich meinem Freund von meinem väterlichen Arzt erzählte, fragte er mich, ob ich ihn heiraten möchte. Kurz darauf heirateten wir. Er studierte in einer anderen Stadt und war mitten in der Promotion für das Fach Soziologie. Meine Vordiplomarbeit schrieb ich zu Ende, machte die mündliche Prüfung mit einem dicken Bauch. Unser Junge wurde im Mai geboren. Ich machte alle Versuche, das Studium fortzusetzen, besuchte noch einige Übungen und Vorlesungen, solange mein Mann noch nicht außer Haus arbeitete; aber dann wurde das Kind größer, und es ging nicht mehr. Ich brach das Studium ab und wurde Hausfrau. Ich weiß nicht, ob eine gescheiterte Studentin jemals eine gute Hausfrau werden kann. Sechs Jahre spielte ich mit, dann nahm ich das Studium wieder auf und machte die Abschlußprüfung. Es waren sechs Jahre zu-

nehmender Einschränkung. In die Mutterrolle gerutscht mit allem, was dazu gehört und was man halt so macht, durchlief ich eine Reihe von Enttäuschungen, an deren Ende ich in meinen Regungen immer eingeschränkter war und mich alleingelassen fühlte an der Seite eines Mannes, der mir nicht viel von seinem Leben berichten konnte. Wenn er abends nach Hause kam, kriegte er den Mund nicht mehr auf. Er war inzwischen in einer Institution beschäftigt, aber was ihn beschäftigte, habe ich nie erfahren. Es kann nicht sein, daß ich eine schlechte Zuhörerin war. Jedenfalls entzündeten sich an dem Mangel meine Eheschwierigkeiten. Die emotionale Ansprache des Kindes konnte ich genießen. Für mein Kind war ich ganz und gar da. Aber bei den Erwachsenen fehlten mir Auseinandersetzung und Ansprache, was meine Sehnsucht nährte, diesem Dasein zu entrinnen. Es konnte nicht mehr schlimmer werden, als ich wieder anfing zu studieren. Endlich wieder leben. Ich lernte Menschen kennen und brachte sie mit nach Hause. Jetzt erlebte ich wieder etwas und konnte was erzählen, aber mein Mann wollte es nicht hören, weil es ihn nicht interessierte. Ich fand Ersatz, nachdem ich das Studium beendet hatte, in meiner Therapieausbildung und in meiner beruflichen Tätigkeit. Es ist nicht ausgeschlossen, daß sein Desinteresse durch seine Angst bestimmt war, weil ich immer lebendiger wurde. Therapieausbildung bringt immer Lebendigkeit mit sich, und ich profitierte sehr davon. Man macht viele Stunden Selbsttherapie, die bei mir über anderthalb Jahre dauerte. Das Hauptthema dieser Selbsttherapie war meine Ehe mit all ihren Schwierigkeiten. Und was ich alles versucht habe! Ich stand vor ihm und habe ihn gerüttelt, angeschrien, gebeten; ich habe geweint und getrotzt; ich habe alles versucht, was ich konnte. Endlich zog ich mich zurück. Er blieb, wie er war, und seine Schutzschicht wurde eher noch dicker.
Du entdecktest, daß du nichts unternehmen kannst. Wieder warst du hilflos.
Es wiederholte sich immer wieder in Abständen mit dieser Hilflosigkeit und sonderbarerweise immer dann, wenn ich den Kampf für etwas Wichtiges aufnahm. Je mehr ich einsetzte, um so ergebnisloser war der Kampf. Viele Stunden war ich von Trauer heimgesucht.

Ist aus dir ein Mensch geworden, der Gefühle zulassen kann?
Ja, so ist es. Der Junge war acht Jahre, und 1974 habe ich meinen Mann vor die Türe gesetzt. »Geh!«, habe ich gesagt. Danach ist er weggegangen.
Was ist geschehen, daß du so weit gegangen bist? Wie kam es zu dem großen Krach?
Die Spannungen waren schon im vierten Jahr unserer Ehe fast unerträglich. Rausgeschmissen habe ich ihn erst nach sieben Jahren Ehe.
Und vier Jahre Spannung?
Vier Jahre Spannung. Ich mußte aggressiv sein, es ging nicht anders. Meine Aggression war die letzte Rettung. Es war nicht der erste Versuch, mich von ihm zu trennen. Studium und Berufstätigkeit hatten meine Selbstsicherheit wachsen und mich entdecken lassen, was ich so lange vergessen hatte, daß man akzeptiert wird und interessant ist. Ich hatte den Glauben, wenn ich nicht allein sein will, dann brauche ich es auch nicht zu sein. Es gibt Menschen, die mich so mögen, wie ich bin. Die Angst, nicht gemocht zu werden, hatte sich erledigt. Es gab wohl noch Unsicherheiten, wie mein Leben aussehen würde, wenn ich allein bin. Aber ich hatte mich schließlich entschlossen, das Studium zu beenden und später selbst zu arbeiten und Geld zu verdienen. Dafür brauchte ich meinen Mann nicht mehr. Der erste Versuch zur Trennung war anläßlich des Umzugs, den wir vorhatten. Ich sagte ihm: »Du, ich überlege, daß ich hierbleibe.« Er verstand den Sinn meiner Frage, aber er war bereit, noch einmal anzufangen, und wünschte, daß ich mitkam. Ich war sofort ganz dafür und hoffte, daß er spürt, wie ich auf der Kippe stehe und wie wichtig es für uns ist, einen neuen Anfang zu versuchen. Leider war meine Hoffnung falsch. Die Rechnung ging nicht auf. Der neue Anfang, auf den ich gehofft hatte, war nicht eingetreten. Nun hatte ich endlich die Sicherheit, über die du dich gewundert hast, nur von einer anderen Seite gestützt, über die ich noch nicht gesprochen hatte. Es gab einen Mann, der sich für mich interessierte, was mir die Entwürdigung durch die Mißachtung meines Mannes noch schlimmer erscheinen ließ. Am meisten fehlte mir die Zärtlichkeit, weniger die Sexualität.
Was geschieht in bezug auf Nähe, Sexualität und Intimität zwischen euch?

Anfangs hatte ich eine normale Sexualität. Das hatte ich in meiner ersten Freundschaft erfahren. Ich spürte, was Sexualität für mich sein kann, und verbarg vor mir selber, daß mir die Sexualität meines Mannes nicht genügte. Ich redete mir ein, sie würde mir genügen. In mir waren viel leidenschaftlichere Gefühle, als in unserer Begegnung möglich war. Er konnte nichts zulassen und war viel zu trocken für mich. Und da er auch nicht der Mann war, der mich sexuell anregte und erotisch auf mich wirkte, damit ich Lust bekam, und ich meinerseits auch nicht diejenige war, die es für ihn tun konnte, hemmten wir uns gegenseitig. Mein Inneres war erfüllt mit dem starken Wunsch nach Zärtlichkeit und Liebe, die keine Adresse hatten. Mein Ausbruch war die Explosion dieser angestauten Spannungen.
Dein Mann geht, und du wirst bestätigt.
Als er nach N. gezogen war, lernte ich einen liebevollen Mann kennen, in den ich mich über beide Ohren verliebte. Er war völlig anders, ein Kontrast zu dem, was ich kannte. Er kam in meine Wohnung und betrat mein Leben und sah es mit seinen Augen an. Er sah, wie ich war. So etwas hatte ich noch nie erlebt. Für alles interessierte er sich, sogar für meinen Haushalt, wie ich ihn organisierte. Durch seine Hilfe gönnte ich es mir, einen Schritt zur Seite zu treten und mich selber in meinem Leben zu sehen. Noch nie hatte ich mich eigentlich mit der Frage beschäftigt: Wie lebe ich eigentlich? »Guck doch mal, wie deine Möbel stehen«, meinte er einmal, »du hast deine Möbel so hingestellt, daß du sie immer umgehen mußt. Warum stellst du dir Hindernisse in den Weg?« Wie ein Geschenk vom Himmel, so etwas hatte ich mir immer gewünscht, hatte ich immer gebraucht, immer gesucht. Sein Interesse für mich bewirkte, daß ich es tatsächlich fertigbrachte, mich in Ruhe von außen zu sehen in meiner Art zu leben. Er machte seine Späße mit mir, damit ich meine Fehler entdeckte. Er hatte Interesse für meine Gesundheit, und er ermunterte mich, ein Trainingsrad zu kaufen, auf dem ich üben sollte. Er regte mich an, Gymnastik zu machen, indem er Kissen auf den Boden legte und mit meinem Jungen und mir zusammen übte.
Wie alt ist dein Junge?
Rolf ist acht. Und wir übten Kerze, Kopsibolta, gymnastische Fußbodenübungen mit Musik. Wenn wir müde waren, zünde-

ten wir eine Kerze an und hörten auf dem Boden liegend der Musik zu. Es sind lauter schöne Dinge, die ich überhaupt nicht kannte. Unser Verhältnis war etwas Besonderes. Er arbeitete als Physiker und lebte getrennt von seiner Frau. Soweit ich wußte, hatte er kein leichtes Leben hinter sich. Sosehr ich mich zu ihm hingezogen fühlte, war er doch kein Mann zum Heiraten. Er wollte sich nicht binden und hatte es von Anfang an immer wieder betont. Er gab mir eine schwere Lektion zu lernen, daß es nämlich möglich ist, unendlich viel Nähe und Verständnis zu erhalten und gleichzeitig zu wissen, daß eine konventionelle Bindung nie möglich sein wird. Nachdem er seine Frau verlassen hatte, lebte er drei Freundschaften gleichzeitig. Die eine Frau, sie lebt hier in der Nähe, habe ich später kennengelernt. Offensichtlich bin ich in seinem Leben etwas Besonderes, aber ich bin keine einmalige Liebespartnerin für ihn. Die Monate mit ihm zwangen mich, es unter Tränen zu lernen.

Warum bist du nicht gut dazu?

Das hat er mich nie wissen lassen. Er sagte nur: »Ich kann nicht so leben, dazu bin ich viel zu sehr ein Mensch, der andere Freundschaften braucht.« Es war meine Aufgabe, mir beizubringen, ihn zu nehmen, wie er ist, und von dem Gedanken zu lassen, daß ein Mensch, der mich liebt und mit mir schläft, mich zu seiner einzigen Bezugsperson wählt. Unser Verhältnis ist schwer zu entziffern. Wenn die Zeit nicht so kurz gewesen wäre... Es waren nur ein paar Monate. Wir kannten uns ein halbes Jahr, als er durch einen Autounfall zu Tode kam.

Der Prinz, auf den du gewartet hattest, wird dir weggenommen. Dieser Verlust, wie wirst du damit fertig?

Am Tag danach packte ich Rolf ins Auto, kaufte ein Zelt und Campinggeschirr und fuhr mit ihm weg. Der Schmerz holte mich nachts auf dem Zeltplatz ein. Das Kind lag neben mir, und ich weinte in mich hinein. Weil man durch die Zeltwände alles hört, preßte ich mir die Kissen auf den Mund. Das war der Anfang einer langen Trauerzeit. Es gelang mir nicht, ihn auf einmal loszulassen, weil er ein so wichtiger Mensch in meinem Leben gewesen war. Sein Fehlen lastete bleiern auf mir. Dagegen stand meine unendliche Dankbarkeit, daß ich diesem Mann begegnen durfte. Ich war dankbar, wieviel ich über seine Art zu leben begriff. Lange Zeit spürte ich, daß ich weinen, aber nicht

schreien kann. Diesen tiefen, tiefen Schmerz vermag ich nicht herauszubringen.
Wenn dir nach Schreien ist und du es nicht kannst, was denkst du, möchtest du schreien?
»Warum gerade ich? Warum läßt du mich wieder allein? Ich habe noch nicht gelernt, alles alleine zu können. Du hast mir viel Neues gezeigt, das ich verstehen kann. Aber ich brauche weiter deine Hilfe. Ich bin noch nicht soweit.« Lange Zeit wähnte ich, er sei um mich herum. Es passierten sonderbare Dinge, die mir einen Eindruck davon gaben, wie es ist, wenn Tote nicht wirklich tot sind. Er hatte mir zum Beispiel Bilder geschenkt, die er selbst gemalt hatte. Gerade in dem Moment, als ich an ihn denke, fällt eines seiner Bilder von der Wand. Oder ich gehe durch die Straßen und sehe ihn vor meinen Augen. Solche Dinge passierten mir ununterbrochen. Abschied zu nehmen vermochte ich erst nach einem Traum. In diesem Traum sitzen viele Menschen an einem großen Tisch wie bei einer Bauernhochzeit und unterhalten sich fröhlich. Er ist unter den Gästen. Langsam gehe ich auf ihn zu und komme immer näher. Er sieht mich nicht. Dann, als er sich umwendet, erkennt er mich und fragt: »Was willst du denn noch von mir? Du siehst doch, es geht mir gut. Nun laß mich doch in Ruhe.« Das habe ich verstanden. Nach dem Aufwachen sagte ich mir: »Gut, ich laß dich. Es ist jetzt auch genug.« Er, der so bewandert war in den Dingen, die das Leben schön machen, der eine Lebensphilosophie des Freibleibens verfocht, hat mir viele Türen geöffnet. Die wichtigste Botschaft, die ich mir zu eigen gemacht habe, lautet: »Ich zeige dir viel über dich, bemerke es, mach was draus. Aber benutze mich nicht.«

Der Tod hatte ihn genommen, ich war wieder allein. Um nicht schwermütig zu werden, rief ich meinen Mann an und lud ihn ein, Weihnachten mit uns zu feiern. Er machte mit und kam. Er kam und blieb. Ich habe ihn wieder in mein Leben hineingelassen. Wir nahmen den Versuch, uns zu arrangieren, ernst, und es kamen Jahre, in denen ich mich auf meine eigenen Kräfte besann und nicht mehr so viel von ihm erwarten wollte. Man muß sich sowieso selber helfen. Es ging um mich allein, und es war klar, daß ich mit ihm nicht rechnen konnte. Du mußt dir vorstellen, wieder sechs, sieben Jahre mit diesem Mann, während ich mein eigenes Leben zu gestalten anfing und zwischen uns nur

Leere und Belastung war. Es gelang uns einfach nicht, eine Beziehung zwischen uns herzustellen. Ich kann nicht sagen, daß es mich sonderlich belastet hätte, als er sich eine Freundin nahm. Das spielte für mich eine geringere Rolle im Vergleich zu seinem Versuch, sich Selbständigkeit in seinem beruflichen Bereich zu schaffen. Aber sie brachte das Faß zum Überlaufen. Wir hatten viele Schulden, 40 000 Mark, die er für einen zu gründenden Verlag ausgegeben hatte. Ich sollte die finanziellen Verpflichtungen für die Kredite mit unterschreiben. Da habe ich es mit der Angst bekommen. Ich war sowieso gegen seine Pläne, sich selbständig zu machen, weil ich nicht das Vertrauen hatte, daß er damit Erfolg haben würde. Bevor ich jetzt ein Leben lang seine Schulden zahlte, wollte ich lieber gehen. Zu dieser Zeit hatte ich mich schon mit einer kleinen Praxis als Therapeutin niedergelassen, arbeitete aber noch nebenbei in der Fachschule für Heilpädagogik, wo ich Psychologie und Pädagogik unterrichtete. Wieder half mir die Bekanntschaft mit einem interessanten Menschen, von meinem Mann den endgültigen Abschluß und Absprung zu schaffen. Was nun kam, bezeichne ich wohl am besten als eine zwingende Entwicklung. Was ich nun erlebte, war zwingend und ungewöhnlich. Ich machte die Bekanntschaft einer an den Rollstuhl gefesselten querschnittgelähmten Frau. In diese Frau verliebte ich mich. Wie war das überhaupt möglich?
Eine vollkommen neue Entdeckung für dich?
Total.
Diese Wahl ist auch noch gesellschaftlich belastet.
Ja, das war nicht so schlimm. Meine Mutter starb 1977. Bei der Beerdigung kam etwas zutage, was niemand von ihr vorher wußte. Die Verwandtschaft und die Freundinnen meiner Mutter waren unter den Trauergästen. Ich wurde mit der Neuigkeit konfrontiert, daß meine eigene Mutter über zehn Jahre eine lesbische Liebesbeziehung gehabt hat, und zwar mit der Frau, die ich meine Tante nannte. Sie müssen ein inniges Liebespaar gewesen sein, wie man mir sagte.
Es wurde dir bekannt, als du von deinem Mann noch nicht weg warst?
Vielleicht zwei Jahre vorher. Meine Mutter war immer eine sehr dominante Frau gewesen.

Wenn wir schon bei deiner Mutter sind, vielleicht kannst du dich an die Mutter der kleinen Irma erinnern.
Als ich klein war, war meine Mutter eine fürsorgliche, beschützende und behütende Mutter. Ich fühlte mich gut versorgt von ihr. Sie war eine Anlaufstelle von Geborgenheit und Sicherheit, eine warmherzige Frau. Dennoch dieses unbestimmbare Gefühl: »Ich muß erst mal irgendwie anders sein, damit ich etwas von ihr bekomme, was ich brauche.« Ich muß entweder anständig oder vernünftig sein, gehorsam oder hilfsbereit oder liebenswürdig. Aber ich will nicht ungenau sein. Diese unbestimmbaren Forderungen an mich betreffen nicht meine Kindheit, sondern erst die Schulzeit. Sie war eine Frau, die mit ihrem Temperament zu Hause den Ton angab. Später hatten wir ziemliche Auseinandersetzungen. Trotzdem fügte sie sich meinem Vater in Fragen der Moral. Sie war auch vom Protestantismus zum katholischen Glauben übergewechselt. Mit meinem ersten Vater führte sie eine spannungsreiche Beziehung. Meine Erinnerungen an ihn sind spärlich. Einmal, erinnere ich mich, spielte er den Weihnachtsmann, und weil ich so viel Angst hatte, hat er kurz seine Maske gelüftet, damit ich ihn erkennen konnte. Ich habe mich unglaublich gefreut, keine Angst mehr haben zu müssen.
Er wollte dir keine Angst machen.
Eine schöne Erinnerung. Von 1942 bis 1945 war er im Krieg. Wir mußten nachmittags schlafen, und das Zimmer war ganz dunkel. Und eine Erinnerung an ihn ist, wie ich da im Bettchen liege und die Tür aufgeht. Ein Lichtstrahl fällt ein, und ganz leise tritt eine Gestalt auf mich zu. Ich erhebe mich in meinem Kinderbettchen und gucke auf die Tür und auf die sich nahende Gestalt, die ganz leise auf mich zukommt. Niemand spricht, auch ich nicht. Dieser Mensch spricht auch nicht, und ich weiß nicht, wer es ist. Als er nahe heran ist, sehe ich die Knöpfe der Uniform blitzen, und in meinem Herzen springt es auf, so ein Schrei: »Vater!« Und er nimmt mich auf den Arm. Es ist diese Freude in mir, diese wunderschöne Freude darüber, daß er ganz behutsam und vorsichtig zu mir gekommen war und mich auf den Arm genommen hatte. Man hatte ihn vor Kriegsende entlassen, weil er an Flecktyphus erkrankt war. Er kam eigentlich nach Hause, um zu sterben. Er lebte nur noch

drei Tage. Viele Erinnerungen betreffen die schreckliche Zeit der Flucht. Mein Vater war ein hoher Beamter gewesen und mit dem Amt des Landrats betraut, und so standen wir auf der Liste der Verfolger und mußten fliehen. Später wurde nie darüber gesprochen, von der Flucht ja, aber nicht von der emotionalen Belastung meiner Mutter. Dann die schrecklichen Erinnerungen an viele Menschen, viele Bauernhöfe, auf denen wir Station machten. Wir waren ein halbes Jahr unterwegs und kamen endlich bei der Schwester meiner Mutter in W. an, deren Mann auch gefallen war. Sie, meine zwei Vettern und wir wohnten die folgenden Jahre zusammen. Wir lebten in den engsten Verhältnissen schlecht und recht zusammen. Im Verhältnis zu meinen Geschwistern, glaube ich, bin ich nur so mitgelaufen. Meine Schwester war die Kleine, die Warme, die Kuschelige, ich dagegen mußte vernünftig sein. »Du bist doch meine Große, bist schon vernünftig«, sagte die Mutter, und weil ich nicht auch noch Probleme machen wollte, habe ich nicht gesagt, was mir fehlte. Vom Kuscheligen kriegte ich nichts ab, das machten meine kleine Schwester und meine Mutter unter sich aus.

Wir wurden wieder eine vollständige Familie. Eines Tages kam ich nach Hause, und meine Mutter führte mich zu einem Mann, wo meine Geschwister schon auf mich warteten. Sie hatte ihn in der Zwischenzeit kennengelernt. Er war wirklich reizend und kinderlieb. Er sprach mich freundlich an, und es dauerte nicht lange, da saß ich schon auf seinem Schoß. Von Anfang an bestand diese schöne Atmosphäre, von Anfang an sagte er: »So eine schöne Tochter, so ein liebes Mädchen.« Er war immer stolz auf mich.

Er nahm eure Mutter und euch drei? Sprach er nicht schwer Deutsch?

Doch, aber das war kein Problem. Wir konnten es erst auch nicht richtig verstehen, aber er lernte es immer besser. Er lernte Deutsch und meine Mutter Spanisch. Unser Familienleben änderte sich vollkommen. Sie heirateten katholisch, meine Mutter konvertierte, und wir gerieten in die spanische Gruppe, wo meine Eltern dann auch später ihre Wohnung nahmen. Fortan feierten wir spanische Feste. Für mich veränderte sich die Welt. Immer war ich unbeachtet gewesen, plötzlich dieser Vater, der mich beachtete. Er bevorzugte mich und achtete auf mich mehr

als auf meine Schwester oder auf meinen Bruder. Er erklärte mich zu seiner Lieblingstochter, was eine sonderbare Wirkung auf mich hatte. Da ich nun seine Lieblingstochter war, mußte ich brav sein und bekam Angst, jetzt nie mehr etwas anderes sein zu dürfen als lieb und brav.
Wir wollen deine Kindheit abschließen mit der Frage, was das glücklichste Ereignis vor deiner Diagnose gewesen ist.
In der Lage zu sein, einem Menschen das Leben zu geben und ihn für dieses Leben vorzubereiten. Die Geburt und die Zeit danach waren sehr glücklich.
Wenn wir Bilanz ziehen, was ist dir vor der Diagnose mißlungen und was ist dir gelungen?
Ich hatte eine gute Fähigkeit entwickelt, Kontakte zu Menschen aufzunehmen. Ich stellte mich als ziemlich geschickt heraus, auf Menschen einzugehen und sie anzusprechen in einer Weise, daß sie mich annahmen. Kontakt gelingt mir eigentlich immer. Mißlungen ist mir, meine eigenen Bedürfnisse zu berücksichtigen. Ich kann nicht mit Standfestigkeit für meine Bedürfnisse kämpfen, das gelingt mir einfach nicht. Und dann habe ich die Beziehung mit Anne begonnen.
Die behinderte Frau, die du kennenlerntest?
In unserem Verhältnis hatte sich eine Intensität der Auseinandersetzung und der Gefühle entwickelt, die zu ertragen ich überhaupt noch nicht fähig war. Im Dezember, also einige Monate bevor der Knoten entdeckt wurde, hatte sich die Auseinandersetzung mit ihr derart zugespitzt, daß ich im Ernst an Selbstmord gedacht habe.
Du siehst dein Leben in Abhängigkeit zu ihr.
Ausgehungert nach Zärtlichkeit, erlebte ich zum ersten Mal, daß es in Beziehungen unter Frauen viel mehr an Zärtlichkeit geben kann. Wie ein Schwamm habe ich es aufgesogen. Ein umwerfendes Erlebnis war auch, zu sehen, wie diese Frau mit ihrer Behinderung umging. Ein behinderter Mensch ist mir nie nahegekommen. Aber bei ihr bemerkte ich, wieviel Ähnlichkeit es zwischen uns gibt. In vielen Situationen reagierte sie genauso wie ich. Sie machte auf Widerstand, was, glaube ich, für viele Behinderte typisch ist. So eine Dennoch-Haltung. »Wenn ich schon behindert bin, ich kämpfe, ich gehe da durch.«
Das ist Widerstand und Verhärtung.

Genau. Die einzige Chance, erst mal damit leben zu lernen. Aber es ist wahr, zunächst ist es eine Verhärtung. Unsere beiderseitige Beziehung wurde tragbarer einfach dadurch, daß wir viel zusammen geweint haben.

Zum ersten Mal ist es dir möglich, zu akzeptieren. Du läßt deine Gesundheitsträume hinter dir.

So ist es. Homosexualität ist für mich kein Problem. Ich wüßte nicht zu sagen, warum. Ohne mich durch die Umstellung in Frage zu stellen, bin ich nahtlos in die neue Beziehung hineingegangen. Wenn ich nach einer Erklärung suche, die paßt, komme ich zu der Erfahrung, anders sein zu müssen als normale Menschen. Diese Erfahrung hatten wir als Behinderte beide zur Genüge gemacht. Immer hatten wir am Rande der Gesellschaft gelebt, eine Existenzweise, die mich auf die Sonderbedingungen der Homosexualität, wo ich wieder Außenseiterin bin, vorbereitete. Wenn überhaupt etwas Probleme machte, war es die Offenheit. Mich in der Öffentlichkeit mit ihr zu küssen, machte mir nichts aus, wohl aber öffentlich als Lesben aufzutreten. Ich hätte meine Stelle verlieren können. Heute noch erzähle ich es nicht allen, aber es gibt einige, denen ich es erzähle. Wenn Menschen über mich denken, ich würde als arme Behinderte keinen Mann finden und deshalb an einer Frau hängenbleiben, ist das etwas, womit ich nicht fertig werde. Im Vergleich zu früher lebe ich stärker in meinem ganzen Körper und akzeptiere ihn in seiner Gebrechlichkeit. Die Zuwendung meiner Freundin hat die in meinem Körper begrabenen Schmerzen und Tränen befreit. Nachdem ich jahrelang einer liebevollen Beziehung nachgejagt war, konnte ich zum ersten Mal durch ihre Zuwendung Zuneigung zu meinem Körper entwickeln. Nicht lange danach begann meine Freundschaft mit Marianne und damit eine Zeit, in der sich die Liebe zu meinem Körper festigte.

Neben dem Schönen entstand 1982 und im Jahr danach von vielen Seiten neue Belastung. Monate voll Streß und Erschöpfung. Vor lauter Arbeit hatte ich keine Zeit, zur Ruhe zu kommen. Die Gefühle im sexuellen Bereich waren nicht die einzigen, die im Aufbruch begriffen waren. Mit meinem Muttersein hatte ich mich auseinanderzusetzen, was mir aufgezwungen wurde durch die Erkenntnis, daß ich alles andere als eine perfekte Mutter war. Mein Sohn war dreizehn Jahre, als er unvermutet eine Wendung durchmachte und in die Verweigerung ging. Es gab ein Hin und Her mit Schule und Internat, wechselnde Aufenthalte bei seinem Vater oder bei mir, aber nirgendwo wollte es klappen. Er schwänzte die Schule und schaffte das Klassenziel nicht. Weder mein Mann noch ich wußten, was wir tun sollten. Uns blieb nichts übrig, als seine Entscheidung, nichts mehr zu tun, weder zu lernen noch Geld zu verdienen und sich in pausenloses Schachspielen zu verlieren, notgedrungen hinzunehmen. Nicht drogenabhängig, kein Alkoholiker, kein Herumtreiber, aber er spielte von morgens bis abends Schach. Seine Weigerung erzeugte in mir eine dauernde Belastung, die ich im Zusammenhang mit meinem Brustkrebs sehe.

Wie erlebte er die Zuneigung zwischen dir und deiner Freundin, mit der du zusammen warst?
Sie hat sich um ihn bemüht, und das ging prima. Er tolerierte unsere Beziehung, und ich glaube nicht, das sie ihn verletzte. Seine Hauptverletzung lag wohl in der Trennung seiner Eltern. Er konnte sich nicht erklären, warum ich weggegangen bin. Für ihn war es zu Hause immer wunderschön gewesen. Mich traf sein Vorwurf, diejenige gewesen zu sein, die die Familie verließ. Und in mir korrespondierten dazu Schuldgefühle. Eine perfekte Mutter würde mit ihrem Kind nicht derartige Schwierigkeiten bekommen wie ich. Es half nichts, daß ich immer versucht hatte, für ihn das Beste zu geben. Mir kam es bitter vor, ihn loslassen zu müssen, damit er seinen Weg allein geht, so unfertig wie er war. Erst mit achtzehn hat er das Haus verlassen und lebt jetzt in einer eigenen Wohnung. Als ich den Knoten in der Achsel entdeckte, war mein erster Gedanke: »Lymphgefäße sind Abwasserkanäle des Körpers. Natürlich schwellen sie an, wenn sie überfordert sind. Wahrscheinlich ist viel Gift oder Schlechtes in deinem Körper enthalten, daß du dich davon reinigen mußt.« Das schien mir absolut plausibel. Bei dieser Belastung konnte mein Lymphsystem nicht normal funktionieren. Dieser Gedanke schob die andere Überlegung, es könnte vielleicht Krebs sein, beiseite. Es beruhigte mich, daß ich in meiner Brust keine Veränderung spürte und außerdem die Mammographie ohne Befund geblieben war. Der Arzt wollte erst einmal

beobachten; später, meinte er, könne man immer noch etwas herausholen, falls es nötig sei. Dann machte ich drei Wochen Diät mit verschiedenen Säften, um eine Reinigung meines Körpers zu erreichen. Und weiter dieser Streß, daß der Junge zu Hause herumhängt; er tut rein nichts, schläft bis mittags, geht Schach spielen, kommt spät nach Hause. Endlich wird es meiner Freundin zu viel, und ich stehe zwischen beiden. Über Monate bin ich absolut ohnmächtig. Und die Schuldgefühle hörten nicht auf. »Vom wem hat er das? Natürlich von mir. Ich bin nicht die Person, die ihm ein besseres Leben vorführen kann«, dachte ich. Wir waren uns zu ähnlich in der Art, vor unangenehmen Dingen wegzulaufen und uns innerlich zu verschließen. Er schiebt genauso gerne die unangenehmen Dinge vor sich her wie ich.

Diese Unzufriedenheit mit dir selbst. Die Bilanz sieht nicht gut aus.

Im April entschloß ich mich zu einer Operation, in der der Knoten entfernt werden sollte. Nach der Operation kam die eigentliche Krebsdiagnose. Es war ein bösartiger Knoten.

Wie war er, dieser Moment, als du das erfuhrst: Krebs!?

Erst einmal wurde ich starr. Starrheit war immer meine erste Reaktion, wenn etwas meine Gefühle anspricht. Während ich erstarre, denkt mein Kopf, und meine Gefühle schweigen. »Das ist also Krebs. Dann wirst du vielleicht bald sterben. Dann mußt du mal sehen, wie du dein Leben ordnest. Wer weiß, wieviel Zeit du noch hast. Der Junge muß eben allein zurechtkommen, und das wird er auch.« So ähnlich dachte ich. Meine Gedanken rasten. Es war auch sonderbar, daß ich es im ersten Moment nicht bedauerte, mein Dasein war ohnehin so schwer. Die Zeit, bis ich sterbe, wollte ich benutzen und das Beste daraus machen. Anstelle von Widerstand und Aufbegehren hatte ich eher eine gewisse Erleichterung in mir: »Dann ist es eben überstanden.«

Es bringt endlich den Schlußstrich unter die Verzweiflung, die kein Ende zu haben scheint? Es macht mir klar, wie hilflos du dich fühlst. Der Krebs kommt dir zu Hilfe, weil du es nicht mehr ertragen kannst?

Ja. Ich dachte: »Du hast genug gekämpft in deinem Leben. Jetzt reicht es.«

Du gabst dich auf?
Ja. Und ich habe die Befürchtung, es wird ein schwerer Tod sein.
Hat es eine Bedeutung für dich, daß du gerade diese Krankheit kriegst?
Als Psychologe weiß man, daß Krebs eine psychologische Komponente hat, die mit festgehaltenen und unterdrückten Gefühlen zu tun hat. Daß ich gerade diese Krankheit bekam, hieß für mich Kränkung. Sie ist eine ungeheure Kränkung für mich, die doch in den letzten Jahren so viel für sich getan hatte, um ihre Gefühle besser ausdrücken zu können. Die ganzen Bemühungen, die Ausbildung zur Therapeutin, das alles wäre umsonst gewesen? Man verlangt als Psychotherapeutin von sich, mit seinen Gefühlen im reinen zu sein. Es traf mich, und das war geradezu eine Schande.
Eine Demontage des Bildes, das du dir gemacht hattest? Schon vorher hattest du, um deine körperliche Behinderung zu bekämpfen, über Jahre Aufbauarbeit geleistet. Der Krebs bedeutet für dich eine neue, noch schwerere Kränkung?
Das stimmt. Die Leiden aus der Zeit der Kinderlähmung brachten sich in Erinnerung und die Art des Fragens, das sich jetzt wiederholte: »Was ist das nur, das ich verkehrt mache? Wie kommt es, daß ich immer körperlich erkranke?«
Gibt es Verdachtsmomente?
Mir ist manches klarer geworden. Besonders Gefühle von Aggressionen, sich durchsetzen mit den eigenen Bedürfnissen und meine eigene Beziehung sind Dinge, die mir nicht gelingen. Ich fühle mich außerstande, meine Energien richtig einzusetzen und auszudrücken. Es gibt eine Reihe von Überzeugungen, an denen ich festhalte. Eine lautet: »Ich bekomme nur das, was ich an irgendeiner Stelle selbst in Gang gebracht habe.« Infolgedessen konzentrierte sich meine Arbeit an mir auf die Entdeckung dieser vermuteten Zusammenhänge. Ich nehme die Verantwortung auf mich und möchte herausfinden, was los ist.
Der Knoten wurde entfernt. Gab es weitere Untersuchungen?
Es kam eine zweite Operation, die den Schatten in der Brust, der auf der Mammographie zu sehen war, beseitigen sollte. Der Arzt meinte, es könnte ein Tumor sein. In dieser zweiten Operation nahmen sie die Schattenstellen heraus, aber das entfernte

Gewebe war nicht krebsig, es war bloß eine nekrotische Veränderung. Der Tumor wurde nicht gefunden. Ist bis heute nicht gefunden worden. Sie haben nur zwei kleine Lymphknoten, die schon durch Krebszellen verändert waren, entfernt. Das war alles. Nun ist die Schattenstelle raus, die Brust wurde nicht amputiert, und weil sie sagen, daß sie den Tumor nicht gefunden haben, stellten sie mich auf den Kopf und suchten alle inneren Organe ab. Trotz langer Suche haben sie nichts gefunden. Ein Tumor kann so klein sein, daß ihn die modernsten Methoden nicht auffinden können. Trotzdem ist er virulent. Die Art der Krebszellen läßt auf ein Milchgangkarzinom schließen. Mehr ist nicht herauszufinden. Die Unauffindbarkeit des Tumors bewirkt bei mir die unglaubliche Illusion, er sei gar nicht vorhanden – aber so etwas darf ich hier nicht sagen, es klingt etwas verrückt. Es ist möglich, daß die Diät, die ich drei Wochen lang machte, den Tumor abgebaut hat. Es kann auch sein, daß er durch ein hohes Fieber verschwunden ist. Immerhin ich habe keine Symptome mehr.

Wie ging man mit dir vor und nach der Operation um?
Meine Wahl fiel auf ein Krankenhaus, das einen guten Ruf hat. Dort fühlte ich mich gut aufgehoben. Alle gingen sehr liebevoll mit mir um. Die Ärzte waren nett und behutsam. Ich fühlte mich wie ein kleines Kind.

Sie gingen väterlich und mütterlich mit dir um. Ist etwas in deiner Erinnerung lebendig geblieben, was dich besonders beeindruckt hat?
Ja, es gibt ein Ereignis, das mir sehr imponiert hat. Lange habe ich geschwankt, ob ich die Chemotherapie, die man mir empfohlen hatte, durchführen sollte. Überall habe ich herumgefragt, meine Freunde, die Ärzte, die Schwestern. Ich war schon überall bekannt, weil ich nicht aufhörte, darüber zu sprechen, und sie waren gesprächsbereit und sind auf mich eingegangen. Mir gefiel das Ganze nicht, und nachdem ich die Chemotherapie schon begonnen hatte, hörte doch der Zwiespalt, ob sie für mich das Geeignetste sei, nicht auf. Der Zwiespalt war etwas, das ich ernst nehmen mußte. »Jetzt ist Schluß, ich mache das nicht mehr mit. Ich werde allein gesund«, sagte ich nach der dritten Chemotherapie in einem Akt der Selbstverantwortlichkeit. Der behandelnde Arzt hörte sich das mit freundlichem Ge-

sicht an und schien nicht gekränkt zu sein. Nun kommt das Beeindruckende: Einer der Assistenzärzte, der meine Weigerung mitbekommen hatte, rief mich zu sich: »Jetzt kann ich es Ihnen ja sagen. Die ganze Zeit dachte ich, die Chemotherapie sei für Sie nicht das Richtige. Ich finde es gut, daß Sie sich so entschieden haben. Ich mußte schweigen, weil ich die Meinung des Hauses zu vertreten habe.« Das war ein wirkliches Zeichen von Menschlichkeit.

Wie vielen Zeichen von Menschlichkeit bin ich seitdem begegnet unter den Menschen, die ich kannte! Meine Scheu am Anfang und diese Scham, diese Krankheit bekommen zu haben, machten es mir zunächst schwer, meinen Besuchern entgegenzutreten. Zuerst waren sie erschrocken, als ich sagte, ich sei krebskrank, und ich wußte, daß ich sie erschrecken würde. Ist der erste Schreck vorbei, reden sie gerne darüber und stellen Fragen. Das habe ich auch bei meinen Patienten festgestellt. Manche warteten, bis ich wieder arbeitsfähig war. Ihre Fragen beantwortete ich und sprach mit ihnen über das, was ihnen angst macht. Wie ich mit dem Krebs umgehe, wie ich der tödlichen Bedrohung standhielt, waren ihre Fragen. Nur wenige haben den Kontakt zu mir abgebrochen, sehr wenige.

Und du hast nicht den Eindruck, die Patienten zu beeinflussen?
Nicht mehr. Wenn etwas offengelegt ist, beeinflußt es weniger, als wenn es verdeckt bleibt. Es ist eine unvorstellbare Kränkung, wenn dem Körper ein Stück fehlt, schließlich war meine Brust nun unvollständig. Kaum sehe ich die Narbe, zieht mein gesamter geschundener Körper meinen Blick auf sich. Mein Leben lang wird der unvollständige Körper mich beschäftigen. Das ist Trauer.

Da ist die Tendenz, dein Selbstvertrauen zu verlieren?
Ich muß achtgeben, weil ich anfällig dafür bin, die noch junge Liebe zu meinem Körper wieder zu verlieren. Meinen Körper muß ich behüten und pflegen, zärtlich mit ihm sprechen: »Du hast schon viel mitgemacht. Ich werde gut aufpassen, daß du mir weiter nützlich sein kannst und mir weiter zu Diensten stehst. Ich muß dir dankbar sein, wie du mich durchs Leben trägst, obwohl du so unvollkommen bist.« Die liebevolle Zuwendung zu meinem Körper geht mitunter wieder verloren,

weil ich mich abwerte und mich in diesen Momenten nicht richtig im Griff habe.
Deine Liebe und Zuneigung, die dein Körper zur Gesundung so dringend braucht, ist durch den Blick auf die Narbe gefährdet.
Da ist noch etwas anderes, was mich gefährdet. Die Sicherheit, daß ich von dem Tumor befreit bin, habe ich nicht, und sobald ich mich schwach fühle, kehrt die Angst davor zurück, die von dem Verdacht, es könnte irgendwo ein Tumor stecken, genährt wird. Mein Körper kommt mir manchmal unheimlich vor, ich denke, er hat Prozesse in sich, von denen ich nichts weiß, geheimnisvolle und unheimliche Prozesse, die gegen meinen Willen ablaufen und unbeherrschbar sind.
Wie erlebst du die Bedrohung vor einem Rezidiv?
Natürlich geht es nicht, die Bedrohung wegzuschieben. Ich versuche, nicht daran zu denken, aber das klappt nicht. Die Angst kehrt wieder. Wenn sie da ist, gehe ich zum Arzt und lasse ein Blutbild machen und sichere mich auf diese Weise ein Stückchen ab. Oder ich befühle ab und zu meine Brust. Als eine Errungenschaft betrachte ich, daß ich mich wesentlich weniger erschöpft fühle als vor der Diagnose. Erschöpfung spüre ich zur Zeit überhaupt nicht. Die Erschöpfung und die Wiederkehr des Krebses hängen für mich eng zusammen. Meine Sorge gilt also dem Vermeiden der Erschöpfung. Ich kann nicht behaupten, mein Leben sei schon leichter geworden. Aus meiner früheren Situation bin ich nicht herausgewachsen. Einen neuen Anfang mußte ich machen, aber er ist mir noch nicht gelungen. Ich spüre den Einschnitt und merke, noch bin ich auf der Suche nach der Richtung, in der es für mich weitergehen könnte. Es ist noch nicht soweit, daß ich sagen könnte, ich habe einen Faden in der Hand, der mich leitet.
Wie ist deine Einstellung zu Trauer und zum Tod?
Ich habe das Gefühl, in diesem Leben gilt es, für etwas Wichtiges zu schaffen und zu lernen, sonst wäre die ganze Plackerei umsonst gewesen. Bevor ich sterbe, möchte ich das Gefühl haben: »Du hast in deinem Leben etwas geschaffen.« Was sich seit der Operation geändert hat, möchte ich das Entstehen einer inneren Freizügigkeit nennen. Empörung und Eifersucht packen mich nicht mehr in der Art wie früher, und ich brauche

mich nicht mehr an unwichtigen Dingen aufzuhängen. Mein Schicksal drückt mich, Nägel mit Köpfen zu machen und keine Zeit zu verschwenden. Das Wichtigste aber ist der Umstand, daß meine früheren Überzeugungen und Werturteile etwas ins Schwanken geraten sind. Ich weiß praktisch nicht mehr, was für mich gültig sein soll. Etwas zwingt mich, meine früheren Einstellungen zu überdenken, sie anzusehen und zu prüfen, ob sie noch stimmen oder nicht. Wie soll ich das nennen? Meine gesamte innere Struktur scheint sich zu ändern, ich befinde mich in der Wandlung. Du erinnerst dich an die Verantwortung, von der ich sprach, die Verantwortung für meine Gesundheit, die ich selbst übernahm, nachdem ich die Chemotherapie abgebrochen hatte. Ich bin verantwortlich und niemand anders. Kein Arzt kann im Grunde wissen, was für mich gut und richtig ist. Diese Einstellung bringt mich mir selbst nahe und hält mich davon ab, mich hilflos zu machen, indem ich warte, bis die Hilfe von anderer Seite kommt. Ich habe aufgehört, das schreiende, Unterstützung fordernde Kind zu sein, das ich früher im Grunde gewesen bin.

Was ist dir im Umgang mit der Krankheit mißlungen und was ist dir gelungen?
Mit der Krankheit kämpfe ich, dennoch kann ich sie nicht verhindern. Ich setze mich mit ihr auseinander und habe dennoch keine Garantie, gesund zu werden. Wenn mich die Lebensmüdigkeit heimsucht, dann habe ich die Neigung, alles wieder aufzugeben. Andererseits ist meine Bereitschaft, es zu schaffen, sehr groß. Nicht aufgeben, das Leben bewältigen, Leben in mir freisetzen. Die Bereitschaft, die ich in mir spüre, ist deutlich, bloß weiß ich noch nicht, wie ich es anstellen soll.

Welche neuen Aufgaben sind für dich entstanden?
Ich bin auf der Suche nach Möglichkeiten, mich leben zu lassen und mein Leben zu verschönern. Zum Beispiel mache ich jetzt Musik, lerne Flöte und Gitarre spielen. Irgendwann werde ich singen lernen. Lernen hat mir immer Spaß gemacht.

Hast du noch etwas vor, das du verändern möchtest?
Auf jeden Fall möchte ich erreichen, unabhängiger von äußeren Bedingungen zu sein und mir mehr eigene Quellen erschließen zu können durch eine Orientierung nach innen. Zwei Dinge unternehme ich schon in dieser Richtung, einmal Yoga,

zum anderen eine Therapie, die mir eine bessere Einsicht in meinen Widerstand und meine innerern Behinderungen, die mich nicht leben lassen, verschaffen soll. In mir steckt eine Kraft, die mich zum Teil davon abhält, das Richtige für mich zu tun. Sie ist wie eine dunkle, schwarze Gegenkraft, eine Art lebensfeindliche Energie. Das Rauchen ist ein typisches Beispiel. Schon vor der Diagnose hatte ich mit dem Rauchen aufgehört, aber bald wieder angefangen. Meine Hoffnung ist, irgendwann diese zerstörerische Seite in mir zu überwinden und meine Mechanismen kennenzulernen, die mich immer wieder dazu bringen, mit meinen Gefühlen falsch umzugehen.
Das würde bedeuten, du weißt noch nicht recht, was du falsch gemacht hast. Was hast du richtig gemacht in deinem Leben?
Richtig war, daß ich mich nicht habe unterkriegen lassen. Und das will was heißen, weil ich mich immer angepaßt hatte, meine eigenen Bedürfnisse wenig artikulierte, nicht selbst genügend Vorstellungen entwickelte und überhaupt zu wenig selbstbestimmt war. Sich nicht unterkriegen zu lassen, wenn man nicht gelernt hat, sich für sich selbst einzusetzen, halte ich für eine beachtliche Leistung.
Krebs kann eine Erfahrung sein, die außer der Lebensbedrohung etwas mit sich bringen kann, was nicht ausschließlich negativ ist.
Das kann ich bejahen. Diese Krankheit hat nicht nur etwas Negatives für mich. Sehe ich sie als Herausforderung, so hält sie mich an, für mein Leben zu kämpfen, mich für mich einzusetzen.
Ich möchte dich fragen, was den Krebskranken deiner Meinung nach guttun würde. Kannst du deine Erfahrungen stichwortartig zusammenfassen.
Man muß ihnen die Wahrheit sagen und viel mit ihnen sprechen. Sie brauchen auf jeden Fall die volle Aufklärung darüber, was der Krebs im Körper tut, damit sie sich eine Vorstellung bilden können. Psychologisch braucht der Krebskranke unterschiedliche Hilfen. In der ersten Zeit ist er stark regrediert. In diesem Stadium braucht er das Gefühl, gut aufgefangen zu sein. Im Anschluß daran kommt eine Zeit, in der das Bedürfnis, an sich zu arbeiten, stark wird. Dann braucht er Unterstützung bei der Arbeit an sich selbst. Sie muß so weit gehen, daß auch die

letzten Fragen zum Leben und Tod gestellt und beantwortet werden. Es wäre wichtig, daß der Krebskranke dazu stehen kann, daß er vielleicht lieber sterben will oder daß ein Teil von ihm lieber sterben möchte. Nach meiner Erfahrung war es wichtig, festzustellen, daß es einen Teil in meiner Person gibt, der noch nicht leben möchte. Sich zuzugestehen, daß man den Tod dem anstrengenden Kampf ums Überleben vorzieht, ist keine leichte Sache. Heute sage ich mir: »Mach dir nichts vor. Du belügst dich.« Ich bin ehrlich genug, Kraft und Gegenkraft gemeinsam zu spüren. Was noch zu wenig geschieht, ist das Einbeziehen des gelebten Lebens der Krebskranken. Sie müssen dahin geführt werden, daß sie erkennen, wie ihr gesamtes Leben die Bedingungen für die Entstehung des Krebses beinhaltet. Die Untersuchung der Lebensumstände, die krankmachend waren, kann man nicht allein leisten. Dazu braucht man Unterstützung. Es gibt Patienten, die die ärztliche Behandlung über sich ergehen lassen, als wären sie hörig. Ich bin gegen die Passivität und für den mündigen Patienten. Vielleicht kann man von ärztlicher Seite die Patienten darin unterstützen, eine gewisse Unabhängigkeit zu entwickeln, indem man sie an ihre Mitarbeit erinnert: »Ich kann Sie nicht allein gesund machen. Sie selber müssen sich gesund machen wollen.«
Welche Einflüsse haben zu deiner Erkrankung geführt?
Es begann wohl mit dem Tod meines Vaters, der Flucht und der Auflösung der Familie, lauter Stationen des Leidens in einer sich auflösenden Ordnung. Wut und Trauer, die sich in mir angesammelt hatten, wurden, statt nach außen zu treten, nach innen gerichtete Zerstörungskräfte. Auf jeden Fall der chronische Streß in meinen Lebensumständen, die Folge von Krisen, Konflikten und Überforderung waren. Die Bewußtwerdung dieser Zusammenhänge ist mir wichtig. Sie schafft eigentlich erst die Heilung, weil sie Kräfte freisetzt, die vorher gebunden waren.
Was kann dir Lebenskraft geben, heute und künftig?
Aus meiner spirituellen Orientierung beziehe ich Kraft und Lebendigkeit. Das Spirituelle bringt mir die Gewißheit, daß alles, was mir in diesem Leben widerfährt, eine Bedeutung hat und weit entfernt davon ist, unsinnig zu sein. Ich kann das gar nicht richtig ausdrücken, aber ich glaube, es hat was mit den Aufgaben zu tun, denen ich mich stelle. Die Oberfläche und der Zu-

fall sind aus meinem Leben verschwunden. Plötzlich stehe ich vor einer größeren Dimension, die mich in einen kosmischen Zusammenhang einordnet. Das Gefühl von Minderwertigkeit und Nichtigkeit ist dadurch aufgehoben.
Du lachst. Bist du zufrieden?
Ja. Die einzige Quelle der Freude ist, daß ich mich lebendig fühle.

Mariane:
Ich lebe jetzt sehr gerne und habe noch viele Aufgaben zu erledigen

Mariane lebt seit fast zehn Jahren in Deutschland. Ihre Jugend und die Studienzeit verlebt sie in einem sozialistischen Land Osteuropas, aber dort ihr weiteres Leben zu verbringen verursacht ihr Mißbehagen. Auf die Bewilligung ihres Antrags auf Übersiedlung nach Deutschland wartet sie zwei Jahre und kann die Genehmigung der Behörden nur unter großen Opfern erzwingen. Sie findet hier bald eine Existenz in ihrem Beruf und betreibt, sofort nachdem sie Fuß gefaßt hat, die Übersiedlung ihres Verlobten. Während der Antrag des Verlobten läuft, muß sie, um ihn zu sehen, drei Jahre lang in ihre frühere Heimat reisen. Endlich wird das Pendeln über die Grenze so nervenaufreibend, daß sie sich entschließt, die Ausreiseerlaubnis durch einen Hungerstreik zu erreichen. Der Hungerstreik dauert vierzehn Tage und bringt den ersehnten Erfolg. Die Verlobten müssen im Heimatort unter Überwachung durch die Behörden heiraten, während sie sich von einer Verhaftung bedroht fühlen. Doch stellt sich heraus, daß Mariane ihre Kräfte weit überschätzt hat.
Unsere Bekanntschaft wurde auf einem Trauerseminar geschlossen, an dem teilzunehmen sich Mariane entschied, um sich zur bewußten Anerkennung der erlittenen Verluste zu bringen. Bislang hatte sie es vermieden, um den verstorbenen Vater und den Tod der geliebten Großmutter zu trauern. Sie waren die Personen, die die engste gefühlsmäßige Verbindung zur ihrer ehemaligen Heimat herstellten. Trauern wollte sie zudem um den Verlust ihrer körperlichen Integrität, um die entstandene Behinderung besser zur Kenntnis nehmen zu können. Die Erlebnisse, die sie im Trauerseminar durchstand, lösten sie körperlich und seelisch so weit, daß sie sich mit Hoffnungen und positiven Erwartungen bei mir verabschiedete.
In einfachen Verhältnissen groß geworden, erzogen für Kopfarbeit und nicht für das Praktische, hatte sie die familiären Erwartungen an die intelligente Tochter wie selbstver-

ständlich und äußerlich problemlos erfüllt. Sie war von einer optimistischen Einstellung und glaubte an ihre Stärke; dennoch war sie kein gesundes und kräftiges Kind. In dem Moment, als die Mutter an Tuberkulose erkrankte, litt Mariane an Fieberzuständen, die ihr für ein Jahr verboten, die Schule zu besuchen. Worin die Ursache lag, wurde nicht gefunden. Die Ärzte sprachen von Nervenfieber. Das junge Mädchen überspielte die sich von da ab einstellende Grundstimmung von dumpfem Unwohlsein durch vielseitige Freundschaften und künstlerische Interessen.

Mein Auftrag in der Familie lautete, glücklich, stark, zufrieden und leistungsfähig zu sein.
Und wenn du den Auftrag erfülltest, bist du akzeptiert worden?
Ja. Offensichtlich muß ich nach außen keine Probleme gehabt haben. Nach innen bestanden sie sicher, denn ich erinnere mich, daß lange Zeit mein ganzer Körper schmerzte. Damals dachte ich, es handle sich um eine verkappte Depression. Schon als Kind fand ich eine Methode, meine Schmerzen zu beobachten und in den zentralen Punkten des Schmerzfeldes zu beeinflussen. Die Methode besteht darin, die schmerzhaften Knoten, die ich in Schultern, Händen und Fingern, in den Beinen und am Kopf spürte, durch konzentriertes Drücken zum Verschwinden zu bringen. Wenn ich depressiv war – so hatte ich mir angewöhnt, den Zustand zu nennen –, mußte ich es meiner Familie verheimlichen, weil sie es nicht ertragen konnte, wenn ich traurig aussah. Mit sechzehn Jahren liebte ich ein Gedicht von Rilke ganz besonders. Ich möchte es erwähnen, weil es auf meine damalige Stimmung zu passen scheint. »Der Tod ist groß, wir sind die Seinen lachenden Mundes.« Ungewöhnlich, daß ein junges Mädchen – und zu jener Zeit war ich auch noch verliebt – es zu seinem Lieblingsgedicht wählt.

Trotz des Drucks von seiten meiner Eltern habe ich mich niemals als Streberin gesehen. Es war mein Glück, daß mir das Lernen leichtfiel und ich mich mit dem Schulstoff nicht zu quälen brauchte. Schöne Erinnerungen habe ich an die Ferienzeit, hauptsächlich an die Sommermonate und an Weihnachten. An den Weihnachtsfeiern kann man gut ablesen, wie es um unsere

Familie stand. Wir hatten zum Beispiel ein Klavier, auf dem zu Weihnachten eine meiner Tanten, die Klavierlehrerin war, spielte, während wir die Lieder sangen. Wir waren eine musikalische, aber keine glückliche Familie. Weihnachten wurde nämlich erst harmonisch, wenn meine beiden Tanten anwesend waren. Bis zu ihrem Eintreffen stritt jeder mit jedem. Waren sie endlich angekommen, wurde schöngetan. Damals wurde mir das nicht so bewußt. Heute würde ich meine Familie egozentrisch und eingekapselt nennen.

Zu dieser Haltung bildete meine Großmutter einen wohltuenden Gegenpol. Ausdrücklich hatte sie mir und meinem kleinen Bruder klargemacht, daß die Ehe meiner Eltern keine richtige Ehe sei. Sie erzählte gern von ihrem Leben, wie schön sie es mit Großvater gehabt hatte. Das erschien mir wie ein Kontrastprogramm zu unserem Leben. Großmutter war ein freigebiger Mensch. Meine Mutter pflegte meinen Freunden niemals mehr als ein einfaches Marmeladenbrot zu geben, aber von der Großmutter bekamen sie dicke Butterbrote mit Schinken. Die Regel in der Familie war: Geschenke macht man nur innerhalb des engsten Familienkreises. Aus diesem Grund war ich lange Zeit unfähig zu schenken. Geschenke zu machen habe ich erst als erwachsene Frau von meinem Mann lernen dürfen.

Wie kam es zu deiner Diagnose?
Als Studentin bemerkte ich, wie Taubheitsgefühle in der linken Hand auftraten. Sie fühlte sich ein bißchen dumpf an und zeigte manchmal Zuckungen. Die Ärzte meinten, der Farradaysche Strom sei eine geeignete Behandlung, was, wie sich herausstellte, nicht stimmte. 1974 war es schon einmal soweit, das Gesicht zuckte in der linken Hälfte. Medizinisch wußte man im Osten nichts zu machen. Erst in Deutschland konnte ich mich einer gründlichen medizinischen Untersuchung unterziehen. Ich kümmerte mich sehr bald darum, weil ich litt und beunruhigt war. Die untersuchende Ärztin sandte mich zum Neurologen, doch stellte sich das EEG als perfekt heraus. Nach Beendigung des EEG erlitt ich eine Art epileptischen Anfall mit den üblichen Zuckungen. Leider hat der Neurologe trotz dieser Beobachtungen das Wesentliche nicht erkannt. Damit war die Gelegenheit verspielt, rechtzeitig einzugreifen. In der folgenden Zeit tauchte ich in Abständen bei meiner Ärztin auf, weil es mir

mal besser und mal schlechter ging. Die Zuckungen und die Dumpfheit traten selten genug auf, um anzunehmen, es handle sich um eine ganz gewöhnliche Streßreaktion. Wie sollte es mich mißtrauisch machen, wenn die Symptome nur aufflackerten, wenn ich nervös wurde, und dann für einen Monat wieder verschwanden? Manchmal war mir ein wenig schwindlig, aber sonst kam ich mir ausgesprochen gesund vor. Der Einbruch meiner Kräfte geschah nach dem Hungerstreik. Und ich habe wirklich zwei Wochen gehungert. Nur so konnte ich die Ausreisegenehmigung für meinen Mann durchsetzen. Hinzu kam die Zuspitzung unserer Situation im Osten. Ich war vorher Fluchthelferin gewesen, und dabei war etwas schiefgegangen, was mich in der Zeit meiner Besuche in Gefahr brachte, verhaftet zu werden. Wie gefährlich ich in Wirklichkeit gelebt hatte, sagten Freunde mir erst, als ich mit meinem Mann in Sicherheit war. Keiner glaubte uns. Die Ostbehörden glaubten nicht, daß ich meinen Mann liebe, und verdächtigten mich, ihn zum Preis von zwanzigtausend Mark zu heiraten, ihn herüberzuholen, um mich in Deutschland sofort von ihm scheiden zu lassen. Unsere Freunde haben uns den Heiratsplan nicht geglaubt. Selbst sie verdächtigten uns der Spionage, waren aber großzügig genug, zu schweigen und uns zu erlauben, sie weiter zu besuchen. Von ihrem Verdacht haben wir auch erst viel später erfahren. Bei der Hochzeitsfeier war der Chef der Sicherheitspolizei unter den Anwesenden. Mir wurde schlecht, als ich ihn kommen sah, schlecht vor Angst. Plötzlich kriegte ich einen meiner Anfälle und klammerte mich geängstigt und zuckend an meinen Mann.

Der Rest der Hochzeitsfeier und die Ausreise nach Deutschland gingen reibungslos vonstatten. Alles in allem dachte ich nicht im geringsten, krank zu sein. Der Hinweis des Neurologen, daß es sich vielleicht um die Anzeichen eines Tumors handeln könnte, war ein eher beiläufiger Hinweis, wie mir schien, und den hatte ich verdrängt. Ich wollte einfach nichts davon wissen.

Die erste Zeit unseres Zusammenlebens in Deutschland war für uns als junges Paar wunderschön. Wir hatten zwar wie andere Jungverheiratete Umstellungsschwierigkeiten, wir fingen an, uns zu streiten. Das änderte unser Verhältnis im Vergleich zur Verlobungszeit radikal. Solange ich nämlich meinen Mann in der Heimat besuchte, war ich Gast, der bewundert und heiß geliebt wurde. Nun im Alltag, den wir zu führen hatten, fehlten uns die Gewohnheiten des normalen Zusammenseins, die wir erst finden mußten. Wir schafften es kaum, unsere Machtkämpfe in Grenzen zu halten. Mein Mann pflegte, um ein Beispiel zu nennen, länger als ich zu schlafen. Weil ich aus dem Haus und zur Arbeit mußte, meinte ich das Recht auf ein gemeinsames Frühstück zu haben. Ich wollte nicht hinnehmen, daß er mich um mein Recht brachte, und es machte mich wahnsinnig, wenn er im Bett liegenblieb. Wir haben mehrere Jahre gebraucht, um uns aufeinander einzustellen. Es war wirklich eine anstrengende Angelegenheit, meine Idealvorstellungen von Partnerschaft aufzugeben.

Mein Mann riet mir immer wieder, die Symptome gründlicher untersuchen zu lassen. Endlich hörte ich auf seinen Rat, weil ich bemerkte, wie mein Gesundheitszustand nicht besser, sondern schlechter wurde, aber auch weil ich kein Kind bekam, wie ich gehofft hatte. Ein Arzt aus unserem Freundeskreis empfahl ein Computertomogramm: »Das ist bei uns eine neue Untersuchungsmethode. Wenn du es hinter dich bringst, kannst du sicher sein, daß du keinen Tumor hast.«

Von meinem Besuch beim Neurologen will ich ausführlicher erzählen. Auf meine Bitte um ein Computertomogramm hin weigerte sich der Neurologe, es mir zu verschreiben, weil er keinen Anlaß dazu sah. Das EEG sei perfekt, die Mittellinie sei perfekt, die Reflexe seien perfekt. Da er schon einmal meinen Anfall gesehen hatte, muß er gedacht haben, ich sei hysterisch. Seine Weigerung habe ich nicht wortlos hingenommen. Energisch habe ich darauf bestanden, daß ich es unbedingt machen lassen will. Ich weiß noch, ich habe sogar mit der Faust auf den Tisch geschlagen. Damit hatte ich Erfolg. Widerwillig erfüllte er meine Forderung.

Die Untersuchung fand in den folgenden Tagen statt, aber die untersuchende Ärztin gab mir auf meine eigentliche Frage nach einem Tumor keine Antwort. Über den Befund schwieg sie. Alles, was sie herausbrachte, war: »Wir schicken die Unterlagen Ihrem Neurologen, der wird Ihnen dann Bescheid sagen.« Zurück in der Praxis, in der ich als Therapeutin arbeitete, nahm ich ahnungslos den Telefonhörer ab. Es war der Neuro-

loge. Er sagte, ich solle mich für die Klinik bereitmachen, morgen früh kommen und Sachen für die Übernachtung mitbringen.
Wie war das? Er hat dich angerufen und ...
... und meinte: »Ich habe das Ergebnis. Sie haben eine Zyste im Kopf. Sie müssen dringend morgen vorbeikommen. Bereiten Sie schon die Sachen für die Klinik vor.« Ich habe mich hingesetzt, während es mir vom Bauch bis zum Hals hoch schlecht wurde. Angst und Schwindel überwältigten mich fast, aber ich wollte nicht zusammenbrechen und habe mich unwahrscheinlich gut in der Hand gehabt. Zum Glück hatte ich eine freie Stunde, weil eine Patientin abgesagt hatte, und so konnte ich hinaus auf die Straße, um etwas spazierenzugehen. Ich versuchte, meine Aufregung niederzuhalten, und habe mir gut zugeredet auf eine Weise, von der ich wußte, daß sie mich beruhigt. Es waren die Worte: Ich liebe dich. Mir war bewußt, wenn ich sie zu mir sagte, würde ein schönes Gefühl in mir hochkommen. So habe ich mich selbst getröstet. Dennoch wurde ich die Angst nicht ganz los. Als ich wieder die Fassung zurückbekam, kehrte ich in die Praxis zurück und fuhr mit der nächsten Therapiestunde fort. Ich war in der Lage, mich zu beherrschen, bis der letzte Patient gegangen war. Danach rief ich meinen Mann an, um ihn unterwegs zu treffen. Wir saßen irgendwo, und ich erzählte ihm alles haarklein. Er benahm sich wie ein Wahnsinniger. Stundenlang redeten wir drum herum, bis die Gefahr zum Schluß unseres Gesprächs winzig klein geworden war. Wir hörten nicht auf, sie in unserer Angst immer kleiner zu machen.

Am nächsten Morgen sind wir mit einem Brief, auf dem in großen roten Buchstaben EILT geschrieben stand, in die Klinik gefahren. Wir wußten nicht, was darin stand, der Neurologe war zu feige, uns zu sagen, worum es sich handelte. Statt dessen hat er uns fünfmal auf Wiedersehen gesagt, nur damit wir schnell weggehen. Mein Mann war außer sich vor Wut, nichts erfahren zu können und mit einem Händedruck weggeschickt zu werden. Die Röntgenbilder zeigten sie uns auf der Station der Poliklinik. Ich sah einen handgroßen schwarzen Fleck, von dem man andeutete, es sei ein Tumor. Als ich den großen schwarzen Fleck erblickte, groß wie ein Handteller, bekam ich

einen Schock. Erst das Gefühl, es sei nur ein Traum, es sei nicht wahr, was jetzt passierte, und ich müßte gleich aufwachen, wie man aus einem bösen Traum erwacht. Wirkliche Gefühle hatte ich keine, es war nur die Schockreaktion. Ich bewegte mich auf meinen Füßen, als ob ich nicht wirklich vorhanden wäre. Zum Glück empfing mich ein sympathischer Arzt, als ich in der neurologischen Station eintraf. Ich war voller Angst, tränenüberströmt, mein Mann randvoll mit Wut auf unseren Neurologen, der uns abgewimmelt hatte. Der Arzt sprach davon, daß ich noch Glück hätte, man könne den Tumor gut operieren, weil er rechtsseitig liege und ich Rechtshänderin sei. Die Operation würde das Sprachzentrum nicht verletzen. Er betonte als Vorteil die einseitige klare Abgrenzung des Tumors gegen seine Umgebung, weil er sich dadurch besser herausschneiden lasse. Dann sprach er von seiner Vermutung, daß das langsame Wachstum auf einen gutartigen Tumor schließen lasse. Jetzt war der Moment gekommen, in dem meinem Bewußtsein vollkommen klar wurde, seit wie vielen Jahren die Störung schon bestand. Innerlich gab ich seinen Überlegungen recht. Die ruhige Stimme und die ganze Art dieses Arztes haben mich unendlich beruhigt.
Er hat es dir so erklärt, daß du es verstandest?
Ja, es leuchtete mir ganz und gar ein. Ich wußte einiges von Anatomie und Neurophysiologie, was mir seine Begründungen vollkommen einsichtig machte. *(In diesem Augenblick wird Mariane aufgeregt. Sie preßt ihre Finger gegen eine Stelle am Kopf. Das ist offenbar ein Akupressurpunkt, den sie benutzt, um gegen einen auftretenden Schwindel anzugehen. Sie atmet ruhig durch und konzentriert sich auf die Atmung. Nach einigen Minuten wirkt sie beruhigt. Sie steht auf und nimmt ein wenig Honig zu sich. Nach einer Weile ist sie fähig, das Gespräch fortzusetzen.)* Ich möchte dir erklären, was passiert ist. Seit längerem habe ich von mir aus die Medikamente reduziert. Ich habe sie zwar immer im Haus, aber ich glaube an die Akupressur. Hier ist ein Punkt, der das Herz beruhigt. Wenn das Herz langsam schlägt, verhindere ich die Beschleunigung der Atmung, so daß keine Angst aufzukommen braucht. Ich bin in der Lage, durch den Druckpunkt das stärker werdende Angstgefühl zu unterbinden, und bleibe ruhig. Wenn ich schwindlig werde, benutze ich den Punkt an der Stirn. Beim Be-

such eines Kurses, den eine Chinesin veranstaltete, merkte ich mir hauptsächlich die verschiedenen Epilepsiepunkte. Ich glaube fest an die Wirkung dieser Punkte, aber wahrscheinlich ist das Wesentliche daran, daß ich an sie glaube.
Das Drücken versetzt dich in eine Lage, deine Aufregung zu kontrollieren?
Es beruhigt mich, daß ich über diese Kontrollmöglichkeit verfüge. Ich kann ausgehen und reisen, wie ich möchte, ohne Angst zu haben umzukippen. Ach, wo waren wir stehengeblieben? Stimmt. Wir sind im Krankenhaus, hatten die Aufnahmeformulare ausgefüllt, der junge Arzt hatte mit uns gesprochen. Mein Mann und ich standen auf dem Korridor und weinten. Er faßte sich schneller und sagte zu mir mit einer Stimme, die mir fest und bestimmt vorkam: »Ganz gleich, wie die Operation verläuft, ich werde immer bei dir bleiben.« Sein Versprechen und sein Verständnis haben mir sehr geholfen. Ich war nicht allein, nicht ohne jemanden, der meine Trauer annahm und teilte. Ich weiß nicht, was ich ohne sein Verständnis und seine Teilnahme gemacht hätte. Ich weinte in seiner Umarmung und fühlte mich in meiner Not angenommen.

Die Angst, meiner Mutter von der bevorstehenden Operation zu berichten, kam mir größer vor als die Angst vor der Operation selbst. Man hatte mir schon mein Bett zugewiesen, aber ich mußte noch einmal los zu meinen Eltern, die noch kein Telefon besaßen. In meiner panischen Angst stellte ich mir vor, wie meine Eltern reagieren würden, wenn sie von meiner Diagnose hörten. Wie sich zeigte, war meine Angst nicht unbegründet. Meine Mutter zitterte und flehte: »Sag das nicht, sag das nicht!« Das Gesicht meines Vaters habe ich noch vor mir. Es wurde ganz blaß. Es gelang mir, ihnen zu erklären, das alles sei nicht so schlimm, wie sie dächten, und wiederholte genau das, was mir der Arzt gesagt hatte. Gut, daß ich die Tränen zurückhalten konnte, solange ich mit der Beruhigung meiner Mutter und meines Vaters beschäftigt war.

Die größte meiner Befürchtungen vor der Operation war, nachher weder sterben noch erwachen zu können, nur noch dahinzuvegetieren, mir selber nichts mehr zu bedeuten und anderen eine Belastung zu sein. Vor dem Tumor hatte ich erst in zweiter Linie Angst. An dritter Stelle stand, halbseitig gelähmt an den Rollstuhl gefesselt zu bleiben. Die übrigen Ängste waren nicht so wichtig. Man hatte mich schon auf eine bleibende Behinderung vorbereitet. Alles, was ich wissen wollte, hatte man mir genau erklärt, meine vielen Fragen waren ausführlich beantwortet worden. Es machte mich sicherer, genau darüber informiert zu sein, was sie mit einem anstellen werden.

Zwischen meinem Mann und mir verschoben sich nun die Gewichte. Durch mein Bemühen, ihn nach Deutschland zu holen, war ich zu seiner Retterin geworden. Nun war er mein Retter, der sich ganz und gar für mich einsetzte. Von morgens bis abends saß er an meinem Bett, besorgte schmackhaftes Essen, übernahm kleine Dienste und Handreichungen. Er setzte meine Interessen bei den Ärzten durch und kümmerte sich um die Finanzierung der wahnsinnig kostspieligen Operation. Die Finanzierungsfrage war ungelöst, denn mein Mann war noch ohne Einkommen und ich durch die Erkrankung ebenfalls ohne Einnahmen. Die Zusage zur Kostenübernahme, die meine Eltern sofort gegeben hatten, geriet bei ihnen in Vergessenheit. Sie sind nie mehr darauf zurückgekommen. Mein Mann schaffte es, mir die finanziellen Sorgen vom Leib zu halten. Er war jetzt mein Retter. Vorher war es an mir gewesen, stark zu sein, jetzt mußte er Stärke beweisen.

Was hast du alles eingesetzt, um dir zu helfen?
Ich fand es eine gute Grundlage, daß ich vorher noch nie ernstlich krank gewesen war. Deswegen dachte ich mir, es würde gutgehen. Außerdem hatte ich mir vorgenommen, am Leben zu bleiben. Ich sagte mir: »Du darfst deinem Mann nicht wegsterben, nachdem du nur so kurz mit ihm verheiratet bist. Deswegen wirst du leben.« Immer wiederholte ich die gleichen Worte. Erleichternd wirkte die Mitteilung der Ärzte, sie hätten nicht alles Tumorgewebe weggeschnitten, um mich nicht zu stark zu behindern. Ehrlich gesagt, hatte ich zum damaligen Zeitpunkt keine Angst vor Komplikationen.

Als ich nach der Operation aufwachte, befand ich mich auf der Intensivstation. Im Aufwachen hörte ich zuerst die Geräusche und wußte sofort, wo ich mich befand. Ich versuchte zu überprüfen, wieweit ich noch vorhanden war: »Also am Leben bist du«, sagte ich mir, und als ich das sagte, merkte ich zum ersten Mal, das ich ICH bin und daß ich mich genauso anfühle,

wie Mariane sich eben anfühlt. Als ich das entdeckte, habe ich vor Freude geweint, denn jetzt wußte ich genau: »Es ist vorbei, ich lebe und bin noch auf der Welt.« Um mich nicht weiter aufzuregen, machte ich autogenes Training. Mein Befinden war mir gar nicht bewußt. Ich merkte nicht, wie schrecklich – in Verbände verwickelt, verheddert zwischen den Schläuchen, geschädigt durch Lähmungen – ich aussah. Das überragend Wichtige war für mich, daß ich lebte. Anfangs waren mir auch die Ausfälle, die ich erlitten hatte, nicht sonderlich bewußt. Fürsorge erhielt ich von allen Seiten. Zwar konnten meine Eltern nicht viel mit mir anfangen und erwiesen sich als ungeschickt und hilflos, worüber sich mein Mann sehr aufregte, aber da waren die schönen Überraschungen, die er mir bereitete. Er brachte mir einmal roten Paprika, der im April sündhaft teuer ist und bei unserem wenigen Geld eine unsinnige Ausgabe bedeutete, nur weil ich darauf Appetit hatte. Er achtete darauf, daß die Schwestern und Ärzte mich gut behandelten. Er ist Maler. Eines Tages brachte er einen Stoß selbstgemalte Miniaturbilder mit und verteilte sie an alle, bei der Putzfrau angefangen bis zur Stationsschwester. Er ging sogar noch weiter. Weil mein Zimmer kahle weiße Wände hatte, hängte er Bilder von sich dort auf. Ich wurde von vielen Menschen in rührender Weise versorgt. Der Klinikpfarrer gehörte auch dazu. Wir kannten ihn schon von unserer Heirat her. In der Predigt bei unserer Hochzeit hatte er zu meinem Mann gewendet gesagt: »Du hast deine Frau sehr gebraucht, und es wird die Zeit kommen, wo deine Frau dich braucht.« Genau dies bestätigte sich jetzt. Unglaublich, wie dieser Pfarrer es fertigbrachte, für die Operationskosten einzustehen. Er übernahm die Kosten und sorgte auch sonst für meine Gesundung. Er übernahm Aufgaben, die eigentlich von meinen Eltern hätten übernommen und erledigt werden müssen.
Wie gingen die Ärzte mit dir um?
Bis auf eine Ausnahme sehr gut. Diese Ausnahme ereignete sich kurz vor der Entlassung. Einen Traum über meine Gesundung fand ich derart schön und beeindruckend, daß ich ihn einem Arzt erzählte. Der Traum handelte von meiner Aufgabe, aus den Körperzellen Energie zu holen, um mit ihr die Tumorhöhle zu streicheln. Für mich bedeutete dieser Traum einen

Auftrag, erstens mich als gesund anzusehen und zweitens mit mir zu üben. Auf meine Erzählung antwortete der Arzt trocken, er sei kein Psychosomatiker und könne nichts dazu sagen. Daß er mit dem geträumten Auftrag nichts anzufangen wußte, ließ er mich unmißverständlich merken.
Du hast das Verständnis des Arztes vermißt?
Organisch war ich ja in Ordnung. Die Operation war gelungen, und es gab keine Komplikationen. Damit war die Angelegenheit für ihn wohl erledigt.
Wie gingen die Schwestern mit dir um?
Da waren eine nette Nachtschwester und Studentinnen, mit denen ich mich gut verstand und weiterhin Kontakt hielt. Ansonsten brauchte ich das Klinikpersonal nicht zu beanspruchen. Die Anwesenheit meines Mannes und die Beschäftigung mit mir füllten mich aus. Kleine Erfolge und kleine Besserungen waren mir überaus wichtig. So hatte ich sofort nach der Operation mit Übungen begonnen, zuerst mit Übungen für das Gesicht, dann mit Übungen für die Hand mit dem Ziel, die Lähmungen zu beseitigen. Jeder winzig kleine Fortschritt war ein Freudenerlebnis.
Wie weit warst du gelähmt?
Zu Anfang war die linke Körperhälfte ohne Sensibilität und von Lähmung befallen. Im schlimmsten Fall, hatte man mir gesagt, würde ich halbseitig gelähmt sein, im günstigsten Fall würde ich drei Finger nicht benutzen können. Aber bis heute sind die Ausfälle viel besser geworden, als ich damals zu hoffen wagte. Die drei Finger, die gelähmt bleiben sollten, kann ich sogar inzwischen bewegen. Um diese Besserungen zu erreichen, haben mir die Kenntnisse, die ich bei meiner Arbeit im Behindertenclub erworben habe, sehr geholfen. Mein Umgang mit den Behinderten und die Art, in der die Behinderten miteinander umgehen, hatten mich gelehrt, die körperlichen Ausfälle nicht zu ignorieren und nicht so zu tun, als gäbe es sie nicht, sondern ihre Existenz zu akzeptieren und mit den Ausfällen Verbesserungen aufzubauen. Platz Nummer eins nahm auf meiner Werteskala der Entschluß ein, wieder gesund zu werden und die Behinderung, soweit es ging, zu rehabilitieren. Ich bin dazu übergegangen, meine behinderte linke Hand mehr zu lieben als meine gesunde rechte. Ich liebte sie wegen der winzigen

Erfolge und kleinen Freuden, die mir ihre Fortschritte bereiteten. Ich liebte sie, weil sie eine arme, kleine, behinderte Hand war. Nach Hause zurückgekehrt, wuchs mein Bewußtsein der Behinderung im Vergleich zur Zeit in der Klinik. Zwei Wochen nach der Operation war ich zurückgekehrt und fand mich vor den häuslichen Pflichten wieder. Herausfordernd und positiv berührte mich, daß mein Mann erwartete, ich würde den Haushalt führen wie bisher. Seine Erwartung zeigte mir, daß er mich nicht als kranken Menschen behandelte. Meine Unbeweglichkeit machte die Hausarbeit schwer, meine Ungeschicklichkeit machte mich unzufrieden. Wie oft weinte ich wegen kleiner Mißerfolge. Überhaupt war ich in eine düstere Stimmung gesunken, aus der ich vergeblich versuchte herauszukommen. Wenn ich jetzt auf diese Zeit zurückblicke, stand ich immer neu vor der Entscheidung: »Soll ich mich nun gesund oder krank fühlen?« Ich konnte meinen klaren Kopf gut gebrauchen, um zu erkennen, wie viele Vorteile ich hatte, wenn ich auf krank machte. Schließlich habe ich aufs Krankspielen verzichtet, mich als gesund betrachtet und mit den zahllosen und zermürbenden Ungeschicklichkeiten den Kampf aufgenommen. Stück um Stück baute ich mich wieder auf, und die Krankheit erledigte sich gleichfalls stückweise.

War es für dich vorbei?

Ja. Bei der Entlassung sagte man mir, der Tumor sei gutartig und werde in den nächsten zwanzig Jahren nicht mehr wachsen. Eine Lüge übrigens, denn sie wußten sehr genau, daß von Gutartigkeit nicht zu reden war, ganz zu schweigen von dem verbliebenen Tumorgewebe, das nicht herausoperiert worden war. Warum sollten sie mich sonst alle Vierteljahre zum Computertomogramm bestellen? Die vierteljährlichen Nachuntersuchungen waren mir recht. Mir waren die Kontrollen und die Bestätigung, alles sei in Ordnung, wichtig. Aber ich wußte nicht, wie es wirklich um mich stand. Hätte ich es gewußt, wäre mir manches Leid erspart geblieben. Ich hätte zu verhindern gewußt, daß ich – wie es mir tatsächlich passierte – wieder in den vollen Arbeitstrott hineinrutschte. Ich hätte bei voller Kenntnis meiner Lage meine Lebensführung umgestellt. So aber war ich völlig ahnungslos und veränderte an meiner Lebensweise nicht das geringste. Ich betrachtete mich weiterhin als einen in seinen

Kräften und Möglichkeiten vollwertigen Menschen. Die Mitarbeit im Behindertenclub, die ich aufnahm, verschaffte mir ein unbeschädigtes Selbstwertgefühl und das Akzeptierenkönnen der Behinderung. Als ich Besitzerin des Behindertenausweises wurde, bedeutete das einen Schrecken. Das Papier wies eine hundertprozentige Erwerbsunfähigkeit aus. Selbst dies wurde nicht zum Hindernis, die Arbeit wieder aufzunehmen, das heißt wieder zuviel zu arbeiten. Diesen schweren Fehler schreibe ich auf das Konto der Ärzte. Sie hätten eine derartige Überlastung meiner verbliebenen Kräfte nicht zulassen dürfen.

In meiner Familie bekomme ich besonders viel Aufmerksamkeit und Liebe, wenn es mir schlechtgeht. Wer etwas von Familiendynamik versteht, weiß, daß dies eine Falle ist. Meine psychologische Ausbildung ließ mich die Falle rechtzeitig erkennen. Aufmerksamkeit für Kranksein bekommen ist ein gefährlicher Mechanismus, an dem der Kranke zu manipulieren beginnt. Als Psychologin hatte ich das Wissen, wie ich mich vor den Folgen dieses Mechanismus schützen konnte. Im Behindertenclub waren diese Folgen leicht zu beobachten. Sie zeigten sich, wenn Ehen, in denen ein Partner behindert war, an der Macht der nun hilflosen Person zerbrachen. Aus meiner Erkrankung wollte ich keine Machtposition herausschlagen. Ich sagte mir: »Das machst du nicht auf diese gefährliche Weise. Du wirst lernen, das zu verhindern.« Du mußt bedenken, wenn du ständig etwas brauchst und ununterbrochen jemandem vorklagst, wie schlecht es dir geht, wenden sich die Menschen ab. In meinen Beziehungen habe ich mich bemüht, weder zu manipulieren noch zu klagen. Übrigens muß ich sagen, meine Beziehungen zu Freunden und Bekannten haben sich allein schon durch die Tatsache vertieft, daß ich von mir und meinen Erlebnissen offen und eindeutig erzählte, ohne mich zu schämen oder zu beklagen.

Eines Tages wurde meine Unkenntnis aufgehoben durch Arztpapiere, die mir durch Zufall in die Hand fielen. Es stand darin zu lesen, daß der Tumor nicht mehr ganz gutartig war. Nun erkannte ich, man hatte mich belogen.

Was bedeutete es für dich, Opfer einer Unwahrheit zu sein?

Unversehens war ich wieder in Gefahr, was mich erschreckte. Den Schreck spüre ich jetzt noch, da ich es dir erzähle. »Das ist eine wirkliche Gefahr«, dachte ich. Vielleicht hatte man mich schonen wollen. Zweifel tauchten auf. Ich zweifelte, ob es mir wirklich so gutgehen konnte, wie man es ärztlicherseits vorgab. Mit einem Schlag war das Vertrauen zu den Ärzten zerbrochen. Meinen Zustand in Frage zu stellen wurde eine meiner gedanklichen Gewohnheiten. Hatten sie nicht gesagt, es handle sich um einen gutartigen Tumor, der herausoperiert war? War es nicht in den nächsten zwanzig Jahren unwahrscheinlich, daß wieder eine Operation notwendig wurde und etwas raus mußte?

Anders herum gesehen muß ich zugeben, hätte ich Angst bekommen, wenn ich hätte ausdrücklich auf Verschlechterungen achten sollen. Mir fällt die Entscheidung nicht leicht, ob die eine oder die andere Art mich zu unterrichten die richtigere gewesen wäre. Aber ich weiß, durch die Tatsache der Entdeckung bekam das Ganze für mich den Charakter eines Vertrauensbruchs. Meinem Mann habe ich die schreckliche Neuigkeit verschwiegen, weil ich ihm die Angst ersparen wollte. Ich gebe zu, ich war rücksichtslos zu mir. Typisch für mich, daß ich zu viele Dinge auf einmal machte und zuviel arbeitete, in der Studentenkantine schlechtes Essen zu mir nahm und manchmal nachmittags auf die Stunde Schlaf verzichtete, die ich dringend brauchte. Mein Leben unterschied sich nicht von meinem früheren. Wieder die alte Hetze, wieder der alte Streß. Während der Sommer vorüberging, blieben die Ergebnisse der Nachuntersuchungen unauffällig. Als der Herbst begann, geriet ich in einen neuen Abschnitt mit steigender Belastung, ohne es gleich zu merken.

Zu meinen beruflichen Aufgaben gehörte auch Unterricht in Psychologie. Diesmal unterrichtete ich Schwestern und Oberschwestern eines Krankenhauses zum Thema Tod und Sterben. Drei Wochen waren die Schwestern voller Begeisterung bei dem hochinteressanten Thema, das sie in ihrer gewöhnlichen Ausbildung vermissen, aber für ihre praktische Arbeit brauchen, weil sie diesen Belastungen in ihrem Beruf nicht ausweichen können. Der neue und belastende Abschnitt fing mit dem Lesen von Büchern wie »Mars« von Fritz Zorn und »Interviews mit Sterbenden« von Elisabeth Kübler-Ross an, die ich zur Vorbereitung des Unterrichts brauchte. Die Bücher lösten eine starke Depression aus, was mich hinderte, sie weiterzulesen. Aber in der Beschäftigung mit dem Thema steckte ich schon fest, und sie ließ in mir eine Vorahnung entstehen, mit mir würde etwas geschehen, was ich noch nicht genau wußte. Mein Zustand verschlechterte sich, weil mich das Thema nicht mehr losließ.

Mitte November, anderthalb Jahre nach der Operation, hatte ich einen Traum, den ich wegen seiner Wichtigkeit für mich erzählen möchte. In diesem Traum hatte ich einen neuen Tumor. Entsetzt erzähle ich es meinem Bruder, der Medizin studiert. Ich ermahne ihn, auf keinen Fall dürfe eine Operation vorgenommen werden, sonst würde ich gelähmt sein. Meinem Mann erzähle ich das gleiche und warne auch ihn, daß ich nach einer Operation sterben würde. Nun drängen beide, mein Bruder und mein Mann, auf die Operation, weil es anders nicht zu machen sei. In meiner absoluten Verzweiflung will ich die Operation nicht durchführen lassen. Im Traum tritt nun ein Szenenwechsel ein. Die Universitätsklinik von N., die ich zur Operation betreten soll, ist zu sehen. Zaghaft öffne ich die Tür zum Operationssaal. Mein Blick fällt auf einen Zahnarztstuhl, in den ich mich offenbar setzen soll. Seitwärts ist ein großes Fenster mit dem Panorama der Stadt. Im Operationssaal befinden sich der Professor, der meine erste Operation durchführte, und mein Bruder als sein Assistenzarzt. Entsetzliche Angst überkommt mich, und ich denke nur daran, wie ich flüchten kann. Und während ich so nachdenke, halte ich die Türklinke in der Hand und beobachte durch das Fenster, wie über der Stadt eine Atombombe fällt und explodiert. Ein gelblich-grüner Atompilz steigt hoch. Meine Freude ist groß, weil ich nicht mehr operiert werden muß. Die Explosion hat alles für mich erledigt, das ist doch klar. Ich muß nicht mehr operiert werden! Wieder Szenenwechsel. Nun bin ich zu Hause in meiner alten Heimat. Die Familie schließt schnell Fenster und Türen, um die Radioaktivität draußen zu halten. Der Traum wechselt erneut die Szene. Ich erzähle meinem Mann von dem Traum bis zu der Stelle mit meiner Familie in der Heimat. Schon wieder wechselt die Szene. Diesmal ist die Sicherheitspolizei zu sehen, die sich den Traum aufschreibt. Später verwirrt sich der Traum. Nach dem Erwachen bleibt er klar gegenwärtig. Den ganzen Tag spürte ich den Drang, über diesen Traum zu sprechen, als ob ich ihn durch Erzählen loswerden müßte. Ich fand ihn bedrückend, und der Druck hielt trotz allem weiter an.

Nachdem drei Wochen vergangen waren, konnte ich nach einem Streit mit meinem Mann über Banalitäten meine Beine nicht mehr benutzen. Der Streit hatte mich übermäßig aufgeregt. Es stellte sich heraus, daß mein linkes Bein gelähmt war. Mir kam zu Bewußtsein, was ich schon vorher gespürt hatte, daß die linke Fußsohle gefühllos geworden war. Ich hatte die Veränderung der Sensibilität schon wahrgenommen, die Fußsohle hatte sich deutlich anders angefühlt, aber ich ignorierte es. Beim Computertomogramm am folgenden Tag behauptete ich mit Überzeugung, ich sei hysterisch und leide unter einer hysterischen Lähmung. Durch die Aufregung in einem Streit mit meinem Mann sei das Bein gelähmt. Die Antwort des Arztes kam umgehend: »Das ist keine Hysterie, sondern das Wachstum des Tumors.« Und wirklich, es ließ sich nicht abstreiten. Der Befund war unwiderlegbar. Medizinisch gab es nun zwei Möglichkeiten, um gegen das weitere Wachstum anzugehen, Chemotherapie oder Radioaktivität. Ich erzählte dem Arzt von dem Traum und der Atombombenexplosion, die für mich die Erlösung von der Operation bedeutete. Ich suchte ihn zu überzeugen, daß mir die radioaktive Bestrahlung die positivere Behandlungsmöglichkeit zu sein schien wegen der Entsprechung mit meinem Traum.

Schließlich war es nicht die Bestrahlung, die mich vor der Operation rettete, sondern das fortgeschrittene Stadium, in dem sich der Tumor befand. Zum Operieren war es zu spät. Bevor es mit der Behandlung weiterging, wurde ich von medizinischer Seite über die Risiken aufgeklärt. Ich würde zum Beispiel mein Haar teilweise oder ganz verlieren, und es sei nicht auszuschließen, daß die Bestrahlung weitere Hirnteile beschädigen und die Lähmung verstärken würde.

Du kannst dir meine Angst vor der Radioaktivität nicht vorstellen. Noch nie hatte ich Todesangst gespürt, auch nicht vor meiner Operation vor anderthalb Jahren. Zum erstenmal überfiel mich jetzt Todesangst. Vorher hatte mich meine Naivität beschützt, jetzt hatte ich Augen für die Gefahr, die mir viel offensichtlicher war als vorher. Mit meinem Mann sprach ich nicht darüber, denn ich war sicher, er würde noch mehr Angst bekommen als ich. Meine Eltern erfuhren ebenfalls nichts. Ich weinte oft, war viel mit mir allein und suchte nach einem anderen Weg, um mich zu schützen und mir zu helfen.

Über meine Todesangst wollte ich mich auf jeden Fall aussprechen, aber lieber mit einer neutralen Person. Also rief ich einen Psychotherapeuten an. Durch unser Gespräch wurde ich vieles von dem los, was mich belastete, und ich löste eine wichtige Frage.

Zu der gefundenen Lösung gehörte auch meine innere Gewißheit, daß ich nicht wieder stationär, sondern diesmal ambulant behandelt werden wollte. In meiner früheren Klinik ließ sich mein Entschluß nicht durchsetzen. Er stieß auf das Argument, der Tumor sei zu stark in der Nähe des Lebenszentrums, was schlimme Zwischenfälle nicht ausschließe. In einer Klinik der Nachbarstadt setzte ich meinen Kopf durch und erreichte, was ich wollte. Sie erklärten sich zur ambulanten Behandlung bereit. Auf diese Weise genoß ich die Erleichterung, täglich mit dem Taxi in Begleitung meines Mannes zur Bestrahlung zu fahren, mich danach zu Hause hinzulegen und zu schlafen, während er für uns kochte. Mir zuliebe hatte er Kochen gelernt. Er paßte auf, daß mir nicht schlecht wurde, bekochte mich und sorgte sich auf eine liebevolle Art um mich, die ich nie von ihm erwartet hätte.

Die Bestrahlung dauerte von Januar bis April. Durch negative Berichte, die ich gehört hatte, war viel Angst in mir entstanden, die mich in dem Augenblick, wo ich unter den Bestrahlungsapparat gelegt wurde, überflutete. Angespannt wartete ich ab, was mit mir geschehen würde. Aber es passierte überhaupt nichts. Zuerst wollte ich nicht glauben, daß ich weder Schmerzen hatte noch Übelkeit empfand. Nichts geschah, was mich hätte beunruhigen können. Und schließlich sagte ich zu mir: »So, von jetzt an vertraust du deinem Körper und nicht mehr dem, was andere Menschen sagen.« Mit dieser neugewonnenen Einstellung habe ich die Bestrahlungen gut vertragen.

Eine kleine Geschichte möchte ich noch erzählen. Von dem Professor für Radiologie erwartete ich insgeheim positive Antworten, die mir Mut geben. Auf meine Frage, welche Chancen für eine Heilung bei der Bestrahlung zu sehen sind, sagte er

trocken: »Na ja, zwanzig Prozent.« Ich fand seine Antwort äußerst ungeschickt. Meine Antwort darauf war knapp: »Dann gehöre ich zu diesen zwanzig Prozent.« Ich ging dazu über, ihm eine Reihe von Fangfragen zu stellen, was ich nachträglich sehr leicht erklärlich finde. Ich hatte nämlich erhebliche Zweifel, ob er sich selbst diese Bestrahlung verschrieben hätte, wenn er sich in meiner Lage befunden hätte. Er verstand mein Anliegen, dachte lange nach und meinte, es würde mir nichts anderes übrigbleiben. Ich fand diese Antwort unzureichend wegen des Traums, an dessen überlebenswichtige Botschaft ich glaubte. Wie sehr hat mir ein Arzt oder eine Vertrauensperson gefehlt, die mir zu verstehen gab, daß ich Chancen hatte, gesund zu werden. Die Ärzte griffen allesamt nach der Statistik und haben sich mit Statistik herausgeredet. Keiner hat mir etwas Direktes und Persönliches gesagt. Anstelle des Radiologen hätte ich meiner Patientin auf ihre Frage ganz ruhig gesagt: »Wissen Sie, ich arbeite schon seit Jahrzehnten hier und habe viele Menschen gesund werden sehen.« Es wäre nicht gelogen gewesen, und ich hätte die arme Patientin nicht mit der Statistik im Stich gelassen.
Also hängt es von den Ärzten ab, ob sie dich aufbauen oder niederschmettern?
Ja. Warum konnte er mir nicht etwas sagen, was mir Mut gab, wenn er schon sah, daß ich den Optimismus, gesund zu werden, nicht besaß? Er hätte es doch positiv formulieren können, ohne lügen zu müssen. Zwanzig zu achtzig! Da rechnet sich jeder eine minimale Chance aus und ist niedergeschlagen.

Als Folge der Bestrahlungen traten Schwellungen und Beeinträchtigungen in der Bewegung auf. Das Haar fiel in Büscheln aus, die Kopfhaut brannte. Aber übel wurde mir nicht. Ich war fähig, zu essen und gut zu schlafen. Vor allem wurde ich wahnsinnig müde nach jeder Behandlung. Interessant war folgendes: Auf dem Heimweg sah ich bei geschlossenen Augen ein blaues Gitter. Ich weiß nicht, warum blau. Diese mir sehr vertraute Farbe benutzte ich von da an für die Vorstellung von der Zerstörung des Tumors. Wie ich zur Erfindung dieser Imaginationsübung kam, kann ich nicht sagen, denn ich muß zugeben, vernünftig habe ich nicht darüber nachgedacht. In dieser Vorstellung konnte ich zusehen, wie ich den Tumor herauskratzte. Ganz aggressiv ging ich in die Tumorhöhle, kratzte das kranke

Gewebe ab und schob es über die Ventrikel in die Blutbahnen. Die Abfallstoffe wurden vom Blut wegtransportiert. Und wie das geschah, konnte ich in meiner Vorstellung genau sehen. Die Höhle besaß die Form einer Aubergine, an deren Innenseite die bösen Zellen wie Träubchen hingen. Diese Träubchen habe ich so lange weggekratzt, bis die Wände der Höhle sauber aussahen. Jeden Tag habe ich diese Übung durchgeführt und die Tumorhöhle auf diese Weise gereinigt. Tausendmal sagte ich mir: »Ich werde gesund, ich werde bestimmt gesund, wenn ich diese Imagination habe.«

Nach anderthalb Monaten Bestrahlung kehrte die Empfindung in der Fußsohle zurück, was einen Erfolg bedeutete und mich in meinem schon bestehenden Glück, daß es mir besser ging, bestärkte. Ich war glücklich, eindeutige Ergebnisse festzustellen. Danach wurde ich zusätzlich mit einem neuen imponierenden Gerät, einem Linearbeschleuniger, behandelt. Endlich hatte ich alles hinter mir! Es ging mir besser oder – wie der Radiologe meinte – auf jeden Fall nicht schlechter.

Wiederum unvorbereitet traf mich die Nachricht, man wolle eine Chemotherapie anschließen. Von diesem Plan war ich völlig überrumpelt. Warum jetzt noch Chemotherapie, wo ich gerade alles hinter mir hatte? Es sei die letzte Waffe, hieß es. Mit halbem Herzen sagte ich zu, denn »letzte Waffe« hört sich nicht gerade optimistisch an. Ich habe alles mitgemacht, aber unter den Wirkungen der Chemotherapie litt ich im Vergleich zur Bestrahlung extrem. Um sie durchzuhalten, beschränkte ich mich auf Essen und Schlafen und verzichtete auf alles übrige. Und wirklich, ganz langsam aber stetig ging es wieder hoch mit mir, und ich erholte mich.

Die Chemotherapie hast du nicht annehmen können?
Ich war gegen die Chemotherapie im Gegensatz zur Radioaktivität, die ich annahm wegen meines Traums. Ich habe immer Gift dazu gesagt. Jede Spritze mit dem Gift machte mir angst. Meine Imagination änderte sich durch die Chemotherapie. Das Bild von der Tumorhöhle, in der ich herumkratzte, verwandelte sich in ein Bild, in dem ich mit scharfen Messern den Tumor zerkleinerte, zerhackte und heraustransportierte. Im Verlauf der Chemotherapie wurden die Bilder aggressiver. Ein Gedanke kehrte immer wieder: »Diese Therapie ist so scheußlich, daß

ich lieber gesund werde, als sie weiterzuführen.« Dieser Gedankengang beruhte auf einer Idee aus der psychologischen Aversionstherapie, in der Patienten stark schmerzende Spritzen erhalten, damit sie lieber gesund werden und auf das Symptom verzichten, als die Spritzen fortzusetzen. Das ist eine sehr grausame, aber auch effektive Methode.

Heimlich hatte ich mir vorgenommen, die Chemotherapie nur zur Hälfte mitzumachen, um dann einfach gesund zu sein. Das schien mir durch meine Art zu denken möglich. Die Hälfte würde mir reichen. Vierzehn Spritzen bedeuteten die Hälfte, und tatsächlich konnte ich nach diesen vierzehn Spritzen abbrechen. Mein Zustand hatte sich genügend gebessert, das kann ich wirklich sagen. Ein paar Monate später bestätigte mir die Krankengymnastin, daß mein linkes Bein ohne Lähmung war. Monatelang hatte ich konsequent geübt und im Zeitlupentempo aufgebaut. Das war die Belohnung für meine Konsequenz, und gleichzeitig bedeutete es nach meiner Auffassung, daß der Tumor ausgeheilt oder so gut wie geheilt war. Es kamen wieder gute Zeiten, in denen mein Mann keine Angst mehr um mich haben mußte.

Ich fuhr zur Kur. Bei diesem Kuraufenthalt, der mir meine Kräfte zurückbringen sollte, habe ich einen wichtigen Gewinn für mein Dasein gemacht. Ich fing an, mich mit religiösen Fragen zu beschäftigen. Angeregt durch die Gespräche mit einer aufgeschlossenen Frau, die ich an meinem Kurort kennenlernte, vollzog ich eine geistige Wendung zu religiösen Auffassungen. Ich merkte, wie unsere erlebnisreichen Gespräche meine Art, mit mir selbst zu sprechen, veränderten. Auf einmal sagte ich nicht mehr: »Ich werde gesund.« Was ich zu mir sagte, lautete jetzt: »Ich bin gesund.« Man könnte denken, das sei eine willentliche Umstellung gewesen, aber das ist nicht der Fall. Ich war selbst überrascht, als ich die Änderung feststellte. Sie trug sehr dazu bei, daß ich wieder gesund wurde. Meine Genesung hatte noch eine andere Grundlage. Soll ich darüber erzählen?

Ja, bitte erzähl weiter.
Ende 1982 sah ich einen Film über Südafrika, in dem eine Geistheilerin vorkam, die mit der Kraft ihrer Hände Krankheiten zum Verschwinden brachte. In dem Film nannten sie es Bio-

energie, also eine Energie, die zur Selbstheilung führt, wenn der Körper sie aufnimmt. Genau das war es, was ich die ganze Zeit gesucht hatte. Voller Aufregung rief ich diese Frau an. Ich habe ihr auch geschrieben. Mein Anliegen war, daß sie mich behandeln sollte, wenn sie nach Europa kam. Bei ihrem Aufenthalt in der Schweiz und in Deutschland ließ ich mich von ihr mehrfach behandeln. Nach ihrer Diagnose betrachte sie mich zu achtzig Prozent gesund, sagte sie und machte mir das Angebot, mich hundert Prozent gesund zu machen. Sie war der erste Mensch, der mir sagte: »Du wirst gesund.« Das war überwältigend wichtig für mich und bestärkte mich in meinem Willen, ganz gesund zu werden. Auf ihren Reisen bin ich ihr in mehrere Städte gefolgt, in denen sie Behandlungen durchführte, und bin in dieser Zeit immer wieder von ihr behandelt worden. Zwischen uns entstand ein gutes, fast freundschaftliches Verhältnis. Ich dolmetschte für sie, da sie aus der gleichen Gegend im Osten stammt wie ich. Durch ihre Gedankenwelt brach mein gesamtes materialistisches Weltbild zusammen. Unser enger geistiger Kontakt bewirkte bei mir die Erkenntnis, daß ich nicht durch Nachdenken, sondern durch meine Sinne und meine Erlebnisse bereichert werde und daß Kräfte im Menschen existieren, von denen ich vorher überhaupt nichts gewußt hatte, deren Wirkung ich aber nicht leugnen konnte.

Ich bin Naturwissenschaftlerin. Mir widerstrebte es, diese neuen und unverständlichen Reaktionen einfach hinzunehmen. Ständig überprüfte ich kritisch die Veränderungen in meiner linken Hand. Aber es ließ sich nicht leugnen, vor der Behandlung zum Beispiel war meine Hand unfähig, einen Bleistift festzuhalten, nach der Behandlung konnte sie feingesteuerte Greifbewegungen ausführen und einen Bleistift halten. Vorher hingen die Finger schlaff herunter, nachher hatte ich die Kraft, einen Finger zum Haken zu machen und mich mit ihm festzuhalten. Das waren konkrete und eindeutige Beweise dafür, daß ihre Behandlung mir etwas brachte, und zwar unabhängig von dem subjektiven Eindruck, sie würde meinen Arm beeinflussen. Ihre Diagnostik und ihre Heilerfolge beeindruckten, ja sie faszinierten mich vollkommen. Ich hatte den Glauben, durch diese Frau die meiste Hilfe erhalten zu haben, ohne Nebenwirkungen erdulden zu müssen. Mir wurde nicht schlecht, ich spürte keine Gefahren und war voller Hoffnungen.

Natürlich kam in meiner Umgebung Skepsis auf. Mein Bruder ist Arzt und äußerte seine Skepsis ganz offen. Andere Schulmediziner, denen ich von den Behandlungserfolgen erzählte, glaubten nicht das geringste und meinten, ich simulierte. Für jeden, der sich nicht mit diesen Dingen beschäftigt, muß es Quatsch sein. Meine Familie blieb skeptisch mit Ausnahme meines Mannes, der der einzige war, der mich in meinen Auffassungen und in meinem Glauben unterstützte.

Es kam noch etwas hinzu, was mir wichtig vorkommt, das sind meine Träume. Zahllose Male träumte ich von ihr und von Situationen, in denen sie mich heilt.

Das läuft bis heute gut und ist dir immer noch eine Hilfe?
Ja. Mit ihrer Hilfe ist die Lähmung immer besser geworden. Auch der Tumor hat sich gebessert, was das letzte Computertomogramm beweist.

Wenn du an das Rezidiv denkst, ändert sich etwas in deiner Einstellung zum Tod?
Ja, es sind viele Veränderungen eingetreten, Veränderungen, die ich auf die ganzheitliche Behandlungsweise der Geistheilerin zurückführe. Neben dem nachwirkenden Glücksgefühl gab es geistige Wirkungen. Meine intellektuelle Haltung erweiterte und spannte sich. Ich wurde kreativer. Meine Arbeit als Psychotherapeutin wurde leichter und lockerer. Nach der Lektüre über Geistheilung, von der ich schon gesprochen habe, fuhr ich fort, über Tod und Sterben zu lesen, was mich nicht mehr depressiv machte oder ängstigte. Ich möchte noch lange leben, aber ich habe keine Angst vor dem Tod. Der Gedanke an die Wiedergeburt nimmt die Todesangst weg. Ich glaube, nach dem Tod in einem anderen Bewußtseinszustand weiterzuleben. Solange ich hier existiere, lebe ich sehr gern und habe den Eindruck, es sind noch viele Aufgaben zu erledigen, bevor ich weggehe.

Wie sieht dein Leben heute aus?
Es sind Einschränkungen eingetreten. Während der Chemotherapie war ich arbeitslos. Als es mir besser ging, beschloß ich, keine Arbeit mehr aufzunehmen, sondern selbst eine Praxis aufzubauen. Es war nicht leicht für mich, diesen Plan fallen

zu lassen. Ich mußte vor den Belastungen kapitulieren, die eine eigene Praxis mit sich gebracht hätte, und zog es notgedrungen vor, dem Ratschlag zu folgen, in Rente zu gehen. Die Einschränkungen trafen mich auf der Höhe meiner Schaffenskraft. Ich geriet in eine schwere Krise schon allein deswegen. Zusätzlich mußte ich die bittere Wahrheit anerkennen, daß die Gesellschaft mich nicht wirklich braucht. Nun war ich draußen. Rentnerin. Der Rentenantrag wurde auf zwei Jahre bewilligt. Zwei Jahre, was minimal ist, aber mir fehlte die genügende Zahl der Arbeitsjahre.

Aber ich hatte Glück. Es lief ein Forschungsprojekt an der Klinik, in der ich operiert worden war. Zu diesem Forschungsprojekt zog man mich glücklicherweise als Mitarbeiterin hinzu. Es beschäftigt sich mit onkologischen Fragen, und ich kann vieles über meine Krankheit dazulernen. Im Moment finde ich mein Leben schön. Die Krankheit hat mich gelehrt, für mich zu sorgen, indem ich mir meine Ruhe lasse, weniger arbeite und statt dessen mehr lebe und genieße. Das Leben hat seine schönen Seiten. Meine Ernährung ist gesünder. Ich setze mir schöne Ziele. Dann betreibe ich Tai Chi, eine Sportart für die Harmonisierung des Körpers. Meinem Körper kommt auch die Akupunktur zugute, die ich mir beibrachte. Akupunktur hilft mir, die epilepsieartigen Anfälle unter Kontrolle zu bringen. Ich habe die Medikamente abgesetzt, um meinen Körper nicht zu vergiften – eine wichtige Entscheidung.

Das heißt, du fühlst dich verantwortlich, dein Leben zu gestalten?

Ja, wirklich. Beten habe ich gelernt, was mir Kraft gibt. Als das Rezidiv eintrat, wollte ich bis zum fünfunddreißigsten Lebensjahr kommen. Im letzten Jahr feierte ich meinen sechsunddreißigsten Geburtstag und erlebte – wie soll ich es nur ausdrücken – ein Triumphgefühl. Noch fünfzehn Jahre wären eine gute Zeit, denke ich. Achtzig möchte ich nicht werden, das wäre mir zuviel. Aber woher habe ich die Garantie, daß es mir nicht morgen wieder schlechter geht?

Setzt du dir Ziele, um die Bedrohung zu vermeiden?

Ja. Die Bedrohung wird nicht nur durch schöne Ziele hinausgeschoben. Auch die Behandlung der Geistheilerin und Meditation helfen mir. Man braucht etwas, wofür es sich lohnt zu leben. Das habe ich mir deutlich klargemacht. Krankheiten bringen psychologisch gesehen auch Vorteile, aber welche bringt meine Krankheit mir? Warum sollte es nicht möglich sein zu lernen, darauf zu verzichten und die Rechte und Erlaubnisse, die sie mir bringen würde, auf eine andere Art herbeizuschaffen, ohne den Preis des Krankseins bezahlen zu müssen? Beim Nachdenken bin ich auf einige neue Ideen gestoßen. Meinem Mann lasse ich die Freiheit, als wäre ich gar nicht krank. Bisher habe ich niemals versucht, ihn einzuengen. Ich würde niemals sagen: »Bleib bitte zu Hause, ich habe Kopfschmerzen.« Simulierte Kopfschmerzen hätte mir jeder geglaubt. Sie wären ein hundertprozentig sicheres Mittel zur Manipulation. Wenn ich es so mache, wie ich es dir gesagt habe, ist mein Mann sich sicher, es geht mir wirklich schlecht oder es geht mir wirklich gut. Da ich mich entschlossen habe, keine Unwahrheiten zu sagen, erreiche ich, in wirklicher Gefahr auch verstanden und gerettet zu werden. Was die Ehrlichkeit bedeutet, habe ich im Behindertenclub klar gesehen. Patienten, die manipulierten, gelangten bis zu dem Punkt, daß sie keine Hilfe mehr bekamen, selbst wenn es ihnen wirklich dreckig ging.

Laß uns ansehen, was du verloren und was du gewonnen hast.
Wäre ich nicht krank geworden, hätte ich es wahrscheinlich zu Kindern, zum Doktorat und zu meiner Praxis gebracht. Meine Einstellung würde sich aufs Geldverdienen richten, auf ein schönes Haus, ein Auto vielleicht. Es ist nicht ausgeschlossen, daß ich meinen Mann verloren hätte, weil er meinen Lebensstil nicht hätte teilen wollen. Für diese äußeren Dinge habe ich einen guten Ersatz gefunden in dem Forschungsprojekt, an dem ich mitarbeiten darf. In einem gewissen Sinn mache ich aus meiner Not eine Tugend. Was ich an Leid erfahren habe, wende ich jetzt in der Unterweisung von Menschen an, die mit krebskranken Patienten zu tun haben. Ich kümmere mich um die Nachsorge von Krebspatienten. Allerdings stehe ich noch nicht in direktem Kontakt mit ihnen, soweit bin ich immer noch nicht. Das würde eine große Belastung sein, die ich nicht ertragen könnte. Ein großer Verlust sind meine zugrundegegangenen Träume über die Einrichtung meines Lebens. Seit ich mich körperlich nicht mehr so gut wehren kann wie früher, bin ich ängstlicher geworden.

Das größte Geschenk, das mir meine Krankheit gemacht hat, ist die Öffnung eines Weges zu höheren Sphären. Mich bereichert der Glaube an ein Leben nach dem Tod – aber das sage ich nicht gern, weil ich weiß, daß dieser Glaube für rational denkende Menschen spinnig klingt. Ich unterwerfe mich einem übergeordneten Willen, der mir Krankheit und Gesundheit gibt. Dieser Punkt ist beruhigend, er erspart mir, zuviel kämpfen zu müssen. Vielleicht hältst du dies für eine fatalistische Einstellung, aber ich glaube, daß Gott mich liebt. Deutlich spüre ich mehr Selbstachtung und Selbstliebe, die mir eine außerordentlich starke innere Stütze sind. Meine äußere Stütze ist mein Mann, der großen Wert auf mein Dasein legt, und die Sicherheit durch die Nachuntersuchungen mit dem Computertomogramm, das mir objektiv, schwarz auf weiß zeigt, daß sich im Gehirn nichts verändert hat.

Eins möchte ich nicht vergessen zu erwähnen: wie schwer mir früher das Verzeihen fiel und wie leicht es heute für mich geworden ist. Das betrifft auch mein Verhältnis zu meiner Mutter. Mit ihr hatte ich seitdem viele Gespräche über das, was ich als ihr Fehlverhalten bezeichnete. Es fällt mir leicht anzuerkennen, sie meinte es nicht böse, und ihr Fehlverhalten war nicht gegen mich persönlich gerichtet, obwohl es mir so erschienen war. Die Quellen der von mir gespürten Zurückweisung waren ihre Unkenntnis oder ihr Unvermögen. Das zu erkennen gab mir die Kraft, ihr vollständig zu verzeihen.

Kannst du die Quellen, aus denen du heute deine Lebenskraft beziehst, benennen?
Die Kräfte erhalte ich durch mich selbst und durch meine Lebensphilosophie. Die Welt sehe ich mit anderen Augen. Das bloß Optimismus zu nennen wäre bei weitem zu banal.

Maria:
Meine Krankheit hat mir geholfen, Verhärtung und Isolation aufzugeben

In unserem Gespräch bist du frei, zu erzählen, was du möchtest. Manchmal werde ich vielleicht einhaken und dir noch Fragen stellen, weil ich möchte, daß die Erlebnisse wieder lebendig werden. Kannst du dich in die Zeit versetzen, in der du noch nicht weißt, was auf dich zukommt?
Das müssen die Jahre 1975 bis 1977 gewesen sein. Meine Entscheidung, allein zu leben, war gefallen. Ich ging regelmäßig zur gynäkologischen Untersuchung. Es gehörte zu meiner Überzeugung, daß ich niemals ernster krank werden würde. Viel Aufregung hatte ich hinter mir, vor allem die Trennung von meinem Mann und die folgende Scheidung.
Wenn wir uns diese Zeit ansehen, wie steht es mit deiner Gesundheit? Wie ging es mit deiner Arbeit? Welche Sicherheiten und Unsicherheiten bestimmten dein Leben? Hattest du eine Lebensphilosophie?
Meine Lebensphilosophie war ziemlich simpel. Ich muß mich durchbeißen und es schaffen, mich und meine Kinder zu ernähren. Wenn meine Kinder es wollten, sollten sie studieren können. Mein Beruf begeisterte mich. Trotz größter Bedenken, ob man mit vierzig Jahren als Frau im Berufsleben noch Fuß fassen kann, hatte ich den Einstieg mit meiner Praxis geschafft. Aber die Sorgen, ob es wirklich gutgehen würde, waren noch nicht ausgestanden.
Also kann man sagen, du warst gezwungen, allein zu leben. Dein einziges Ziel, das du dir vorgenommen hattest, war, gute Arbeit zu leisten und die Kinder großzuziehen?
Ja, und das ohne materiellen Hintergrund. Den hatte ich kaum. Ein Existenzgründungskredit und die unregelmäßig eingehenden Unterhaltszahlungen reichten zum Leben nicht aus. Nicht abgesichert zu sein ist anstrengend. Es ist der erste Gedanke beim Aufwachen und geht den ganzen Tag über mit.
Hast du selbst unter deine Ehe den Schlußstrich gezogen?
1973 plante ich, eine psychologische Praxis zu gründen. Für

meinen Mann und die Kinder hieß das, sie mußten alle selbständiger werden und umdenken. Das ist für eine Familie, die sechzehn Jahre von der Mutter aufs beste versorgt wurde, nicht so leicht, wie man denkt. Es gab Spannungen, von denen ich dachte, sie würden sich eines Tages wieder beruhigen, wenn wir erst wieder eine neue Form des Zusammenlebens gefunden hätten. Mit dieser Hoffnung täuschte ich mich. Mein Mann schlug vor, für seine Firma ein Jahr nach Frankreich zu gehen. In diesem Jahr könnte ich mich, sagte er, beruflich etablieren und dann würden wir wieder zusammenziehen. Hinter einem Schleier von Freundlichkeiten an den Wochenenden, die ich in Frankreich oder er bei uns verbrachte, wuchs seine Entscheidung, daß die Trennung für ihn endgültig war. Von allen Menschen in unserer Umgebung war ich die letzte, die seine Absichten erkannte. Er gestand mir, daß er sich in eine andere Frau verliebt hatte und gehen wollte. Ich wollte alles daransetzen, die Beziehung zu kitten. Man kann nicht Kinder in die Welt setzen, sich ein lebenslanges Zusammensein versprechen und hinterher so tun, als wäre nichts gewesen. In meiner Hartnäckigkeit war ich fast unbelehrbar. Zwei Jahre mußten vergehen, bis ich den Gedanken faßte, eine Scheidung wäre besser als diese ständigen Versuche, die Ehe wieder in Gang zu bringen. Um dem Verschleiß ein Ende zu setzen, habe ich mich 1976 entschlossen, die Scheidung einzureichen.
Wie hat sich der Verschleiß geäußert, als du kämpftest und dich an die Wand gedrückt sahst?
Es war vernichtend. Woran ich geglaubt hatte, was mir Rückhalt gab, zerbrach. Mein Mann hat mindestens die Hälfte von mir mit sich genommen.
Mit welchen Gefühlen ist die emotionale Vernichtung begleitet?
Da war nichts mehr zu fühlen. Zermürbung. Zerschlagensein. Manchmal überkamen mich Wutanfälle; überwiegend strengte ich mich übertrieben an, um im Gleichgewicht zu bleiben.
Ist es so, daß du dich kaltstellen wolltest, daß du nicht fühlen wolltest, um das zu überstehen?
Ja. Sonst ist der Tag nicht zu bestehen, sonst ist man nicht leistungsfähig. Die Kinder gingen alle noch zur Schule, die Älteste machte gerade das Abitur. Alle Kinder waren durcheinander,

nachdem der Vater, der viel mit Verboten erzogen hatte, nicht mehr für Ordnung sorgte. Die Kinder wollten nicht folgen, und es war fast eine noch schlimmere Tortur für mich, zu sehen, wie sie aus den Fugen gerieten. Ich hatte keine Ahnung, wie ich sie ohne Verbote anhalten konnte, in die Schule zu gehen, Schularbeiten zu machen, im Haushalt zu helfen und sich nicht von irgendwelchen Zerstreuungen davontragen zu lassen.
Es war ein Kampf mit allem und jedem?
Die Werte, die Regeln, die vorher unser Familienleben bestimmt hatten, galten plötzlich nicht mehr. Die Jüngste imitierte den Jähzorn des Vaters. Niemand war da, der sie eindämmen und beruhigen konnte. Unter der Dreifachbelastung, die Trennung zu verarbeiten, die Kinder beieinanderzuhalten und die Praxis zu etablieren, wurde ich zermürbt. Für jede dieser Belastungen hätte ich, wenn ich mir das heute so überlege, meine ganze Kraft gebraucht. Zweieinhalb Jahre mit Schlafstörungen und Herzrhythmusstörungen, danach habe ich mich endlich beruhigt.
Wie hast du dich in diesen Jahren als Frau gefühlt?
Entwertet, unattraktiv geworden. Mein Mann hatte eine eigenartige Vorstellung von Liebe. Liebe bedeutete für ihn, Verliebtsein, Schwärmen. Sie hatte für ihn nichts zu tun mit Durchstehen und gemeinsamem Kampf. In einem unserer Trennungsgespräche äußerte er, ich sei jetzt nicht mehr attraktiv für ihn, weil ich jetzt älter sei.
Um wie viele Jahre warst du älter als er?
Wir waren gleich alt. Seine Verliebtheit galt einem jungen Mädchen in Frankreich. »Für die großen Gefühle muß man sich einen jüngeren Menschen suchen. Die großen Gefühle gibt es nicht mehr, wenn man älter wird.«
Was hat das bei dir ausgelöst?
Wenn er solche Dinge sagte, hielt ich ihn für nicht ganz erwachsen. Man spürte, daß er nicht wußte, wie sehr er mich verletzte. In seiner Persönlichkeit fehlte etwas Wesentliches, was man für eine richtige Beziehung in der Ehe braucht. Also suchte ich, ihm zu verzeihen.
Außer der Verantwortung für dich und die Kinder übernahmst du zusätzlich die Verantwortung für ihn?
Ja, das habe ich die ganze Ehe über gemacht. Ich regelte die

Dinge, wie man so schön sagt, auf diplomatischem Wege, damit die Familie erhalten bleiben konnte.
Habt ihr auch gute Zeiten erlebt?
Mein Mann kam aus einfachsten Verhältnissen. Als Tochter aus sogenanntem gutem Hause hatte ich von keiner Seite Unterstützung für diese Heirat. Wir heirateten ganz bescheiden mit dem Idealismus des Nichtshabenmüssens, erfüllt mit großen Hoffnungen. Apfelsinenkisten und geborgte Möbel, das waren unsere ersten Jahre. Ich fand sie wunderschön. Die Studienfinanzierung meines Vaters für mich gab ich in den Haushalt, gab mein Studium auf und bekam fast hintereinander zwei Mädchen. Von da an war ich von morgens bis abends mit Arbeit eingedeckt. Mein Mann studierte.
Erfüllte sich mit dieser Heirat und der Geburt der Kinder ein Traum aus deiner Jugend?
Gemessen an der Atmosphäre in meinem Elternhaus war es die Erfüllung meiner Sehnsucht nach einem heiteren Leben. Als Mädchen hatte ich mir immer Tage gewünscht, die heiter sind, an denen man lachen kann, in denen es körperliches Wohlsein gibt, an denen man ißt, weil es schmeckt, und beieinander sitzt, um aneinander Gefallen zu haben. In meinem strengen und ernsten Elternhaus litt ich unter dem Mangel an Liebe. Wohliges Beieinandersitzen habe ich nie kennengelernt. Die Schule war meine Region der Freiheit. Meine beiden Brüder sind, wenn ich das richtig sehe, nicht zur Lebensfreude durchgedrungen. Die einzige, die dem Druck entwichen ist, bin ich.
Wodurch?
Mit zwanzig bin ich von zu Hause weggelaufen. Den elterlichen Druck hatte ich durch jahrelange stille Rebellion ausgeglichen. Äußerlich paßte ich mich an, innerlich lehnte ich mich auf.
Was gab es für eine Chance für dich, dich auszuruhen, dich auszuweinen?
In meinem Elternhaus? Ich hatte mein Klavierspiel. Ich habe gelesen. Ansonsten war ich viel allein. Aussprachemöglichkeiten gab es in der Familie nicht, weil Gespräche nach dem Kodex der Familie nicht sein durften. Und jeder dachte sich seinen Teil. Selbstverständlich wußte ich, daß dieses Leben, dessen Regeln mich beherrschten, unerträglich war. Aber was ich nicht wußte, war, woran es lag. Wegen meiner Wut und meiner Re-

bellion hatte ich starke Schuldgefühle und verzieh mir meine gräßlichen Gedanken und meine Unversöhnlichkeit nicht. Auf der anderen Seite brauchte ich mich für die guten Schulnoten nicht anzustrengen und habe als hübsches Mädchen viel Bewunderung geschenkt bekommen. Da waren Geschenke, für die ich nichts getan hatte, wie Freundlichkeiten, Anerkennung der Lehrer, und schöne Erlebnisse in unseren Arbeitsgemeinschaften für Musik und Schauspiel. Unter den schrecklichsten Gewissensqualen bin ich von zu Hause weggegangen. In meinen Augen war ich die verruchte, schlimme Tochter. Es ist etwas wie ein Fluch, wenn du dich so gegen deine Eltern vergehst, und es wird dir nicht gutgehen im Leben.
Du wirst bestraft?
Ja. Der Glaube ans Bestraftwerden wurde etwas gemildert durch die Liebe, für die ich mich entschieden hatte. Mit meiner Begeisterung, mit meinem Idealismus überspielte ich das Anstrengende. Wenn man begeisterungsfähig und idealistisch ist, kann man alles schaffen. Ich wußte, ich würde es schaffen. Wir waren gesund und heiter. Ich war leistungsfähig und triumphierte über die Schwierigkeiten, aber die Kosten waren hoch.

Meine Eltern hatten es immer an Anerkennung gegenüber meinem Mann fehlen lassen und ließen durchblicken, wie elend ich mir mein Leben eingerichtet hatte. Mein Mann war das vollkommene Gegenstück zu dem, was ich von zu Hause kannte. Er war nicht streng wie mein Vater, sondern heiter. Er war nicht häßlich, sondern schön. Seine Heiterkeit hing davon ab, daß er keine Sorgen hatte. Meine Verliebtheit war vollkommen, sie stattete ihn mit guten Eigenschaften aus. Er verstand es, auf umwerfende Weise freundlich zu sein und Menschen für sich zu gewinnen, eine Eigenschaft, die nicht nur ich, sondern auch andere an ihm schätzten.

Mit jedem Kind wurde mein Einsatz größer. Die Glanzstunden in unserem Leben wurden seltener, unter anderem auch, weil er mir die vielen Schwangerschaften nicht verzeihen konnte.
Bedeutet das, du wolltest die Kinder und er nicht?
Wenn ich merkte, daß ich schwanger war, wollte ich die Kinder trotzdem. Beim ersten und zweiten war er noch einverstanden, beim dritten und vierten nicht mehr. Und als er während der

vierten Schwangerschaft ein Liebesverhältnis mit einer Kollegin im Büro hatte, spürte ich, wie meine körperliche Anziehungskraft sich verlor. In dieser Zeit war ich auf eine harte Probe gestellt. Psychisch starb ich weg.
Wie hat sich das Wegsterben, wie du es nennst, als körperliche Empfindung und als Gefühl geäußert?
Wie sollte ich ohne seine Unterstützung, ohne sein Einkommen mit den Kindern leben? Eigentlich war ich meinem Stolz schuldig, mir das Verhalten nicht bieten zu lassen. Trennung hielt ich nicht für eine Lösung, sie wäre ethisch nicht zu vertreten gewesen. Trennung hätte bedeutet, in einer finanziellen Notlage zu vegetieren. Also gut, wenn man sich nicht trennen kann, hält man als Mutter wenigstens die Familie zusammen. Es kamen Monate des psychischen Nichts. Die Philosophie gab mir Halt. Am Fenster hatte ich mir ein Plätzchen eingerichtet, an dem ich morgens, wenn die Kinder aus dem Haus waren, ausgeglichene Stunden des Nachdenkens zubrachte. Von neun bis zwölf wurde die Hausarbeit beiseite geschoben, und ich arbeitete intellektuell. Aber mein Körper starb ab. Ich fühlte dumpfe Trauer und Verbitterung, und beide durfte ich nicht zeigen. Hätte ich meine Gefühle gezeigt, hätte mein Mann das Ganze platzen lassen. Das Anrecht auf Aussprache und Forderung war so wenig auf meiner Seite, daß ich es noch nicht einmal probiert habe.
Welcher Wunsch lag dir am Herzen, während diese Dinge auf dich herunterprasselten?
Mein Wunsch wäre gewesen, nicht in so schreckliches Leid zu sinken oder es wieder vergessen zu können. Ich wünschte, wir könnten unsere innere Entfernung gemeinsam bewältigen. Leider besaß er nicht die Lebensklugheit, es als unser gemeinsames Problem zu sehen. Nach seiner Auffassung stellte ich mich an. Ich sehnte mich nach einem gemeinsamen Gedanken, nach etwas Gemeinsamem, das wir unternehmen konnten. Meine Erniedrigung hat er nicht verstanden.
Was machtest du mit deiner dumpfen Trauer?
Sie wandelte sich in Rachegedanken und danach in entsetzliche Verlassenheit. Mein Mann hatte mich in einem dunklen Raum stehen lassen. Wenn ich nicht eine starke Zuneigung zu einem Mann entwickelt hätte, der unserer Familie als Freund nahe-

stand, weiß ich nicht, was aus mir geworden wäre. Seine väterlich-ruhige Art wirkte wie ein Sog auf mich, doch gab ich meiner Ersatzliebe keinen Raum. Das erhöhte das Qualvolle dieser Zeit. Der Zustand dieser nicht gelebten Liebe steigerte sich an manchen Tagen zu einer Lähmung, daß ich kaum das Haus verlassen konnte. Die Lähmung dauerte mehr als ein Jahr, aber meinem Mann fiel sie nicht auf.

Die Entfremdung und die Gleichgültigkeit, die zwischen uns entstanden waren, hatten mir einen großen Schrecken verursacht. Angesichts meiner neuen Liebe dachte ich: Mein Herz ist nicht erloschen, ich kann mich noch verlieben. Das hat mich getröstet.

War es eine Quelle der Erneuerung für dich?
Das kann gut sein, denn ich fing schon an zu überlegen, wie ich die Lähmung abschütteln könnte. Jetzt alle möglichen Männerbekanntschaften zu suchen schien mir nicht besonders aussichtsreich und hätte nicht zu mir als Persönlichkeit gepaßt. Es hätte mich eher verzehrt als aufgebaut. Häufiger tauchte der Gedanke auf, ob es nicht gut wäre, erneut ein Studium zu beginnen. Von nun an durfte ich mich nicht mehr darauf verlassen, daß mein Dasein durch meinen Mann gesichert war. Mit einer Ausbildung und einem Beruf war ich, wenn er wirklich die Familie verließ, wenigstens finanziell gesichert. Wir hatten ein Gespräch, in dem ich meinem Mann die Idee des Studiums darlegte, und zu meiner Verwunderung war er mit dem Plan einverstanden. Ich habe mich oft gefragt, was ihn bewegt hat, meinem Plan zuzustimmen, denn er hatte immer etwas darunter gelitten, daß ich schneller im Begreifen war als er und mich für geistige Dinge interessierte, was bei ihm nicht der Fall war. Sein Einverständnis, glaube ich, kam aus dem Wunsch, mir eine gewisse Kompensation erlauben zu wollen, vielleicht auch, weil er Freiheit witterte. Er suchte seine Bestätigung bei Frauen. Im Innersten hat er das Studium nicht bejaht. Mein Studium durfte also nicht auffallen. Die Arbeitsutensilien und die Bücher hatte ich gut versteckt. Nur einmal in der Woche war ich für einen Vormittag oder Nachmittag von zu Hause fort. Ich studierte nebenbei, damit ich niemanden störte. Das Studium blieb der heimliche Zankapfel, und durch das Verbergen gelang es mir nur, die Konfrontation zu vermeiden. Nach dem achten Seme-

ster hatte ich eben das Haupt-Diplom, plötzlich und überraschend wie ein Osterei.
Durch das Diplom hast du ein Stückchen Existenzhoffnung?
Für mich war klar, daß ich berufstätig werden wollte. Wenn die Familienkasse knapp ist, bedeutet es eine Erleichterung, wenn man als Frau etwas dazuverdient. Der Gedanke der Berufstätigkeit stieß nicht auf seine Gegenliebe. Meine Berufstätigkeit war für ihn gleichbedeutend mit Ablehnung seiner Person. Er gewann den Eindruck, daß ich ihn nicht mehr brauchte: »Du verdienst jetzt dein eigenes Geld. Wenn du auf diese Weise selbständig bist, brauchst du mich nicht mehr.«
Wie wäre es für dich, wenn wir den gleichen Satz auf dich anwenden?
Ich hätte meinen Mann gebraucht, aber auf ganz andere Art, als er dachte. Ich brauchte ihn nicht zu dem Zweck, daß er bei mir ein Loch stopft, mir etwas gibt, was ich nicht besitze, sondern ich wünschte ihn an meiner Seite in einer Partnerschaft, in der beide Partner gleich viel mitbringen und gleich unabhängig sind. Längere Zeit erzählte ich immer wieder davon, aber er konnte oder wollte mich nicht verstehen. Für ihn sollte eine Frau ihn brauchen, ohne ihn nicht leben können.
Erinnerst du dich auch an ein glückliches Ereignis aus dieser Zeit, von der wir sprechen, ein Ereignis, aus dem du Mut, Energie und Hoffnung ziehen konntest?
Glückliche Ereignisse gab es viele, doch würde man normalerweise nicht über sie sprechen, und in einem Fotoalbum findet man sie auch nicht. Der Haushalt hat mir immer Zeit für Musik, Handarbeiten und Lektüre gelassen. Mehrere Jahre spielte ich Cembalo und Orgel. Das Nähen für die Kinder hat mir viel Freude gemacht und dann die Rückkehr zur Philosophie, die mir schon in der Schule viel bedeutete. An der Nordsee hatten wir manche glückliche Ferienwochen mit den Kindern. Lernen hat mir immer Spaß gemacht, und so war mein Studium eine besonders glückliche Zeit. Das Vergnügen zu haben, fremde Denkweisen zu verstehen und Menschen kennenzulernen, die etwas Wichtiges herausgefunden hatten, schätzte ich hoch. Es ist nicht übertrieben, wenn ich sage, es war fast eine Beseligung für mich, mich hinzusetzen und nur darauf konzentriert zu sein, etwas aufzunehmen.

In deiner Geschichte als Kind ist schon viel von Alleinsein die Rede.
Das stimmt. Das Alleinsein habe ich in neuer Form wieder aufgenommen.
Der rote Faden, der durch dein Leben geht.
Mich hat es immer besonders gerührt, wenn fremde Menschen – oft sind mir solche Menschen begegnet – ohne erkennbaren Grund freundlich zu mir waren oder etwas für mich getan haben. Ihre Freundlichkeit und ihr Entgegenkommen waren mir so ungewohnt, daß gleichzeitig der Argwohn aufstieg, was sie wohl insgeheim von mir wünschten.
Daß du etwas bekommst, ohne etwas dafür zu tun?
Ja.
Welche Verluste, Trennungen oder Abschiede mußtest du hinnehmen?
Wichtige Menschen sind mir nicht weggestorben in dieser Zeit. Meine Eltern starben erst, als sie hoch in Jahren waren, und meine Geschwister leben noch. Außer meiner Familie hatte ich nicht viel zu verlieren, denn für meinen Mann wäre es unerträglich gewesen, hätte ich meinen eigenen Freundeskreis gehabt. Die Kinder brauchten meine Zeit vollkommen.
Du hast vier Kinder geboren, was geschah mit dir als Frau durch die Geburten?
Es ist verwunderlich, plötzlich schwanger zu sein, den Gesetzmäßigkeiten des Wachstums eines Kindes unterworfen zu sein, das alle Kräfte fordert. Alles in allem waren die Schwangerschaften eine Zeit, in der ich mich aufgehoben fühlte in einer Natur, die größer ist als ich. In der ersten Schwangerschaft habe ich das am stärksten wahrgenommen. Die Geburt lief ohne Komplikationen. Die nächsten Schwangerschaften und Geburten waren nicht mehr komplikationslos, vielleicht auch, weil mein Mann nicht mehr zu meinem dicken Bauch stand und mich am liebsten vor der Öffentlichkeit versteckt hielt. Daß er sich mit mir nicht zeigen wollte, bedeutete mir nichts Besonderes. Es ist die Haltung dieser gutbürgerlichen Familien. Die verstecken die schwangeren Frauen. Man kann sich kaum vorstellen, wie groß der Unterschied in der heutigen Haltung zur Schwangerschaft im Vergleich zu früher ist. Eine Frau hielt sich beiseite, bis das Kind geboren war.

Was würden deine Kinder über dich sagen? Wie haben sie ihre Mutter erlebt?
Heute, nachdem die Kämpfe vorbei sind, in denen wir uns voneinander lösten, und wir unsere eigenen Standpunkte gefunden haben, würden sie wohl ihre Achtung äußern und ihre Liebe und ihr Verständnis für all die Schwierigkeiten, die ich durchgestanden hatte. Sie würden mich auch auslachen, weil ich manche Dinge zu ernst nehme.
Haben sie dich in der Zeit des Standhaltens mitbekommen?
Wahrscheinlich haben sie mich als eine kühle, überanstrengte Mutter erlebt. Solange sie klein waren, war unser Verhältnis sehr herzlich und körpernah. Wir schmusten viel und krochen zusammen ins Bett. Aber diese Zeit haben sie nicht in Erinnerung behalten. Das Gute halten sie für selbstverständlich und erinnern es nicht. Als sie anfingen, meine Kühle zu empfinden und auch zu beklagen, stimmte es in unserer Ehe schon längst nicht mehr. Die Kinder spürten die Spannungen genau und hielten sich auf unbestimmte Weise zurück. Sie sind nach innen emigriert, und erst viel später, eigentlich erst nach ihrem Weggang von zu Hause, waren sie imstande, wieder aus sich herauszugehen.
Was gelingt und was mißlingt dir in diesem Lebensabschnitt vom Kindsein bis zur Diagnose?
Was mir gelingt, ist, den Alltag zu schaffen und mit Erfolg zu lernen. Die Suche nach einer zuverlässigen Stütze mißlingt sowohl innerlich wie äußerlich. Am schlimmsten ist das Scheitern meiner Suche nach einer Heimat. Ich kriege keine Heimat für meine Zuneigung. Bei niemandem habe ich sie gefunden. Bei den Kindern nicht, weil sie ihre Mutter als Mutter und nicht als Menschen sehen. Bei meinem Mann nicht, weil ich für ihn unbegreiflich bin. Bei meinen Eltern nicht, weil ich nicht so war, wie ich hätte sein sollen. Mein Alleinsein brachte es mit sich, daß ich in der damaligen Zeit die Dinge viel erheblicher und viel großartiger einschätzte, als ich es heute tun würde. Was ich erlebte, wie ich kämpfte und mit all dem fertig wurde, kommt mir aus heutiger Perspektive viel weniger außergewöhnlich als damals vor.
Was würdest du tun, wenn du noch einmal wählen könntest?
Mich wahrscheinlich auf dem Absatz umdrehen, wenn ich

mich wirklich verliebe. Nicht mehr so früh heiraten. Als Person ausreifen, bevor ich Verantwortung übernehme.
Ich habe gesehen, wie du dich in der Atmosphäre deiner Familie immer härter machst und standhältst. Deine Idee, unbedingt eine Familie zu haben, in der es heiter zugeht, war nicht zu verwirklichen. Was hast du falsch gemacht?
Ich habe mir zu wenig Gedanken über meine natürlichen Rechte gemacht. Da ich sie nicht kannte, konnte ich mich nicht für sie einsetzen. Von der Seite der anderen Menschen habe ich zu wenig Bewegung auf mich zu verlangt. Ich bedauere es sehr, daß mir das nicht klar war. In meinem Verständnis für mich selbst und für meine Rechte war ich nicht viel über das hinausgewachsen, was ich in meinem Elternhaus gelernt hatte. Mein Vater vermochte nur unter Zurückdrängung der übrigen Familie überhaupt zu existieren. Von seiner Seite aus gedacht, waren wir nur da, um als Ergänzung zu seinem Leben zu existieren. Der zentrale Punkt war er. Von uns verlangte er eine unglaubliche Anpassung, eine Verbiegung fast. Meine Mutter hat uns nicht beschützt, sie konnte noch nicht einmal sich selbst schützen. Mein Vater war das, was man früher eine starke Persönlichkeit nannte. Heute würde ich ihn starr nennen. Bis vor wenigen Jahren haben mir Menschen, die diese Starre an den Tag legten, noch immer Angst eingejagt. So lange habe ich gebraucht, bis ich erkannte, daß diese Unbeweglichkeit auch Hilflosigkeit bedeuten kann und die Angst dasteht, sich in anderen Formen des Umgangs zu bewegen. In einer solchen Atmosphäre können Kinder nicht gedeihen. Gemessen daran, war der Freiraum in meiner Ehe ungemein groß. Plötzlich war ich das Zentrum, und alles hing von mir ab.
Das war der Weg zur Freiheit. Aber jetzt mußt du alles zusammenhalten.
Meine Überverantwortlichkeit hinderte mich, die anderen ihren Teil der Verantwortung tragen zu lassen.

Als die Diagnose Krebs kam, war es wie ein Siegel unter eine Lebensurkunde. In der Urkunde steht geschrieben: »Du hast etwas falsch gemacht. Ich weiß zwar nicht was, jedenfalls habe ich etwas falsch gemacht.« Das erste Gefühl war das der Ungerechtigkeit, des Verurteiltseins durch die Krankheit. Ich hatte ja schon die ganze Arbeit und die ganzen Pflichten. Warum sollte

ich jetzt noch krank werden? Ich habe eine unbändige Wut auf meinen Mann entwickelt, der gesund war und scheinbar keine Sorgen hatte und sich vor der Arbeit mit den Kindern drückte. Der wieder, als wäre er zwanzig, von vorne anfing mit einer jungen Frau. Jetzt vermißte ich die materielle Sicherung schmerzhaft, die mir erlaubt hätte, mich für einige Zeit zurückzuziehen.
Die Krankheit hätte dir Entlastung bringen können?
Ja. Zum Beispiel hatte ich ein Anrecht auf Unterhaltszahlungen. Unter diesen Umständen hatte ich nicht die geringste materielle Absicherung. Die Diagnose ist ein Rieseneinschnitt gerade zu dem Zeitpunkt, an dem ich alle äußeren Merkmale erreicht habe, daß ich es geschafft habe. Professionell habe ich einen guten Ruf, die Kinder sind selbständig, die Trennung und die Scheidung sind überwunden. Unser Familienleben hat sich reorganisiert. Gerade bin ich dabei, Luft zu schöpfen, mein Leben könnte von jetzt ab glatt weitergehen. Nun das. Alle Schwierigkeiten hatte ich hinter mich gebracht, sogar die schwierigste Aufgabe gelöst, allein zu bleiben und nicht auf Biegen und Brechen einen neuen Partner zu suchen. Hätte mein Leben neu und besser beginnen können? Ich erlebte die Diagnose wie ein Todesurteil. Mein Kopf begann zu kalkulieren, wie viele Jahre ich noch haben würde, was ich in dieser Zeit am besten tun könnte.

Ich entschied mich, auf jeden Fall erst einmal alles zu tun, was von den Ärzten empfohlen wird. Ich wollte nicht versäumen, für mich zu tun, was ich tun konnte, möglichst schnell alle notwendigen Schritte hinter mich zu bringen. In der nächsten Woche ging ich in die Klinik, ohne mir ein Zögern oder eine weitere Bedenkzeit zu erlauben. Die Tatsachen drängten, und die Zeit zum Nachdenken kam nach der Operation. Die betroffenen Gesichter der Besucher. Meine Kinder wollten die Diagnose nicht wahrhaben. Sie waren der Meinung, ich hätte vielleicht etwas erfunden, um ihnen einen Schreck einzujagen. Ihnen fehlte das Verständnis und die Bereitschaft, darüber zu sprechen. Die anderen Besucher, Patienten, Kollegen und Nachbarn, alle waren voller Teilnahme, und so fühlte ich mich verstanden.
Wie schaffst du es in der Klinik? Was erlebst du vorher?
Die Nachricht bekam ich telefonisch vom Gynäkologen: »Ich

hatte die Konglomeration eingeschickt und habe nun den Befund. Das ist nicht mehr vier b, es ist fünf. Das heißt Krebs, damit Sie Bescheid wissen.« Ich fragte, was ich machen soll. »Sie gehen am besten in die Universitätsklinik.« Er hängte ein. Damit war für ihn die Sache erledigt. In der Universitätsklinik war ich ein Regelfall, einer der durchschnittlich vier Krebsoperationen pro Tag. Dieser Fall brauchte wohl nicht in besonderer Weise berücksichtigt oder angenommen zu werden. Er war, das wurde mir vermittelt, kein Anlaß zur Sorge. Der Krebs war früh genug entdeckt worden. Da gebe es andere, die kommen jahrelang nicht, obwohl sie Blutungen haben, und wenn sie dann kommen, stehen die Ärzte besorgt und empört vor Patienten, die nicht mehr als neun Monate oder höchstens drei Jahre Lebensfrist haben.

Dagegen war mein Fall geradezu ein Glanzstück. Die früh gestellte Diagnose, die sofortige Operation! Gut. Trotzdem hatte mich die telefonische Nachricht meines Gynäkologen mißtrauisch gemacht. Hatte er etwas verschlampt? Da war der Argwohn, daß die Wucherungen schon länger bestanden, er sie aber nicht sofort bemerkt hatte. Hatte er mir vielleicht leichtsinnig Östrogenspritzen gegeben? Ich hätte gern mehr gewußt. Mein Mißtrauen ist geblieben, aber gesagt habe ich kein Wort. Seitdem bin ich lediglich nicht mehr zu ihm in die Behandlung gegangen. Damals dachte ich, daß er froh sein wird, meinen Fall los zu sein. Wie unangenehm ist es für einen Arzt, einem eine solche Nachricht zu sagen! Und was weiß ich, wie lange er geübt hat, schlimme Nachrichten weiterzugeben, ohne ein Gefühl zu zeigen. In seiner Stimme war nicht die Spur eines Gefühls zu erkennen. Das hat mich am meisten getroffen.

Vom Klinikaufenthalt ist mir im Rückblick kaum etwas gegenwärtig. Am besten erinnere ich mich an die Besuche von Patientinnen und an die Besuche meiner Kinder. An die Behandlung selbst? Die Tage gingen schnell vorbei. Ach, doch! Als der histologische Befund zurückkam, nach zehn Tagen etwa, kam der Arzt: »Es ist tatsächlich ein Karzinom, wie wir vermutet haben, und es ist drei Millimeter dick.« Ich fragte: »Ja, und was heißt das?« – »Mit drei Millimetern ist es operabel. Wir haben eigentlich noch Glück gehabt, daß Sie unter der kritischen Grenze liegen. Die Operation bringt Ihnen etwas, das ist stati-

stisch nachgewiesen.« Und sie sprachen von einer hohen Überlebenswahrscheinlichkeit, wenn der Krebs nicht streut. Um die Streuung zu verhindern, wollten sie mich bestrahlen.
Wie ging es dir mit diesen Zentimetern und der Streuung?
Man fühlt sich komisch, nicht wahr, weil alles schon berechnet ist. Ich bin ein Fall mehr. Nicht sehr tröstlich. Aber immerhin kann man nachrechnen, man kann genau nachrechnen, dann müssen die Chancen einfach so groß sein, wie die Statistik sagt. Und warum soll man nicht bei dem Prozentsatz sein, der überlebt? Also was kann ich tun, damit ich bei diesem Prozentsatz bin? Ich klammerte mich an die handfeste Information.
Wie stehst du sonst zu dir?
Zur Krankheit war ich fatalistisch eingestellt. Zwar wollte ich alles tun, was ich konnte, aber mein Leben war auf jeden Fall zu Ende, ob ich nun kränker würde oder darüber wegkommen würde. Die Operation war ein radikaler Abschnitt. Mit dem Interesse mit mir als Person schien es zu Ende zu sein. Ich dachte an das Weiterleben, verbunden mit Nützlichkeit für die Kinder. Ich mußte ihnen erhalten bleiben. Seltsam, wahrscheinlich waren meine Hoffnungen und Erwartungen abgeschnitten.
Wie geht es weiter, welche Möglichkeiten hast du, als du aus dem Krankenhaus wieder zu Hause bist?
Ein guter Freund nahm mich zu sich. Man hatte mich zwei Tage früher entlassen. Er packte mich ins Auto, legte mich in sein Bett und hat mich eine Woche lang gepflegt. Es war ein Liebesdienst. Dennoch war mir klar, daß meine Erkrankung seine Möglichkeiten, mich zu mögen, zu stark schädigen würde. Er würde mit meiner Krankheit nicht leben können. Er hat zwar nie etwas darüber gesagt, aber er konnte nicht verbergen, wie Traurigkeit und Bedrücktheit, die von mir ausgingen, von ihm nicht vertragen wurden. Es entstand Stille zwischen uns. Unsere Freundschaft war aus der Not geboren, allein leben zu müssen.

Kaum war ich zu Hause, gingen mir wieder praktische Dinge durch den Kopf. Von Amts wegen galt ich als schwerbeschädigt, aber das beschäftigte mich nicht besonders. Ich fragte mich vielmehr, ob ich mich nun besser erhole, indem ich arbeite oder indem ich herumsitze. Die Entscheidung fiel leicht, ich hielt es für besser, meinen gewöhnlichen Alltag wieder aufzunehmen und nicht viel nachzudenken. Mein Fatalismus sagte:

Wenn es schlimmer wird, wird es geschehen ohne dein Dazutun oder Dagegen-Angehen. Ich mußte jedenfalls für die täglichen Bedürfnisse sorgen, und solange ich mich kräftig genug fühlte, wollte ich es tun.

Auf den Schock oder die Verdrehtheit in meiner Familie möchte ich zurückkommen. Meine Kinder, sonst aufmerksam und hilfsbereit, gaben vor, nichts zu verstehen. Verstanden sie wirklich nichts? Keine Spur von Schreck und Bedauern. Die gleiche Verdrehtheit mußte ich erleben, als mein früherer Mann in der Genesungszeit für einen Nachmittag zu Besuch kam. Als er von der Erkrankung erfuhr, wußte er nicht, was er dazu sagen sollte. Ein paar Worte des Verständnisses hätte ich erwartet, Betroffenheit oder irgend etwas in dieser Art. Er murmelte, es täte ihm leid, ich hätte es nicht verdient, und ist schnell weggegangen. Nachdem die Tür hinter ihm geschlossen war, bemerkte ich einen Scheck über 2000 Mark auf dem Couchtisch. Sein Lebendürfen hat mich sehr verletzt. Es sah so aus, als würde er leben und davonkommen, während ich im Gefahrenkessel hängenblieb. Ich bin mir nicht sicher, ob ich an diesem Nachmittag die Phantasie entwickelte, nun wäre der Grund da, zur Familie zurückzukehren und die Dinge in die Hand zu nehmen.

Ich erlebte, wie plötzlich Wertlosigkeit in mir hochkam. Für Frauen bedeutet es etwas Besonderes, am Unterleib operiert zu werden. Das entwertet nicht nur, es macht auch angst. Unter den vielen sonderbaren beängstigenden Phantasien war die schlimmste, daß man mir die Vagina zunäht. Eine überwältigend schlimme Phantasie. Das Irreale daran war mir nicht recht bewußt. Sie schien mir schlüssig, wie einem beim Träumen die Traumbilder schlüssig erscheinen.

Und nach der Krebsoperation?
Die Operation hatte mir klargemacht, daß eine Frau nicht mehr richtig funktionieren kann, wenn ihr Mann sie verläßt. Mir blieb nichts übrig, als falsch zu funktionieren. Dies war die körperliche Antwort auf den Verlust. Daß ich diesen Gedanken hatte, halte ich unter den damaligen Umständen für einsichtig. Ich dachte nicht so, wie ich es heute sehe. Die Krebsoperation hat ihre Bedeutung für mich ausgetauscht. Ich ließ die Welt um mich herum nicht in die Luft gehen. Ich glaube, eine »Explosion« hätte mich vor dem Krebs gerettet. Sie hätte alle um mich

herum dazu gebracht, sich zu kümmern, damit ich mich wieder beruhige. Mein Verhalten war das Gegenteil von Explosion, ich nahm alles in mich hinein, und anstatt aus mir herauszugehen und Sorge zu beanspruchen, habe ich für andere gesorgt und mich um sie gekümmert. Das schien mir einfacher.

Was änderte sich nach der Operation in deinen menschlichen Beziehungen?

Wenn ich zurückdenke, habe ich viel Hilfe und Sympathie erfahren. Meine Beziehungen habe ich tiefer erlebt als vorher, von meiner Seite aus ernsthafter, kostbarer, einmaliger. Mit dieser Ernsthaftigkeit hatte meine Schwermut oder Trauer nichts zu tun. Von da an fühlte ich viel deutlicher, wenn mir ein Mensch wohlgesonnen war. Ich habe die Menschen um mich herum besser wahrnehmen können und mehr von ihnen gehabt.

Wie bewältigtest du deine Situation? Hattest du kreative Ideen?

Ich sagte schon, in der ersten Zeit versuchte ich, mein Leben so unauffällig wie möglich fortzusetzen. Äußerlich hatte sich nichts verändert. Die Auseinandersetzung spielte sich innerlich ab. Gewissermaßen war ich dankbar, daß meine Kinder die Krankheit ignorierten. Auf ihre Art halfen sie mir, unser tägliches Leben genauso ablaufen zu lassen wie vorher. Sechs Monate nach der Operation nahm ich die Einladung von Freunden auf die Kanarischen Inseln an. Ich nahm mir die Freiheit, für vier Wochen von allem wegzukommen. In dieser Zeit bin ich aufgelebt. Als das Flugzeug die deutsche Grenze überflog, habe ich ein Stück Vergangenheit zurückgelassen. Von nun an wußte ich zwar, daß ich Krebs hatte, dennoch war dieses Wissen bedeutungslos. Vier Wochen lagen vor mir. Sie reichten mir, um zum Leben zurückzukehren. Die Natur, die Wanderungen durch wilde Wälder, die Nachmittage am Strand – noch nie hatte ich eine so intensive Zeit gehabt. Unglaublich, die zarten Düfte und die Fremdartigkeit der Lebensgewohnheiten. Ich fühlte mich verzehnfacht in meinen Erfahrungsmöglichkeiten, wie von einem Erlebnisfieber ergriffen. Alles fand ich einfach wunderbar, die Natur, die Menschen und die kleinsten Ereignisse, die ich erlebte.

Du lebtest bewußt. Kamen Gedanken zum Thema Tod, Trauer oder Verlust auf?
Die Bedrohung war verflogen. Ich durfte vier Wochen leben. Die Drohung würde später wiederkommen, wenn ich wieder nach Deutschland zurückkehrte.
Was ist mit dieser Bedrohung?
Nach Hause zurückgekehrt, hatte ich für eine Woche Freunde aus Amerika zu Besuch. Beide sind heitere Menschen, und weil sie selbst Therapeuten sind, meinten sie, ich würde mich an der Bedrohung festhalten. Eines Abends fragten sie: »Was willst du? Du bist operiert. Spürst du was?« Ich sagte nein. »Hast du was?« Ich sagte nein. »Dann betrachte dich als gesund, so lange jedenfalls, wie du nicht leidest. Wenn du jetzt krank bist, bist du es in deinen Gedanken.« Ich lachte über seinen logischen Trick, aber es war etwas daran. Wenn ich gut geschlafen habe, munter aufgewacht bin und wenn mir der Kaffee beim Frühstück schmeckt, dann bin ich gesund. Ich wollte mich durch Grübeln nicht kaputtmachen.
War es so, daß du das Thema Tod in Gedanken nicht zugelassen hast?
Es gab Nächte, in denen ich davon träumte, mit dem Angstschweiß beim Aufwachen, wenn die Todesdrohung mich krallte. Sie überfiel mich wie ein Anfall.
Bewußt hast du dich nicht mit dem Tod auseinandergesetzt?
Nein. Die Todesdrohung gehörte dazu, ich habe sie bejaht als Möglichkeit, mich an den Tod zu gewöhnen, aber ich weigerte mich, auf eine Auseinandersetzung zuzugehen.
Und die Möglichkeit von Metastasen?
Die Möglichkeit schwebte immer über mir. Wenn in fünf Jahren alles in Ordnung sein würde, könnte ich mich als gerettet betrachten. So waren diese Gedanken und Ängste an den Turnus der Nachuntersuchungen gebunden, zuerst jeden Monat, dann alle Vierteljahre. Jetzt muß ich nur noch alle Halbjahre gehen. Allein das Telefonieren und die Terminvereinbarung, dann das Hinfahren und das Warten waren immer ein Hürdenlauf der Angst. Dann wirst du reingerufen, dann beobachtest du die Miene des untersuchenden Arztes, ob du an seinem Gesicht etwas erkennen kannst, und das Abwarten, bis das Ergebnis der Abstrichuntersuchung zurückgekommen ist. War die Untersu-

chung ohne Befund, war ich beruhigt. Untersuchtwerden ist die Begegnung mit einer enormen Angst, aber ich nehme sie gerne in Kauf für die Beruhigung, hinterher zu wissen, daß alles in Ordnung ist. Es ist wie eine Rettung auf Zeit.
Laß uns jetzt auf die heutige Situation eingehen. Wie sieht dein Leben aus?
Ich habe wieder geheiratet, ein Jahr nach meiner Genesung. Mein Mann hat den Tod gründlich kennengelernt. Seine erste Frau litt an multipler Sklerose. Zehn Jahre Kampf gegen die Vernichtung hat er mit ihr durchgestanden und mit ihr hingenommen. Jemanden an meiner Seite zu wissen, der dem Tod standgehalten hat, gibt mir noch immer viel Mut.
Du hast in ihm Resonanz gefunden.
Wir reden nicht über den Tod, aber beide wissen wir, daß es ihn gibt und was er bedeutet. Mich wunderte, daß er mich heiraten wollte, obwohl für ihn nicht ausgeschlossen war, daß er noch einmal das Sterben eines geliebten Menschen durchmachen muß. Aber meine Krankheit schien ihn nicht zu interessieren. Er hat nicht nach ihr gefragt, ich war ihm wohl genug ohne eine sichere Zukunft.
Ein ungewöhnliches Gefühl für dich.
Wirklich ungewöhnlich. Ich mußte nicht versprechen, gesund zu sein, nicht versprechen, schön zu sein, nicht versprechen, jung zu sein. Ich kann mich an nichts erinnern, was er verlangt hätte. Und das zu einer Zeit, in der meine Kinder mich noch stark beanspruchten und ich wenig Zeit für ihn haben würde.
Das Blatt wendet sich. Es kommt zu einem Geben und Nehmen, was früher für dich eine Einbahnstraße gewesen war.
In den letzten Jahren habe ich viel mehr bekommen, als ich selbst gegeben habe. Es ist seine Art, er macht es gerne und weiß, daß ich es brauche. Ich lasse mich manchmal beschenken, ohne an Gegengeschenke zu denken.
Ich denke, das ist eine große Veränderung. Dein Leben ist organischer geworden. Wie gehst du unter diesen Voraussetzungen mit der Bedrohung deiner Erkrankung um?
Ich würde nicht mehr sagen, die Bedrohung geht vom Krebs aus. Das Leben ist bedroht durch den Tod. Das betrifft alle Menschen. Wenn ich an meine frühere Denkweise nach der Operation denke, bedeutet das eine unendliche Erweiterung,

mit dem Tod zu leben, nicht so als ob ich morgen sterben müßte, mit dem Tod als Möglichkeit leben. Er ist nichts Fremdes, er wird mich nicht wieder genauso erschrecken, und ich lebe im Einverständnis mit ihm.
Wodurch ist das möglich geworden?
Nicht zu resignieren oder böse zu sein? Der Verlust meines ersten Mannes und der Verlust meiner Gesundheit sind die einschneidendsten Erlebnisse. Nun gewinne ich meine Gesundheit zurück. Mich bestärkt der Gedanke, daß meine Gesundheit nicht nur Geschenk, sondern auch Leistung für meine Bemühungen ist, mich anders einzurichten in meinem Leben. So soll man es nicht sehen, das weiß ich; aber wenn ich ehrlich bin, fühlt es sich eben so an. Mir fehlt nichts. Die täglichen Sorgen sind verflogen, und das Leben ist einfach geworden. Wenn du mich nach meinen Interessen fragen würdest, sie sind unscheinbar, zum Beispiel ein bestimmtes Buch zu lesen, gute Arbeit zu leisten. Es sind weniger die materiellen Dinge, um die zu kämpfen mir jetzt erspart wird.
Jetzt kommst du in eine andere Grundrichtung.
Alle Voraussetzungen, um gesund zu bleiben und mit Menschen zusammen zu sein, sind gegeben. Wenn wir gut essen, genieße ich es, wenn wir unterwegs sind oder wenn wir Sport treiben, ist es ein Vergnügen. So wie ich mein Leben führe, kommt es mir derart normal vor, daß ich es nicht richtig beschreiben kann.
Was kannst du aus der aktuellen Situation heraus sagen, was hast du dazugelernt?
Schwierigkeiten auszudrücken. Daß es nicht auf das ankommt, was später oder morgen sein wird, daß es nicht auf das ankommt, was man sich wünscht und gerne hätte. Ich kümmere mich um das, was gerade los ist. Und genau darauf kommt es an.
Ich sehe deine Tränen. Ich finde, das emotionale Zulassen bedeutet eine Erweiterung.
Ich finde mein Leben besonders glücklich, weil ich nichts Wesentliches vermisse. Wenn ein Mensch nichts vermißt, wenn ihm alle Möglichkeiten offenstehen und wenn er das Gefühl hat, er kann sich schaffen, was er mag. Nun, ich kann mir Ruhe verschaffen, ich kann das Gespräch suchen. Jetzt also bin ich soweit, sagen zu können, mir steht alles offen.
Du hast einen anderen Lebensstil gefunden?

Mit einem ist Schluß: Ich bin nicht mehr bereit, mich ärgern zu lassen. Ich bin entschlossen, mich nicht mehr tyrannisieren zu lassen.
Und die Verantwortung für deine Gesundheit?
Sie nehme ich ernst. Ich zweifle, ob man auf gute Weise älter werden kann, wenn man sich vernachlässigt. Was ich jahrelang nicht für wichtig hielt, halte ich seit neuestem für unverzichtbar. Der neue Schwung bekommt mir, nicht nur gesund zu sein, um zu überleben, sondern wirklich Freude an meinem Körper und auch an meinem Aussehen zu haben. Das Vertrauen in mich selbst, das mir über viele Jahre gefehlt hatte, belebt mich wieder. Dieses Vertrauen sagt mir, daß es gutgehen wird.
Welche neuen Aufgaben sind für dich entstanden?
Im Zusammenhang mit meinem fünfzigsten Geburtstag habe ich viel darüber nachgedacht, ob ein Menschenleben in diesem Alter noch eine neue Wendung erhalten kann. Meine Antwort ist ja. Mehr und mehr bemerke ich, wie die Ausbildung von Therapeuten mich glücklich macht. Sie stehen vor Schwierigkeiten, die ich bewältigt habe. Sie brauchen jemanden, der sie aufbaut, der genau den Ton und die Worte findet, die sie zur Überwindung einer Schwelle brauchen. Vielleicht wird mir durch die Steigerung der Genauigkeit meiner Arbeit, die ich leiste, der Wunsch erfüllt, etwas Brauchbares zustande zu bringen, von dem andere Therapeuten und ihre Patienten profitieren.
Welches sind deine Stützen und deine Hilfsquellen?
Meine Hauptstütze bildet mein Mann und all das, was wir zusammen tun können. Unsere Interessen sind verschieden, sehr verschieden sogar. Dennoch können wir einiges zusammen machen, beispielsweise Italienisch lernen oder zusammen Fußball im Fernsehen erleben, zusammen bergsteigen, Fahrrad fahren, einen Abendspaziergang machen. Stütze und Bestätigung bekomme ich von den unauffälligen Dingen, die auf den ersten Blick übersehen werden.
Ich sehe, mit fünfzig kann man etwas anfangen. Laß mich noch mal auf deine Einstellung zum Tod zurückkommen.
Meine Großmutter väterlicherseits hatte achtzehn Kinder und wurde 87 Jahre alt. In der Verwandtschaft sagte man immer, ich schlage nach ihr. Ich möchte dasselbe Alter erreichen wie sie. In den letzten beiden Jahren spielte der Tod von ferne mit. Der

Vater meiner Kinder starb im Januar an Leukämie. Den Kern seiner Krankheit trug er schon seit der Scheidung in sich. Niemand hat es gewußt, auch er nicht.
Die Kinder besuchten ihn regelmäßig, zweimal war ich bei ihm. Unaufhaltsam war sein Verfall. So belastend sein Sterben für mich war, so ist mir doch zumute, als ob ich erst vor kurzem Rechte zurückerhalten hätte, das Recht zu leben und auch das Recht zu meiner neuen Ehe. Fast jede Woche war jemand bei ihm. Leukämie ist ein Prozeß des Verlöschens. Körperlich schwach und unendlich geduldig fand ich ihn vor, nachdem wir uns acht Jahre nicht gesehen hatten. Das Schwierigste bei der Begegnung war das Wiederaufflackern alter Rachebedürfnisse, unter denen ich zur Zeit unserer Scheidung gelitten hatte.
Wie gehst du damit um? Er hat eine Krankheit, einen Krebs. Er kommt nicht durch, für ihn ist es das Ende.
In der Leukämie hast du keine Chance. Man kann sie nicht operieren. Er hat seinen Tod wirklich erlebt und hat ihn tapfer genommen. Im Verlöschen hat er etwas geleistet, was ich mir nicht zutrauen würde.
Was ist das?
Er hat seinen Tod bejaht. Intervallweise konnte er zwischen den Transfusionen die Klinik verlassen und immer kürzer während Abschnitte in seiner Familie verbringen. Aber dann verschoben sich die Gewichte, die Zeit im Krankenhaus wurde länger, das Zuhausesein bis auf ein, zwei Tage verkürzt. Kurz nach Weihnachten sagte er: »Jetzt mag ich nicht mehr.« Zwei Tage später starb er. Diesen Tod habe ich ihm nicht gewünscht. Das Schicksal gab ihm keine Möglichkeit, gesund zu werden. Mir hat es die Möglichkeit gegeben. Vier Monate ist das her, und ich spüre kein Recht, um ihn zu trauern. Als er uns verließ, habe ich um ihn getrauert. Danach war er so gut wie tot für mich. In seinem Sterben lebte er wieder für mich auf, ich litt mit ihm und habe von ferne für ihn Sorge getragen, soweit ich das konnte. Hätte ich um ihn als Partner trauern können? Nein, den Verlust hatte ich schon verschmerzt. Also habe ich um ihn als Menschen getrauert, der früh, viel zu früh aufgeben mußte. Noch weiß ich nicht, ob diese Stimmung bleibt, oder ob die Trauer einbricht.
Wie gehst du heute mit dem Tod um?

Wie ich mit dem Tod umgehe, das habe ich bei meinem früheren Mann gesehen. Der Tod ist eine Alltäglichkeit. Man liegt im Bett und wartet, man kann nicht mehr richtig essen, man sieht fern, man spricht mühsam, dann wird geschwiegen oder geschlafen. Der Tod ist nichts Besonderes.

Heute glaube ich zu wissen, daß ihm die Verantwortung für eine große Familie eine zu schwere Last war. Irgend etwas Wichtiges konnte er nie begreifen, und gemessen an dieser Verhinderung, hatte er alles noch gut hingekriegt.

Möchtest du nachspüren, was du ihm noch sagen möchtest?
Schade, daß du nicht mehr aus deinem Dasein machen konntest, aber du hattest auch wenig Gelegenheit. Äußerliche Gelegenheiten waren schon da, aber innerlich hattest du keine.

Auch nicht aus Liebe?
Seine Verbitterung, nicht mehr aus seinem Leben gemacht zu haben, war gegen Ende stark. Er vermißte etwas, was ich nicht ganz verstehe. Was mich betrifft, ich bin nicht mehr verbittert und spüre eine Art Versöhnung.

Ist etwas da, was du verändern möchtest?
Früher war einer der wichtigsten Punkte in meinem Leben, zu gefallen, angenehm zu sein. Das hat sich geändert. Der wichtigste Punkt heute ist, etwas zu erleben. Die neue Lebensstimmung, die sich daraus ergibt, möchte ich beibehalten und vertiefen.

Was sollte nach deiner Meinung in der Behandlung und in der Nachsorge von Krebs geändert werden?
Mir tun die Ärzte leid und die Schwestern, die mit einer entsetzlichen Belastung ihre tägliche Arbeit erledigen müssen. Oft sind sie unvorbereitet und hilflos im Gespräch, was nur zum Teil auf den Zeitdruck zurückzuführen ist. Würden sie sich menschlich einlassen, würden sie zerrieben. Es ist schade für alle Beteiligten, wenn im Krankenhaus ein Leben der Verleugnung geführt werden muß und sich kaum jemand erlauben kann, sich einzulassen. Krebs und Isolation haben sehr viel miteinander zu tun. Isolation ist die schreiendste Not und die Aufhebung der Isolation die dringendste Forderung. Durch die objektivierende Krebsbehandlung stabilisiert sich die Isolation, und eine naheliegende Chance, sie aufzuheben, ist vertan.

Alle Beteiligten müssen lernen, wie man über sich und seine

Erlebnisse spricht und aufhört, aus Angst zu schweigen. Es darf etwas angst machen, wenn man sich zugesteht, die Angst wieder zu beschwichtigen und aufzufangen. Im Besprechen unserer Ängste werden wir uns einig über die Not, in der wir stecken.

Man darf von dem Krebspatienten keine Neutralität erwarten. Der körperliche Schmerz ist aus der ärztlichen Versorgung verbannt durch Spritzen und anästhetische Mittel. Aber die Objektivität hat zusätzlich noch die Angst verbannt. Es wird das Vertrauen verschenkt, das zwischen Arzt und Patient möglich wäre. Durch meine berufliche Situation genoß ich alle möglichen Hilfen, die andere Krebspatienten nicht besitzen.

Wie gut ich dran war, sah ich im Gespräch mit anderen Patientinnen, die mit mir auf der Station lagen. Die lebhaftesten Unterhaltungen fanden auf einem kleinen Balkon statt, wo die Patientinnen rauchen durften. In Bademänteln und Decken gehüllt saßen sie dort stundenlang trotz der Kälte der ersten Dezemberwoche. Sie alle brauchten Gesellschaft. Das Zuhören allein reicht nicht aus, sie brauchen auch eine Sprache für ihre Ängste und für die Krankheit, sonst bleiben sie in den Oberflächlichkeiten hängen: was der Arzt gesagt hat, wie die Operation verlaufen ist, welche Patienten entlassen und neu dazugekommen sind. In diesen Gesprächen versuchen sie so zu sein, wie sie immer waren.

Also Gespräche und Zuhörer, das ist, was sie brauchen. Sie brauchen es vielleicht nicht von den Ärzten, die ihnen weh tun müssen, die sie schneiden, bestrahlen und vergiften müssen, um sie vor der schrecklichen Krankheit zu retten. Aber sie brauchen sie vielleicht von Menschen außerhalb des Krankenhauses, von Menschen, die gesund sind. Sie müssen ihnen vermitteln, daß sie nicht aufgeben dürfen, und sie brauchen Anleitung, wie sie in ihrer Krankheit gesund leben können. Es muß verhindert werden, daß sie anfangen, schlecht von sich zu denken, nur weil sie krank sind. Das Gegenteil wäre nötig. Viele Patienten erhalten durch die Krankheit erst Gelegenheit, richtig zu leben, überhaupt erst mit dem Leben zu beginnen. Oft haben sie bisher nur ihre Pflichten erfüllt und sind nicht zu sich selbst gekommen. Der Mut, zu sich selbst zu finden, wird durch die Erkrankung oft erst geweckt. Dasselbe habe ich bei mir bemerkt. Die Krebspatienten können angeleitet werden, die Dinge, die das Leben

ihnen bietet, selbstverständlich für sich in Anspruch zu nehmen.
Meinst du im nachhinein, es seien die negativen Einflüsse gewesen, die zu deiner Erkrankung geführt haben?
Es war meine ungeheure Anstrengung, mit der Einsamkeit fertig zu werden. Ich führte drei Leben in einem, das Leben einer Mutter, das Leben einer verlassenen Ehefrau und das Leben einer Frau, die sich im Beruf etablieren möchte. Das bedeutete eine jahrelange chronische Überforderung. Um allen drei Aufgaben gerecht zu werden, mußte ich mich zu stark anstrengen.
Ich weiß, du hast dich in der letzten Zeit mit dem Problem krebskranker Menschen befaßt. Was spielt beim Entstehen, beim Ausbruch oder aber auch beim Verlauf dieser Krankheit deiner Meinung nach eine besondere Rolle?
Du stellst eine umfassende Frage, die ich höchstens für mich oder für meinen früheren Mann beantworten kann. Bei ihm war wohl einer der Auslöser, daß er zeitlebens in einem Beruf tätig war, den er nicht liebte. Er fühlte sich um seinen Lebensraum gebracht. Statt im Gebirge zu leben, wie er es sich gewünscht hatte, führte er Kunden in der ganzen Welt herum. Und nach der Scheidung muß er sich entwurzelt gefühlt haben und verfangen in einer Lebenslüge. Ich glaube, er war auf eine besondere Weise einsam, die er selber nicht zu artikulieren vermochte.

Was mich betrifft, meine Erkrankung hat mit Isolation zu tun. Als Tochter war ich im Elternhaus isoliert. Später war die Isolation und die Überlastung in der Ehe und nach der Scheidung das reale Alleinsein. Aber gerade diese Verhärtung und diese Isolation aufzuheben, dazu hat mir meine Krankheit verholfen. Durch sie habe ich die Erlaubnis bekommen, mir mehr Platz zu gönnen, mich nicht abzuschneiden, mich nicht zu verengen, mich nicht klein zu machen.
Welchen Sinn findest du im Leben?
Ich möchte leben, so leben, wie ich lebe.
Ist dein Lebenswille anders als früher?
Ja, indem ich ihn gar nicht mehr spüre. Er wird schon dasein, aber ich muß gegen nichts mehr ankämpfen. Komisch, nicht wahr? Ich habe nicht den Eindruck, unbedingt leben zu wollen, und bin doch am Leben. Es ist so ähnlich, wie wenn man auf

dem Fahrrad sitzt. Ich fahre gern mit meinem Rennrad. Wenn ich anfangs fahre, denke ich immer daran, daß ich aufpassen muß. Wenn ich erst eine halbe Stunde gefahren bin, brauche ich nur noch zu fahren und nicht mehr aufzupassen, weil es von selbst geht.

NELLY:
Je mehr ich meinen Empfindungen traute, desto richtiger verlief mein Leben

Hast du darüber nachgedacht, Nelly, was dich bewogen hat, zu diesem Interview ja zu sagen?
Früher kam ich mir selbst wie ein großes Durcheinander vor. Das Interview gibt mir die Chance, mir über alles Ungeordnete klarzuwerden und es im Zusammenhang zu sehen. Im Grunde suche ich den Zusammenhang. Mir fällt auf, wie mein Bedürfnis, mein Inneres zu ordnen, zunimmt. Als du mir das Interview vorgeschlagen hast, war ich erleichtert, sprechen zu dürfen, weil es nicht viele Menschen gibt, die einschätzen können, was ich durchgemacht habe.
Und wie fühlst du dich mit mir jetzt am Anfang?
Ich bin voll Erwartung. Ehrlich gestanden, vor anderen zu sprechen macht mir angst. Von dieser Angst ist ein bißchen zu spüren, doch glaube ich, die Offenheit überwiegt. Unser Gespräch wird eine konzentrierte Angelegenheit werden, denke ich.
Gibt es im Moment bei dir oder an mir etwas, das dich stören könnte?
Ein geringfügiger Druck im Magen, sonst nichts.
Gut. Wenn du möchtest, versuche mit dir und deiner Phantasie in die Zeit vor der Diagnose zurückzugehen. Du weißt noch nichts. Schau mal, wie du in dieser Zeit lebst. Was fällt dir ein?
Ein wichtiger Punkt ist das Verhältnis zu meinem Vater, eingeschlossen die Zeit von seinem Tod bis zu meiner Diagnose, ungefähr vier Jahre. Mein innerer Aufbruch begann, als er noch lebte. Über diese Phase meiner persönlichen Entwicklung möchte ich ausführlich sprechen. 1963 ist das Jahr meiner Heirat, 1977 das Jahr meiner Diagnose. Geheiratet haben wir, weil unsere Tochter unterwegs war. Sie bedeutete den Vollzug unserer Liebe. Zur Zeit ihrer Geburt studierten wir beide und führten eine richtige Studentenehe mit Nebenherverdienen und viel Lernen. So wurde unsere Tochter in nicht ganz einfachen Verhältnissen geboren. Aus Fürsorge für meine Familie stellte ich

meine Bedürfnisse stark zurück, tat meine Pflicht, egal wieviel Kraft es mich kostete, und verlor. Das ist genau der Grund, weshalb ich auch über diese Zeit ausführlicher nachdenken möchte. Aus einer Verzichthaltung lebte ich die ersten zehn, zwölf Jahre meiner Ehe. Es ist nichts dagegen einzuwenden, daß Frauen ihre Bedürfnisse zurückstellen, sonst würden ihre Kinder nicht überleben. Aber ich glaube, ich hab's übertrieben. Geld war kaum vorhanden, auch als mein Mann endlich verdiente, so wenig Geld, daß ich nicht einmal die viele Zeit, die ich zur Verfügung hatte, zum Lesen benutzen konnte, weil Bücher entleihen mindestens die Fahrkarte zur Bücherei kostete. Unsere Wohnung lag in einer dieser vornehmen Wohngegenden, in denen man vereinsamt. Tagsüber fuhr der Gemüsemann durch die Gegend, sonst passierte nicht viel. In mir machte sich die gleiche Einsamkeit breit. Jahre ohne Kontakte, die Studienkollegen waren weggezogen, und zu der Gesellschaft, in deren Mitte wir wohnten, gehörten wir nicht. Die äußere Einsamkeit machte sich schließlich in mir breit. Ich hielt still, und mein Stillhalten wurde zur Starre.
Das heißt, Stillhaltenmüssen anstatt ...?
Anstatt zu leben. Meine Vorstellung von Pflicht verlangte, für die Kinder dazusein, meinen Mann zu versorgen. Die Vorstellung von Liebe, die ich besaß, verlangte, den Partner zu seinem Recht kommen und sich entwickeln zu lassen. Mich hatte ich zurückzunehmen. Selten geschah es, daß ich eigene Wünsche anmeldete. Ich war eine Marionette, starr, still und einsam.
Wie ging es dir körperlich beim Stillhalten und Starrsein?
Ich wurde richtig passiv. Da ich Sport studiert hatte, war es naheliegend, mich sportlich zu engagieren. Aber diese vornehmen Vororte liegen weitab, und man braucht ein Auto. Ich wollte meinen Mann in mein Bedürfnis einweihen, aber mir fehlte der Mut zu sagen, daß ich in einen Sportverein wollte. Partner müssen Zeit füreinander haben.

Gerade, wo du mich fragst, wird mir klar, wie wenig ich über meinen Körper nachdachte. Die ersten zwölf Ehejahre bedeuteten einen radikalen Bruch mit der Beweglichkeit im Sportstudium. Ja, meinen Körper habe ich ausgesprochen vernachlässigt. Das sehe ich auch daran, daß ich sofort zugriff, als die Pille aufkam. Nachdem ich die Pille jahrelang genommen und dann abgesetzt hatte, merkte ich, sie war mit an meiner Starre schuld gewesen. Ohne Pille verlor ich schnell an Starre und entdeckte überhaupt erstmals, was es heißt, Frau zu sein. Bis dahin waren Sexualität und Intimität ein Buch mit sieben Siegeln geblieben, ohne Kenntnis des Orgasmus. Mit meinem Mann schlief ich, weil er es wünschte. Von meiner Seite kam wenig Initiative, und wenn sie kam, suchte ich mehr Zärtlichkeit als Sexualität.

Mein Unwissen hätte ich beseitigen können durch Gespräche mit anderen Frauen, aber ich sprach nicht über das Thema. Die natürlichen Dinge waren in unserer Familie meistens problematisch und sind es für mich auch geblieben. Wegen meines dicken Bauchs in den Schwangerschaften schämte ich mich gewaltig. Unser erstes Kind war bei der Heirat schon unterwegs. Das war und blieb eine Schande für die Familie. Meine Mutter hat der Verwandtschaft nie davon erzählt und gab konsequenterweise die Geburt unseres Kindes sechs Wochen nach dem tatsächlichen Geburtsdatum bekannt. Anschließend hat sich das sonderbare Verhältnis zwischen uns sichtbar gezeigt. Es ist bis heute ungeklärt geblieben. Ich meine, diese Art der Geheimhaltung sagt eigentlich vieles darüber, wie schwer sich meine Mutter tut, aufrichtig zu sein und direkte Zuneigung zu geben. Von ihr habe ich übernommen, daß ich oft den Weg zum anderen nicht finde. Manchmal spüre ich das Fehlen dieser Ausdrucksmöglichkeiten. Wenn ich diese Hemmschwelle kraß beschreibe, würde ich sagen, ich kann nicht lieben. Noch immer ist meine Orgasmusfähigkeit nicht so weit gediehen, wie sie nach meiner Vorstellung sein müßte. Wie kann ich in dieser Verfassung überhaupt Mensch sein? Was mich hinderte, ein ganzer Mensch zu sein, wußte ich damals nicht. Nach dem Tod meines Vaters verlor sich allerdings ein Teil meiner Hemmungen, das befreite mich. Endlich konnte ich leben. Solange die Starre mich gefangenhielt, war es vorgekommen, daß ich dachte: »Du bist ein Klotz.« Ich hatte mich gesehnt, an die Stelle des Klotzes könnte etwas anderes treten.

Ja. Versuche zu phantasieren, was das andere sein könnte.
Das andere wäre, was ich wirklich an Gefühlen in mir trage. Aber ich finde es nicht.
Du sagtest, dein Wert war die Pflicht. Was machte deinen Lebenssinn aus?

Tun, was getan werden muß. Die anderen leben lassen. Ich lebte für die Pflichterfüllung. Lebenskraft erhielt ich durch meinen Mann. Er wußte zu leben. Er wußte einfach, wie man lebt. Mein Grundgefühl, am Mitmachen gehindert zu sein, wurde durch die Teilnahme an seinem Leben abgemildert. Seine Lebenskraft färbte auf mich ab.

Schon immer fehlte mir das Bewußtsein meiner Wünsche und Möglichkeiten. Als Kinder durften wir fast nichts. Ach, es war immer eine übermäßig behütete Welt gewesen, in der ich aufwuchs. Draußen fand das große Leben statt, von dem ich vergeblich ein Stückchen abhaben wollte. Die Haltung, nicht teilnehmen zu dürfen, hat mich nicht mehr verlassen. Ein Erlebnis, an das ich mich erinnere, betrifft etwas in dieser Art. Es war unser Hochzeitstag, und ich wollte mit meinem Mann ausgehen. Er dagegen wollte schmusen. Na gut, wir schmusten. Aber meine Zärtlichkeit ist an diesem Abend auf der Strecke geblieben. »Es ist doch alles umsonst, was du dir so wünschst«, dachte ich mir, »es hat keinen Sinn, eigene Wünsche zu haben.« Vielleicht bildete dieser Abend einen der Bausteine zum Stillhalten und Marionettenhaften. Er verstand zu wünschen, sich durchzusetzen, zu leben – und ich, das war nicht zu leugnen, verstand es eben nicht.

Indem du nachgibst, scheint etwas in dir zusammenzufallen. Was ist es?

Meine Vitalität. Für-mich-wünschen-Können fällt zusammen. Ich selbst.

Als du entdeckst, daß er zu leben versteht, brichst du zusammen. Dabei hegtest du die Erwartung, in der Ehe besser und intensiver im Leben zu stehen. An diesem Abend verstopft sich durch deine Nachgiebigkeit auch diese Lebensquelle.

Ja, ich empfand Hoffnungslosigkeit und Ohnmacht. In mir steckte ein Schrei, der lautlos blieb. Am liebsten hätte ich geschrien: »Ich möchte auch leben. Ich bin ein Vogel mit hängenden Flügeln, die sich nicht bewegen. Ich will fliegen, ich will meine Flügel benutzen.« Mir war es unmöglich, meine Kraft nach außen zu bringen und richtig einzusetzen, doch wußte ich es in der Weise, wie ich es jetzt schildere, damals nicht. Meinem Leiden fehlte das Bewußtsein seiner selbst. Soll ich es Glück nennen, daß es mir gelang, meinen Zustand zu überspielen?

Körperlich war ich ausreichend kräftig, und meine Kräfte reichten aus, die innere Misere zu übergehen. Nach dem Tod meines Vaters war es so weit, daß ich nichts mehr überspielen konnte. Eine wahnsinnige, unüberwindliche Müdigkeit überfiel mich und ließ mich nicht mehr los. Sie hielt Tag und Nacht an. Zu jeder beliebigen Zeit konnte ich einschlafen. Meine Familie nannte mich den Weltmeister im Schlafen. Zehn Jahre und mehr hatte ich mich weit mehr als mein Mann verausgabt, zehn Jahre lang die Grenzen meiner Kräfte mißachtet. Als Kind gewohnt, kräftig mitzumachen und temperamentvoll zu sein, war ich im Aus mit einem eigenartigen Gefühl, als sei es mir verboten, richtig und mit Freude zu leben.

Wie lebtest du im Kreis deiner Familie?
Über meiner Familie lag und liegt noch immer der Schatten eines sexuellen Schuldgefühls. In unserer Familiengeschichte ist er genau zu erkennen. Überdeutlich zeigt er sich in den selbstgeschaffenen Lebensumständen, in denen meine Cousinen und Tanten sich befinden. Meine Tanten blieben alle bis auf eine unverheiratet, nicht wegen Häßlichkeit, sondern weil der Großvater ihre Heiratspläne durchkreuzt hatte. Aus diesem überschatteten und patriarchalischen Haus stammt mein Vater. Mit fünfunddreißig Jahren verlangte man noch immer von ihm, abends pünktlich zu Hause zu sein. Aus unserem Stammbaum, der über zweihundert Jahre geführt wurde, geht hervor, daß zweimal uneheliche Kinder geboren wurden, was den Anlaß gab, diesen sündigen Familienteil auszuschließen. Von diesem moralischen Unfall an gibt es eine strenge Linie in unserem Stammbaum, strenge Strukturen, die mich erschrecken, wenn ich sie bei meinen Cousinen und verwandten Familien wiedererkenne. Sie können diese Strenge kaum voneinander abgeguckt haben. Wenn die Verwandtschaft sich selten, vielleicht dreimal im Leben trifft, muß es sich schon um eine Familientradition handeln.

Bist du die Älteste?
Ja. Drei Jahre nach mir kam meine Schwester. Wieder ein Mädchen, wo doch mein Vater sich so auf einen Jungen gefreut hatte. Der Junge, der danach kam, war ein Siebenmonatskind, das die Kraft zum Leben nicht besaß. Endlich, als ich neun Jahre war, kam mein jüngster Bruder.

Du solltest ein Junge werden. Wie ging es der kleinen Nelly, die, wenn es nach dem Wunsch des Vaters gegangen wäre, ein Junge sein sollte?
Sie wächst unter Frauen auf, die Männer sind noch nicht aus dem Krieg zurückgekehrt. Viele Familien mit Frauen in unserer Umgebung. Meine Mutter, die unten im Haus ein separates Zimmer hatte, meine Oma, die kochte und stets von zahllosen Töpfen eingekreist in der Küche wirkte. Meine Erinnerungen sind blaß, doch erinnere ich mich an Fotos, die aus dieser Zeit stammen. Meine Mutter sieht man als kräftig gebaute Frau, die in ihrer ganzen Größe Liebe verkörpert. Ihre Liebe gab es, wenn alle Pflichten erfüllt waren. Liebe war zu kriegen – aber das leite ich jetzt nur ab –, wenn man nicht aus der Reihe tanzte. Der Mittagsschlaf, der zu meinem Tagesablauf gehörte, fällt mir ein. Ich mußte jeden Mittag schlafen. Mir ist nicht in den Sinn gekommen, wozu mein Mittagsschlaf gut sein sollte. Also raus aus dem Bett und zu den spielenden Kindern auf der Straße, um mitzumachen. Nelly ist ein Mädchen, das mittags nicht schlafen kann. Außerdem fühlt sie sich, wenn die Spielkameraden sie aufziehen oder wenn sie etwas nicht erreicht, was sie sich vorgenommen hat, schnell aufs tiefste gekränkt.
Liebe bekamst du, wenn du machtest, was sich gehört. Du warst ein Kind, das gern ein bißchen über die Stränge schlägt?
Meine Familie weiß noch, wie wir auf einer unter den Verkehrsverhältnissen der Nachkriegszeit beschwerlichen Reise waren, der Zug überfüllt, unser Waggon gepfropft voll. Man war froh, wenn man noch mit auf das Trittbrett kam. Dank meiner Anwesenheit saß meine Familie mit mir ganz allein in einem Abteil, weil die Reisenden mich so furchtbar ungezogen fanden. Ich muß einiges angestellt haben.
Du warst mit Temperament gesegnet.
Ja, und sie versuchten alles, damit ich mich benahm.
Lebt deine Mutter?
Ja, ulkig, wenn ich an sie denke, kommt es mir manchmal vor, als möchte ich nichts mit ihr zu tun haben. Und dann wieder, wenn sie auf Besuch kommt und ich sie am Zug abhole, heule ich schon, wenn ich sie von weitem auf mich zukommen sehe, vor aufsteigendem Gefühl. Steht sie dann vor mir, spüre ich diese Schranke aus Kühle. Doch, es ist Kühle! Ich glaube, daß

sie mich benutzt. Regelmäßig kommt sie zu Besuch, wenn mein Bruder krank ist, um sich bei mir auszukurieren. Wie sie es braucht, setzt sie mich als ihre Stütze ein. Während der letzten Krankheit meines Vaters verlangte sie mein Kommen, damit ich ihr beistehen konnte.
Du hast dieses starke Gefühl zu ihr und womöglich ein Bedürfnis, dich auszuweinen, und doch bist du daran gehindert, sobald sie dir nahe ist.
Ausweinen konnte ich mich nie bei ihr, nie mit Problemen zu ihr gehen und mich aussprechen. Der Grund war nicht, daß sie nicht gewollt hätte oder daß ich es nicht möchte; ich bin einfach unfähig, es zu tun. Der Grund ist wohl in ihren guten Absichten zu suchen. Sie würde mich nicht verstehen, weil sie das Beste will und ihren guten Willen lebt, obwohl ich weiß, daß dies nicht durchweg stimmt, aber es gilt für ihr heutiges Leben. Immerhin, sie hat gute Absichten und wäre verletzt, daß ich nicht ihrer Meinung bin.
Wenn sie hier säße, und ich wäre mit ihr allein, was würde sie mir über ihre Tochter erzählen?
Sie würde davon sprechen, wie stolz sie auf uns Kinder ist, wie stolz sie ohne Zweifel auch auf mich ist, wahrscheinlich weil ich Erfolg habe und viel arbeite. Dennoch hört sie nicht auf mich. Ein lustiges Beispiel möchte ich dir schildern. Ich lebe etwas gesundheitsbewußter, als es in meinem Elternhaus üblich war. Nun bin ich aber nicht ihr Ratgeber in Gesundheitsfragen, das ist mein Bruder. Den Rat, wie man gesünder kocht und lebt, nimmt sie von seiner Seite gern entgegen, von mir nie. Was mein Bruder sagt, besitzt für sie mehr Gewicht, obwohl er seine Ideen von mir hat und sie das genau weiß. Mein Bruder hat auch meine Idee aufgegriffen, Holz im Wald zu sammeln, was ich und meine Familie noch immer machen. Aber bei mir zu Besuch klagt sie darüber, wie schwer mein Bruder es hat, Holz aus dem Wald zu holen.
Was macht das mit dir?
Wütend und nicht wissend, was ich tun sollte, habe ich laut gelacht: »Mama, das kannst du mir doch nicht erzählen. Sein Holz ist auch nicht schwerer als meins, wenn man es trägt.« In ihrer Verteidigung führte sie auf, das Waldstück meines Bruders sei viel schwerer zu begehen als unseres. Sie sieht mich gar

nicht, für sie bin ich ein Schatten. Dieses Beispiel ist nur eine der vielen Bestätigungen, die ich immer wieder erhalte. Dagegen muß ich herhalten für Dinge, wo es meiner Mutter schlechtgeht.
Zum Gebrauchen bist du gut, aber sonst bist du im Schatten. Erzählst du mir noch über die Zeit, von der du sagtest, du willst eigentlich leben?
Mein Zuhause war ein Käfig, und früh habe ich versucht, von dort wegzukommen. Beengung und Sehnsucht. Fahrradtouren habe ich gemacht, bis zu dreihundert Kilometer an einem Tag, und ähnliche kraftvolle Dinge, die ich mir auferlegte, um mich zu bestätigen. In mir war eine Sehnsucht, frei zu sein. Freiheit war für mich *das* große Thema. Die Menschen, die mich kannten, müssen etwas von meiner Sehnsucht erfaßt haben. Ich sehnte mich ins Freie, in die Natur, in die Stille. Gestern bin ich auch auf und davon, meiner Sehnsucht nachgelaufen, bis ich keine Stimme mehr hörte. Das ist der gleiche Vorgang wie damals. In die Stille, dort, wo niemand ist. Ich möchte in Ruhe gelassen werden und das Lästige von mir streifen.
Wie ist das Bild deines Vaters? Wie erlebst du als Kind deinen Vater?
Sein Leben bestand aus Disziplin und Pflichtbewußtsein. Unsere Familie wurde von ihm gründlich kontrolliert, was die anderen ebenso wie mich betraf. Sonntag morgens durfte ich zu ihm ans Bett, und wir tobten, einmal so wild, daß ich gegen die Heizung stieß und ein Loch im Kopf hatte. Ich glaube, wir hatten schöne Zeiten zusammen. Das Ausgelassensein hat mir gefallen. Bär hat er mich genannt, Nelly, seine Bärin. Ich meine, daß die Bezeichnung auf mich paßt, denn ich bin ein bißchen tapsig und nicht besonders feinfühlig. Mit sieben Jahren noch unsicher über das, was stimmt und was nicht stimmt, hat er mir mit der Bezeichnung Bär einen Schrecken eingejagt, als er zum Schein mit dem Zoo telefonierte. Er sprach in den Hörer: »Kann ich meine Tochter noch bringen? Sie benimmt sich so unmöglich, daß sie in den Bärenkäfig soll.« Die Bärenmutter hatte gerade Junge geworfen, das wußte ich. Diese Riesentiere! Und ich sollte jetzt in den Bärenkäfig, und Vater hatte tatsächlich mit dem Zoodirektor telefoniert. Gern hätte ich mich nachts, als ich dann schrecklich von Bären träumte, in

das Bett meiner Eltern geflüchtet, dessen Wärme ich zum Trost gebraucht hätte. Ich rannte in ihr Schlafzimmer, wurde ein bißchen getröstet und zurückgeschickt. Dann lag ich wieder bei mir. In mir wurde der Zweifel wach, daß da etwas nicht stimmt: »Mit deinen Eltern, das stimmt nicht.« Sie können nicht die Not sehen, die ich habe. Ihr verdammtes Pflichtbewußtsein: Ein Kind gehört ins Bett, und die Eltern gehören in ihr eigenes. Mein Gefühl war, ausgestoßen, verlassen worden zu sein, und ich war sehr, sehr allein. Ja, meine Angst, meinen Schmerz und meine Not haben sie nicht gesehen.
Ein ähnliches Alleinsein befällt dich auch in deiner Ehe? Ist es die gleiche Atmosphäre?
Nicht direkt. Die Atmosphäre der Isolation kam erst mit dem Krebs.
Man kann sagen, die kleine Nelly vermißt die Nähe und die Zärtlichkeit ihrer Eltern und muß Alleinsein ertragen. Ich möchte, daß du versuchst, den Traum als symbolisches Geschehen aufzufassen, das ein anderes Ereignis spiegelt. Welches Ereignis könnte ebenso stark in Schmerz und Angst gewesen sein?
Meine Erinnerung streikt, aber ich will es versuchen. Einmal ist es die Angst vor meinem Vater, zum anderen muß ich ein ziemlich schlimmes Kind gewesen sein. Vor Weihnachten durchwühlte ich die Schränke. Einmal habe ich in der Küche auf dem Steinfußboden ein Feuerchen gemacht. Mit meiner Schwester zankte ich wüst. Wir trugen richtige Kämpfe aus. Es ist zu verstehen, daß meine Eltern mich, bei all dem Mist, den ich anstellte, eingrenzten. Aber als Kind ist es schwer, mit diesen Grenzen zu leben, denn ich hatte nie eine böse Absicht gehabt. Meine Schwester und ich bildeten Gegensätze. Sie ist schöner und zarter als ich.
Du bist der Bär und sie ist die Zarte?
Ich erinnere mich, daß ich an die Gerechtigkeit meiner Eltern glaubte und meinte, sie würden meine Schwester und mich gleich behandeln. In diesem Glauben konnte ich mich selbst als Kind in meinem wahnsinnigen Neid auf sie nicht verstehen. Sie war so zart, hatte so hübsche Locken. Mir hatte man die Rolle des Bären gegeben, in die ich mich gelegentlich hineinsteigerte, um meinen Eltern in ihrer Meinung von mir recht zu geben. Das

Tapsige stimmte zwar, ich war an manchen Stellen unbeholfen, aber insgesamt war es falsch.
Du gewöhntest dir den tapsigen Bären an und hast deinen Eltern einen Wunsch erfüllt.
Ja, ich erfüllte die Vorstellung, die sie sich von mir machten. Kleine Bären sind etwas Nettes. Wenn ich mich im Geiste zurückversetze, denke ich, daß ich nach Liebe suchte und, wenn sie mich schon Bär nannten, auch die Vorteile der Bärenrolle wahrnehmen wollte, die ich im Kraftvollen und Streifenden des Bärendaseins sehr wohl erkannte. Manche Spannung vermochte ich durch Lachen zu lösen, indem ich meiner Familie den Bären vorspielte, und die Rolle erlaubte mir, auf Kosten anderer die Mehrheit auf meine Seite zu ziehen. Die Fassade des Lächelns, die ich mir angewöhnte, war etwas Erstrebenswertes. Ich bin akzeptiert, wenn ich mich selbst nicht ernst nehme, wenn ich über das, was eigentlich in mir lebt, hinweglache. Die Rolle des Bären habe ich sehr lange gespielt. Mir ist nicht bewußt, wann ich damit aufgehört habe.
War es nur Theater?
Vor dem Tode meines Vaters habe ich mich immer klein gemacht, mich verteidigt, versucht, meine Gefühle wegzustecken und wegzuschlucken. Und dennoch waren meine Neugier und meine Sehnsucht nicht zu unterdrücken. Mir stand nichts zur Verfügung, was ich zum Leben brauchte. Während der Pubertät war mir diese große und tiefe Sehnsucht, die in mir wohnte, schon bewußt. Da war irgend etwas, was ich suchte. Mit meinem ersten Freund machte ich Spaziergänge, auf denen wir lange Gespräche führten. Einmal sagte ich zu ihm: »Laß uns wenigstens hier lachen. Zu Hause gibt es nichts zu lachen.« Das Lachen war mir eingefroren, und mein Körper war starr geworden. Gewohnheitsmäßig zog ich die Hüften ein. Meine Hüften sind relativ schmal, so wie bei einem Jungen. Durch das Zusammenkneifen der Pobacken habe ich meine schmalen Hüften noch forciert. Durch Aufrichten meiner Schultern habe ich mich breit gemacht.
Ob als Bär oder als Junge, du verleugnest deine Identität und dein Frausein.
Ja, ja. Mir hatte die Möglichkeit gutgetan, mich auszudehnen. Vielleicht hätte ich die Nähe gebraucht, vor allem aber lachen

zu dürfen, laufen zu dürfen. Es ist so herrlich, tun zu können, was man möchte. Dies sind die Wurzeln für meine Unfähigkeit zu genießen. *Mein* Leben war nicht das richtige Leben, draußen wurde es gelebt, dort, wo ich nicht war. Meine Erwartung sagte mir, daß ich mein Leben nicht genießen kann und darf. Genau dieses Gefühl trat auf, als ich den Knoten spürte, denn sofort dachte ich: »Jetzt hast du zuviel Freude gehabt und wirst dafür bestraft.«

Die Disziplin und das Pflichtbewußtsein meines Vaters waren durch seine Krankheit mitbestimmt. Er war tuberkulosekrank. Immer brauchte er seine Ruhe. Er war ein Mensch, der sich sehr auf seine Krankheit berief und mit ihrer Hilfe aus dem täglichen Leben ausstieg. In den letzten sieben Jahren ging er spazieren, sprach wenig, saß abends im Fernsehzimmer, wo er sich mit Musik oder Französisch beschäftigte, wenn er nicht gerade eine Sendung sah. Er hatte die Verbindung nach außen so gut wie aufgegeben. Sein Pflichtbewußtsein trieb ihn, die Höflichkeitsformen zu wahren. Meine Mutter sagte mir im Vertrauen, daß sie keine Verbindung mehr zwischen sich und ihrem Mann spürte. Erst die letzten sechs Monate vor seinem Tod versuchte er, die Beziehung zu seiner Frau zu verbessern. Wenn ich mit ihm sprach, fand ich ihn unnahbar, als wollte er sagen: »Ich führe mein Leben und lasse niemanden herein.« Selbst im Krankenhaus und dann auf der Intensivstation – er starb übrigens nicht an der Tuberkulose, die auskuriert werden konnte, sondern an den Spätfolgen einer Gelbsucht, die er sich im Krieg zugezogen hatte – fehlte mir das Menschliche. Noch immer stark, noch immer diszipliniert selbst in der äußersten Entkräftung. Mich machte das fassungslos, zu sehen, wie er scheinbar keine Angst vor dem Tod hatte. Nun, er hing sein Leben lang an seinem religiösen Glauben, vielleicht hat es ihm geholfen. Aber ich, die ich diese Stütze im Glauben nicht habe, habe nur seinen wortlosen Aufschrei gesehen. Damit kein falsches Bild meines Vaters entsteht, muß ich noch sagen, ich wurde wohl in meiner Lebenskraft durch ihn eingeschränkt, aber er hat mir auch von dem gegeben, was man als Kind zum Großwerden braucht. Ich glaube, als Kind hätte ich ihn gerne an der Hand genommen, wir wären durch die Wiesen gelaufen, und ich hätte gerufen: »Jetzt leb mal mit mir.«

Diese Traurigkeit für die nicht gelebte Zeit.
Bei ihm war es die Disziplin, bei mir war es das Verbot zu leben. Du erinnerst dich an den Vogel mit den hängenden Flügeln. Meine Pubertät brachte mir Sprachlosigkeit, meine Ehe das Gefängnis. Mein Mann und ich waren wie miteinander verwachsen. Ein eigenes Leben führte ich nicht, ersatzweise erfüllte ich die Anforderungen aus meiner Umwelt.
Das ist das Defizit aus der Zeit vor der Diagnose. Gibt es auch ein glückliches Ereignis?
Mir hat es schon Spaß gemacht zuzusehen, wie meine Kinder wuchsen, wie die Kleine angefangen hat, den Ball nach mir zu werfen. Entwicklung und Wachstum machen mir Freude. Sie an meinen Schülern zu beobachten sind die schönen Momente in der Schule.

Die Symbiose mit meinem Mann hat sich gelockert, wir stehen mehr nebeneinander, manchmal gegeneinander. Ich liebe die Geschwindigkeit beim Skifahren, weit ins Meer hinauszuschwimmen, und ich spiele gerne den Handwerker, der mit Hand anlegt, mauert, fliest. Als wir unser Haus bauten, war ich eine vollwertige Arbeitskraft.
Gibt es etwas, das dir mißlingt?
Die Verbindung zu meinen Kindern könnte besser sein. Bei meinen Schülern beschleicht mich manchmal der Eindruck, ich sei eine schlechte Lehrerin. Bei meinen eigenen Kindern dränge ich auf Leistung in der Schule. Sie brauchen eine andere Verbindung zu mir, aber ich bin nicht fähig, sie zu knüpfen. Mir mißlingt eigentlich die Erziehung meiner Kinder. In den Jahren meiner Berufstätigkeit, die das Äußerste von mir verlangten, mich verführten, noch meine allerletzten Kräfte herzugeben, habe ich eine Weile nicht viel, aber regelmäßig getrunken. Mal ein Bier oder einen Wein, das entlastet einen. Ich habe es kaum geschafft, mir das wieder abzugewöhnen. Als mißlungen ist wohl auch meine Sexualität zu bezeichnen. Dreizehn Ehejahre, ohne etwas vom Orgasmus zu wissen. Ich tat's aus Zärtlichkeit, aus einer passiven Haltung. Ich war eine junge Frau, die, wenn sie wirklich etwas wie Lust verspürte, lieber einen Krach in Szene setzte. Bei einem Krach wird nicht geschmust und nicht miteinander geschlafen. So hatte ich meine Ruhe. Ob ich Angst vor der sexuellen Erfüllung hatte, die mir dann doch nicht ge-

nügen und mich enttäuschen würde? Außerdem habe ich abgetrieben.
Wie stehst du zu dem Kind, das nicht leben durfte?
In der Zeit vor der Diagnose ist kein Gefühl da, meine Seele war verschüttet. Neuerdings kommt mir die Sache häufiger ins Bewußtsein.
Wir haben genug über die Vordiagnosezeit und über deine Kindheit gesprochen. Wie erfährst du die Diagnose?
Ich nehme Abschied vom Sommer, der uns, meinem Mann, den Kindern und mir, etwas Freisein an Sand und Meer gebracht hatte. Es geht auf die dunkle Zeit des Winters zu. September. Im September kriege ich meine Krankheiten. In diesen Ferien habe ich sehr gerne gelebt, wenn sich auch nicht alle Sehnsüchte erfüllten.

Aber es war noch nicht im September, die Sache zog sich etwas hin. Doch spürte ich etwas in der Brust, das erste Mal nach der routinemäßigen Mammographie vor zwei Jahren, die gezeigt hatte, das mit mir alles in Ordnung war. Es zog irgend etwas in der Brust. Berührungen meines Mannes konnte ich nicht mehr ertragen. Und mit einem Mal war es ein Knoten. Ich kann es nicht genau definieren, es war kein Schmerz, nur eine Ablehnung des Berührtwerdens. Das war das erste Symptom. Der Schreck, den ich bekam, war wahnsinnig. Wochenlang habe ich über meine Entdeckung nicht geredet, nicht einmal mit meinem Mann. Wieder kam die Starre über mich. Wäre ich nicht eines Abends zu meiner Freundin gegangen und hätte, gelockert durch ein Glas Wein, nicht ein paar Worte darüber verloren, ich weiß nicht, wie ich die Starre und die Sprachlosigkeit hätte überwinden sollen. Sie drängte mich, sofort zum Arzt zu gehen. Ich war froh, als sie das sagte, denn sie hat mir die Entscheidung abgenommen.

Nach vielem Hin und Her bekam ich einen Termin zur Untersuchung. Bis dahin machte ich Spaziergänge durch die nächtlichen Straßen und habe es für mich allein getragen, habe viel Angst gehabt. In meiner Studentenzeit war ich oft abends, so um ein oder zwei Uhr nachts, hinausgegangen, wenn niemand mehr auf der Straße war. Dann schaute ich in den Himmel und in die Weite mit der Sehnsucht und dem Bewußtsein von Hoffnungslosigkeit: »Das hat keinen Sinn. Du bist nicht

auf dem Boden.« In diesen Zustand rettete ich mich hinein: »Du mußt jetzt sterben. Du hast Krebs.« Ich habe nicht versucht, weiter zu denken. Es war im Gegenteil der Versuch, auch meine Gedanken erstarren zu lassen. Und ich meine, es ist so viel Widersprüchliches über den Krebs im Umlauf. »Wenn sie schneiden«, dachte ich, »dann kriegst du todsicher Metastasen.« Ich war wenig informiert, sehr mißtrauisch, und beides hemmte mich, das Richtige zu unternehmen. Bis zur definitiven Diagnose verstrichen noch drei Monate. Die erste Ärztin, die mich untersuchte, meinte: »Ja, Sie haben recht. Wir müssen weiter beobachten und notfalls den Knoten schneiden.« Ich mochte ihre weinerliche Stimme nicht und fühlte mich noch vernebelter als vorher. Die zweite Ärztin, die mich untersuchte, war burschikos und aufmunternd. Sie meinte, ich sollte noch ein Vierteljahr warten und nach Veränderungen schauen. Das munterte mich ein bißchen auf. Und nach drei Monaten kam ich zu ihr zurück.
Du hast nichts gemacht.
Ja. Ich habe es erst einmal in Ruhe gelassen. Ich hatte den Eindruck, es sei nicht so eilig. In der Mammographie hatte sich eine gute Abgrenzbarkeit ergeben.
Du hast ein Vierteljahr gewartet.
Dann bin ich wieder hin. »Der wird größer, wir müssen was tun. Kommen Sie, wir nehmen ihn heraus. Dann brauchen Sie sich keine Gedanken mehr zu machen«, meinte die Ärztin. Ihre burschikose Art ließ mich verstehen: Das ist ein medizinisches Problem, das kriegen wir schon. Meine vielen Fragen, die ich in mir trug, und meine ganze Angst blieben unberührt. Muß ich sterben? Ich fragte herum bei Bekannten und noch zwei anderen Ärzten. Allesamt schienen sie mir nicht mehr glaubwürdig, wenn ich aus den Untersuchungen kam. Alles, was ich wußte, war, daß ich ganz allein stand: »Du mußt deine Dinge selber in die Hand nehmen, kannst dich auf niemanden verlassen.« Hier ist die Geburtsstunde für meinen neuen Weg, für meine Veränderung zu suchen.
Und was unternimmst du?
Ich verließ mich auf den anderen Arzt, der die Biopsie machte, und meinte, der Knoten sei gutartig und gut abgrenzbar. Ich verschaffte mir Kenntnisse über die Biopsie und wie man dabei

orgeht. Endlich kam die Operation. Sie wurde von einem Schönheitschirurgen ausgeführt, den ich ausfindig gemacht hatte. Er erlaubte den Termin zu wählen, so wie ich ihn wollte. Wir unterhielten uns während der Narkose, er entnahm Gewebe, schickte es zur Untersuchung weiter und sagte dann, es sei nicht nötig, daß wir die Brust abnehmen, wir könnten es dabei belassen. Es ist alles gutgegangen.

Dennoch, ich habe gekniffen, weil ich es auf eine Auseinandersetzung mit den verschiedenen Ärzten, mit denen ich es zu tun hatte, nicht habe ankommen lassen. Die Spannung, die damit verbunden gewesen wäre, gleicht der Spannung, wenn ich mit einem Mann schlafen möchte. Ich kann sie nicht aushalten. Ich bin hin- und hergerissen worden. Man sagte dies, man sagte jenes. Ich habe gekniffen, weil ich mich auf das rein Medizinische eingelassen habe und nicht für Klarheit, Verständnis und die Besänftigung meiner Angst gekämpft habe. Letzten Endes stehe ich mit meinem Problem allein da. Da sind Zellen, die eventuell umschlagen könnten. Da sind Ärzte, die nur bestätigen, was ich selbst schon längst weiß und gespürt habe, und die mich auffordern: »Bleiben Sie selber dran und untersuchen Sie sich selbst. Sie spüren das sehr gut. Wir werden das immer wieder von Zeit zu Zeit untersuchen.«

Schließlich kam ein Schwall von neuen Gedanken über mich. Ich überlegte mir: »Mensch, was hast du bisher für ein Leben geführt! Nur Pflicht! Immer nur was für die anderen getan.« Die Gedankengänge führten zu neuen Entschlüssen. Ich wollte mein Leben selbst in die Hand nehmen. Aber ohne diesen Knoten hätte ich nie den Mut gehabt, zu meiner Familie zu sagen: »Leute, ich fange neu an, als erstes mache ich eine Ausbildung als Atemtherapeutin.«

Dieser Knoten half dir, dich für dich selbst einzusetzen. Du wolltest etwas für dich tun?
Im nachhinein finde ich es eine sehr glückliche Fügung. Die lange Zeit, die seit der Operation vergangen ist, hat es mir erleichtert, die Wucherung als gutartig zu akzeptieren. Ich bin ihr dankbar.
Wie ging es dir während und nach der Zeit der Operation?
Ich habe meinen ganzen Mut gebraucht, um es allein durchzustehen. Während der Operation hörte ich das Messerschaben,

spürte aber nichts. Und danach? Der Knoten bedeutete für mich eine Bestrafung für Zärtlichkeit. Indem die Operation mich vom Knoten befreite, wurde ich eine Bedrohung los.
Zärtlichkeit ist etwas Verbotenes?
Genau, man kommt nicht straflos davon.
Und die Ärzte, wie gehen sie mit dir um?
Die erste Ärztin, die mit der weinerlichen Stimme, war selbst hilflos. Ich übernahm ihre Hilflosigkeit und flüchtete. Die zweite Ärztin hatte auch Angst. Sie überspielte sie mit einer großen Burschikosität. Meinen Schmerz sah sie nicht und verlagerte sich aufs Medizinische. Der dritte Arzt genauso. Nein, ich glaube, beim dritten war es anders. Er versuchte mich als Mensch zu verstehen, hat aber meine Urteilsfähigkeit als mangelhaft herausgestellt. Beim vierten Arzt angelangt, wollte ich eigentlich nur noch die Diagnose wissen. Und beim fünften reichte mir die Operation. Mehr als medizinische Versorgung wollte ich nicht mehr.

Zu Hause holte mich die Einsamkeit ein. Ich suchte allein zu sein und habe mich vergraben. Dann das Gegenteil: Um wieder in Gang zu kommen, stürzte ich mich in Bewegung beim Langlauf und beim Skilanglauf. Die Angst wollte nicht abnehmen und äußerte sich in Hirngespinsten: »Die Kinder sind mittlerweile so weit, daß sie mich nicht mehr brauchen. Mein Mann braucht mich auch nicht mehr.« Todesgedanken machten sich breit. »Es gibt bestimmt jemand, der deinen Platz ausfüllen kann.«
Dein Mann findet eine andere?
Ja. Ich steckte in einer Maschinerie, in der ist man nicht mehr Herr. »Wenn es sich trifft, dann mußt du halt dran glauben.« Neulich hatte ich ein Gespräch über den Tod, in dem ich die Auffassung vertrat: Man bekommt den Tod, den man gelebt hat. Gemessen an dieser Auffassung würde ich einfach die Rolle des Krebskranken erfüllen und wie jeder Krebskranke auch zu sterben haben. Wenn ich mich nicht da herausgerappelt hätte ...
Du kannst dich nicht wehren. Du hast keine Kontrolle. Wo bekommst du deine Stütze?
Nirgends! Die Stütze habe ich in mir selbst gesucht, im Nachdenken, in meiner Einsamkeit. Es stimmt nicht ganz, und ich

möchte etwas korrigieren. Mein Mann war mir zwar keine Stütze, aber ich habe ihm alles, was mich erfüllte, sagen können. Doch es war kein emotionaler Austausch, denn ich habe nichts wiederbekommen. Was er für mich tun konnte, war, meinen Klagen stumm und aufmerksam zuzuhören.
Was hättest du dir von ihm gewünscht?
Mich beklagen und sprechen können schon, und doch mehr. Damals hätte ich gebraucht, was ich ihm heute sagen kann: »Schau mich an, lerne kennen, wer ich bin. Hör dir das nicht nur an und schluck es, sondern nimm Stellung, gib mir Wärme, Geborgenheit und bleibe in meiner Nähe. Schau, ich bin krank.« Damals behinderte uns unsere Auseinandersetzung über das Sexuelle, die noch längst nicht ausgestanden war. Mir wurde klar, wie sehr ich unter meiner mißratenen Sexualität litt. Mein Leiden und meine Unzulänglichkeit schienen unaufhebbar. Ich erinnere mich an einen Abend, an dem ich sehr geweint habe, stundenlanges Weinen in den Armen meines Mannes, der sich stumm anhörte, was ich zu sagen hatte. Nachher sind wir ins Bett gegangen, er schlief mit mir, und ich in meiner Trauer konnte nicht mitziehen. Oder wollte ich mitgehen und wurde traurig, weil ich mein Unvermögen spürte? Das hat mich derart erschüttert, daß ich dachte: »Er versteht mich überhaupt nicht, er kann mich nur auf seine Art trösten und wird nie erfahren, was es für mich bedeutet.«
Und das genügte dir?
Nein, natürlich genügte mir das nicht. Heute sage ich ihm, daß es mir nicht genügt. Aber um es sagen zu können, habe ich lange gebraucht. Ich muß ihm sagen, daß er nach mir schaut, daß er in mich hineinspürt und daß ich meine Art habe, die er kennenlernen kann.
Ein Wandel in eurer Ehe. Was ändert sich in den anderen Beziehungen?
Nicht viel, ich habe meine Fassade bewahrt. Es wußte ja auch kaum jemand Bescheid. Die Entkrampfung mit anderen Menschen stellte sich erst ein, als ich mit der Atemtherapie anfing. In der ersten Stunde habe ich mich zum ersten Mal in meinem Leben so wohl gefühlt, wie ich es vorher noch nie erlebt hatte. Die Atemtherapie ließ mich merken, es gibt Bereiche, die weicher und wohliger sind, und diese stehen dir offen.

Wie ist deine Einstellung zu Trauer und Tod?
Nur nicht dran rühren. Als Ehefrau und als Mutter halte ich mich für ersetzbar. Meine Operationswunde ist gut verheilt, und es besteht kein Anlaß, ein Rezidiv zu befürchten.
Wie sieht dein Leben heute aus?
Seit kurzem bin ich Atemtherapeutin. In der Schule arbeite ich wieder als Lehrerin, aber ich weiß noch nicht wie lange. Dann arbeite ich in einer sozialen Stelle mit und habe einen halben Lehrauftrag. Aber das kostet alles Zeit, der Tag hat nur vierundzwanzig Stunden und die Woche nur sieben Tage.
Kannst du mir sagen, wie du mit der ständigen Bedrohung umgehst?
Lange habe ich die Befürchtung mit mir herumgetragen, daß ein Rezidiv kommt. Jetzt wiederholt sich ein Krebsgeschehen in meiner Verwandtschaft. Eine Tante von mir ist erkrankt. In der Pflege dieser kranken Frau kommt so wenig Menschliches bei ihr an, zu wenig Mitgefühl und zu wenig Verständnis. Meine Tante kann, und das konnte ich auch nicht, die Möglichkeiten nutzen, die bestehen. Wenn ich damals um alle diese Möglichkeiten gewußt hätte, wäre es mir bestimmt vor und nach der Operation besser gegangen. Um ihr zu helfen, habe ich ihr viel erzählt von Beziehung, vom Verstehen und von der Fürsorge für sich selbst. Sie tut mir sehr leid.
Was hast du heute an Positivem erreicht?
Ich sehe mich als einmalig, mich persönlich. Meinen früheren Rollen bin ich nicht mehr verfallen. Das kam durch die Atemtherapie. Zu meinen Kindern habe ich die langersehnte Beziehung, in der ich mich ihnen nahe fühle. Ich konnte anfangen, Liebe zu geben. Meine Kinder haben das sofort begriffen. In kleinen Schritten, die ich machte, lernte ich sie zu lieben. Es ist nicht lange her, als meine Tochter in einer Depression festhing. Wie sonst auch, habe ich zunächst meinen harten Standpunkt vertreten. Und irgendwann gelang es mir, umzuschwenken und ihr zu sagen: »Hör mal, ich glaube, du willst eigentlich etwas ganz anderes mit mir bereden als das, worüber wir jetzt sprechen. Laß uns unser Gespräch von neuem beginnen.« Von da an war das Eis zwischen uns gebrochen. Als meine Lebensaufgabe betrachte ich, lieben und leben zu lernen, was für mich eigentlich das gleiche ist. Früher konnte ich nie fröhlich sein.

Jetzt ertappe ich mich dabei, daß ich unter der Dusche stehe und singe. Nicht nur meine Tochter war depressiv, auch ich hatte viele Depressionen, aber sie werden seltener. Wenn ich depressiv war, war ich voller Klagen. Ich beklagte mich bei meinem Mann über die Schwere des Berufs, über das Leben im allgemeinen und im besonderen und tönte ihm die Ohren voll. Das ist vorbei.

Wie zeigt sich das bei dir jetzt im sexuellen Bereich? Du sagtest, dich berühren zu lassen falle dir schwer.

Ja. Ich kann es immer noch nicht. Mein Mann ist zärtlich zu mir und versucht, mir wirklich alle Freuden zu bereiten, die es gibt. Aber ich kann ihn nicht einlassen. Meine Lösung besteht darin, daß ich mich anschließend selbst streichle.

Was ist das, was dir verbietet, seine Nähe zu akzeptieren?

Früher, in meiner orgasmuslosen Zeit, kam es mir vor, wenn er bei mir war, ich stünde in einer anderen Türe, durch die ich nicht hindurchtreten kann, als ob ich die Spannung nicht aushalten und nicht ertragen kann. Ich mußte in mir abbrechen. Es ist ähnlich qualvoll wie ein Kampf, den man aufgibt. Aus diesen Qualen konnte ich mich retten, indem ich mich nicht mehr berühren lasse. Selbst wenn ich es wollte, kann ich es nicht geschehen lassen. Ich kann nicht sagen, ob es die Abtreibung war, ob es die Pillen sind, oder ob es die vielen Male sind, die er gegen meinen Willen mit mir schlief, wo ich zu müde war und nicht wollte. Aber ich muß es noch einmal sagen, mein Mann ist ein herzensguter Mensch.

Könntest du dich mit jemand anderem einlassen?

Das wage ich nicht zu Ende zu denken. Ich muß es irgendwie auf einen Nenner bringen, daß ich mich kraftvoll und stark fühle beim Basketball und beim Tanzen, daß ich den Kampf beim Zupacken liebe, bei meinem Mann jedoch Lust vermisse. Ich habe mich in meine Arbeit zurückgezogen und hoffe, irgendwann in der Zukunft... Mein Umgang ist aggressionsfreier, bei den Kindern spüre ich zum Beispiel weniger Schadenfreude, was ich hatte, wenn ich zu streng kontrollierte. Sie sollen gute Leistungen bringen, aber meine Forderung ist nicht mehr von Rache durchzogen, sondern vom Interesse an den Kindern. Ich hatte mit dieser offenen Schadenfreude nie etwas anfangen können. Ich spürte sie und wußte, daß ich etwas nicht

richtig machte, fand aber trotz allem den Ausgangspunkt nicht, an dem ich einhaken konnte, um sie aufzugeben. Ich bin dankbar, mit meinen Kindern einen anderen Weg vor mir zu haben, als der mir von meiner Erziehung vorgezeichnet war. Mein Leben fügt sich steinchenweise. Die vielen verschiedenen Steinchen werden eines Tages ein Mosaik ergeben. Mein Leben ist glücklicher, meine Ehe besser, wenn wir uns auch so arrangieren werden, daß nicht alle meine Vorstellungen von der Ehe zu verwirklichen sind.
Welche Veränderung ist in deinem Lebensstil eingetreten?
Ich will mich nicht mehr überfordern. Weil ich früher über meine Kräfte gegangen bin, möchte ich es nicht mehr tun. Wenn ich müde bin, gehe ich schlafen.
Befolgst du das?
Im wesentlichen ja. Ich versuche Ausgewogenheit in mein Leben zu bringen.
Sind auch neue Aufgaben aus der Tatsache, daß du an Krebs erkrankt bist, für dich entstanden?
Die Idee reizt mich, mit krebskranken Menschen zu arbeiten, um an sie weiterzugeben, was ich in meiner eigenen Arbeit mit mir selbst erlebt habe. Es besteht in der Annäherung an meine Gefühle und Empfindungen. Aber ich brauche Ermunterung und emotionale Ernährung, um an meine Gefühle zu glauben.
Und deine Einstellung zum Tod?
Ist noch nicht geklärt. Vor wenigen Wochen starb meine Schwiegermutter. Sie hat auf den Tod gewartet. Für dieses Thema möchte ich mir Zeit nehmen. Ich denke, ich habe noch Zeit, zu mir zu kommen, weil mich der Tod nicht zu schnell ereilen wird. Er wird mich nicht aus dem Leben reißen, sondern ebenso folgerichtig erscheinen, wie es bei meiner Schwiegermutter der Fall war. Ich bin sogar geneigt zu sagen, ich würde meine Lebensweise nicht ändern, auch nicht in dem Fall, daß ich in Kürze sterben müßte. Mir liegt es mehr, jetzt voll zu arbeiten und voll zu leben. Und die Einstellung, aus der heraus man auf den Tod hinlebt, liegt mir nicht. Bei allem Widersprechen und bei aller Blindheit, die ich durchlebt habe, glaube ich doch, ich hatte ein Gespür für das, was ich kann. Vor zwanzig, fünfundzwanzig Jahren hätte ich im Grunde genommen eine psychologische Hilfe gebraucht. Dann wäre mein Leben anders

verlaufen. Meine psychische Not habe ich nicht erkannt. Dann kam der Wandel, nachdem ich meine Not verspürt hatte. Ich lernte, richtig zu reagieren. Je mehr ich mich auf meine Gefühle und Empfindungen verließ, desto richtiger verlief mein Leben. Ich komme weg von Pflicht und Ordnung und lande bei meinen Gefühlen. Deutlich erkennbar ist, daß ich mich nicht mehr in meiner Sehnsucht und Einsamkeit zurückziehe. Ich versuche vielmehr, die Situation zu beschreiben. Wenn ich Stellung beziehen muß, was mir nach wie vor sehr schwer fällt, tue ich das mit dem Gefühl, am liebsten wegrennen zu wollen, und trotzdem bleibe ich da.

Du siehst die Veränderung in deinem Lebensstil. Kannst du abschließend in deiner Phantasie die Zukunft entstehen lassen?

Die Spontaneität und Lebensfreude, die ich als Kind hatte und die ich auch für die Erziehung meiner Kinder brauche, sind nicht mehr erreichbar. Dafür habe ich eine zu überlegte Art an mir. Mir ist klargeworden, wieviel Freude mir das Beobachten und Mitvollziehen macht, wenn etwas wächst, sowohl in der Natur wie beim Menschen. Ich will zu meiner Familie stehen und die Hoffnung nähren, daß unsere Beziehung eines Tages das Berührtsein und -werden gestatten wird. Ich sehne mich nach einem guten Einvernehmen mit meinem Mann und nach einer wirklichen, tiefen Partnerschaft. Daß wir uns beide als Personen erkennen, daß er mich lieben kann, daß ich ihn lieben kann.

Was meinst du, waren die Einflüsse, die zur Erkrankung bei dir geführt hatten?

Einen großen Anteil hatte wahrscheinlich die Starre meines Körpers, die Marionettenhaftigkeit, von der ich sprach. Ihren Anteil hat die Pille beigetragen, den noch größeren Anteil wahrscheinlich meine ungelebten Gefühle. Als Frau habe ich das Bedürfnis, Kinder zu bekommen, sie großzuziehen, zu hegen und zu behüten. Wir leben in einer Gesellschaft, in der diese Qualitäten nicht mehr gefragt sind. So war ich allein gelassen als Mutter, ohne Kontaktmöglichkeiten zu anderen Menschen. Meine inneren Barrieren verhinderten den Austausch mit Gleichgesinnten. Nachgehangen hat mir das Überbehütetsein durch den Vater, gepaart mit seiner Überstrenge. Die elterliche

Güte und Liebe gaben mir kein eigenes Revier frei, in dem ich hätte gedeihen können. So erstarrte ich zu einer Fassade, erlahmte zum Vogel mit hängenden Flügeln. Undurchbrechbar blieb der Zusammenhang zwischen Freude und Strafe. Für Freude mußte ich bezahlen. Was ist das für ein Mensch, der nicht unbeschwert fröhlich sein kann?

Wir haben mein Leben in einem großen Bogen durchlaufen. Das Gespräch läßt mich spüren, ich bin irgendwie unterwegs. Manches hat sich geschlossen, anderes tut sich erst auf. Lernen muß ich, Spannung auszuhalten und auf diese Sehnsucht in die Ferne, die mich nicht weiterbringt, zu verzichten. Ich muß mir einen Ruck geben, auf den Boden der Tatsachen zurückzukehren.

NINA:
Meiner Krankheit verdanke ich die Erlaubnis, mich zurückzuziehen und ehrlich zu mir selbst zu sein

Leider bin ich eine halbe Stunde zu spät zu unserem Treffen da. Nina ist schon am Vorabend angekommen, um ausgeruht mit mir zu sprechen. Meine Verspätung nimmt sie nicht übel, und bald sind wir in unser Thema vertieft. Wir befinden uns im Haus ihrer Freundin in K., dessen schlichte Einrichtung eine wohltuend ruhige Atmosphäre bildet. Nina fühlt sich in dieser Umgebung wohler und ungebundener als in ihrer Wohnung. Der Vorschlag, uns bei ihrer Freundin zu sehen, war von ihrer Seite gekommen. Sie meinte, ohne ihre Familie könne sie konzentrierter bei der Sache sein. Ihr Auftreten ist zuvorkommend und höflich. In der hellbraunen Hose und der weißen Bluse wirkt sie eher burschikos als weiblich. Vor einem Jahr hatte sie sich einer Amputation der linken Brust unterziehen müssen. Auf die Frage, wie sie sich fühlt, geht sie ohne Umstände ein.

Labil fühle ich mich. Gestern bekam ich plötzlich Fieber wegen der Hitze im Zug. Das Fieber kam überraschend. Warum Fieber für mich eine besondere Bedeutung hat, ist nicht so einfach zu verstehen. Während der Tumor in mir steckte, bekam ich nie Fieber. Deshalb ist Fieber für mich das Zeichen, daß mein Körper wieder normal reagiert. Gut, das Fieber, der Schüttelfrost und die allergische Reaktion, die zusammen auch aufgetreten waren, sind vorbei. Trotz allem fühle ich mich noch labil.
Was hat dich bewogen, zu dem Interview ja zu sagen?
Ich erwarte eine Bestandsaufnahme, wo ich stehe. Ich erwarte Klärung und möchte einige Anhaltspunkte, wie ich mich entscheiden soll. Die Entscheidung zu einer Psychotherapie steht an, ich weiß nur noch nicht, welche Richtung ich nehme. Nachdem alle medizinischen Therapien für den Körper beendet sind, möchte ich mit Psychotherapie weitermachen. Es ist für mich angenehm, in dieser Stadt und im Haus meiner Freundin zu sein. Für mich ist dies ein neutraler Ort, an dem ich mich

ungestört fühle. Es freut mich, eine Rückschau auf meine Krankheit und die Zeit danach zu versuchen, und würde, wenn wir das hinter uns haben, gern einen Bogen in die Zukunft spannen.

Gut. Dann laß uns die verschiedenen Lebensabschnitte ansehen, deine Kindheit, die Zeit vor der Diagnose, die Operation und die Zeit danach. Wenn wir die Diagnose des Tumors als einen Einschnitt in deinem Leben betrachten, der vieles in Bewegung setzte, wie hast du gelebt, als du noch keine Ahnung davon hattest?

Für Außenstehende lebte ich immer sehr unkonventionell, da bildet die Zeit vor der Diagnose keine Ausnahme. Zum Schrecken meiner Eltern und der Verwandtschaft auf dem Lande lebte ich mit Kindern und Mann ohne Heiratsurkunde zusammen. Es war noch nicht einmal mein erster, sondern mein zweiter Mann. Und was noch schlimmer war, ich hatte auf meinen Sohn aus der ersten Ehe verzichtet und erlaubt, daß er bei seinem Vater lebt. Von meiner unkonventionellen Art war meine Familie nie begeistert. Im Gegensatz zu mir sind meine drei Geschwister ganz und gar konventionell geblieben.

Ich war die Älteste, und daraus hätte sich, wenn es nach meiner Mutter gegangen wäre, ergeben, daß ich meine Pflicht darin sehe, meine kleineren Geschwister großzuziehen und mich aufzuopfern. Wenn ich nicht mit sechzehn das Elternhaus verlassen hätte, ich glaube, ich wäre untergebuttert worden. Ich bin rechtzeitig gegangen und habe selbst für mich gesorgt. In meiner Persönlichkeit bewirkte der Druck zur Konvention, der besonders von meiner Mutter ausging, bei mir eine Neigung zum Unangepaßten, aber andererseits auch zum Überangepaßten, das sich zeigt, sobald ich in einer befriedigenden Beziehung mit einem Mann lebe. Dann werden Überanpassung und Opferbereitschaft so stark, daß ich mich kaum bremsen kann. Mir fehlt also die Mitte.

Bei diesen Schwankungen brauchte ich etwas Kontinuierliches, und das war mein Beruf, für den ich durchs Feuer gehe. Den Beruf der Lehrerin hatte ich mir selbständig ausgesucht und mein Studium selbst finanziert. Die kontinuierlichen Kontakte, die ich durch meine berufliche Tätigkeit besaß, haben mich immer hochgehalten. Ohne sie hätte ich in Krisenzeiten

nicht durchgehalten. Es ist etwas wert, wenn du dich nicht durchhängen lassen kannst und morgens antreten mußt, weil deine Klasse dich erwartet. Als meine beiden Kinder zur Welt kamen, hätte ich mich beurlauben lassen können. Es wird kaum jemand verstehen, daß ich die mir von Rechts wegen zustehende Beurlaubung nicht in Anspruch nahm und ohne Unterbrechung weiter Unterricht gab. So wertvoll war mir diese Kontinuität. Gegenwärtig genieße ich zum allerersten Mal das Gefühl, Zeit für mich zu haben.
Mit sechzehn bist du abgehauen...
...und mit zweiundzwanzig war ich fertig als Lehrerin. Jetzt bin ich zweiundvierzig. Meine Eltern sind beide Zahnärzte. Meine Mutter arbeitete in der Praxis meines Vaters mit. Bei ihrer Belastung mit Beruf und Familie kann ein Außenstehender vielleicht verstehen, daß sie wünschte, ich solle die Schule mit der mittleren Reife verlassen, um mich um die Geschwister und den Haushalt zu kümmern. Aber dafür konnte ich kein Verständnis aufbringen. Meinem Vater verdanke ich die rechtzeitige Unterstützung, um von zu Hause wegzukommen. Er war auf meiner Seite und mit dem Plan meiner Mutter nicht einverstanden. Er sorgte dafür, daß ich in einer benachbarten Ortschaft bei kinderreichen Verwandten in den Haushalt aufgenommen wurde. Endlich kam für mich das große Aufatmen. Den ständigen Krach, der in meinem Elternhaus geherrscht hatte, war ich los. Unter den vielen Kindern im Hause meines Onkels ging ich unter mit dem erfreulichen Resultat, daß man nicht so sehr auf mich aufpaßte. Taschengeld verdiente ich mit Putzen, Nachhilfestunden und gelegentlichen kleinen Zeitungsartikeln, die mir keine Mühe und kein Kopfzerbrechen bereiteten. Zu jener Zeit steckte in meinem Herzen viel Bitterkeit und Haß gegen meine Mutter, wenn ich daran dachte, daß alle anderen Kinder liebevollere Mütter als ich hatten, daß meine Mutter mich nicht liebte und alles versucht hatte, um mich völlig zu vereinnahmen. Mehr als anderthalb Jahre besuchte ich sie nicht, aus Verletztheit und natürlich auch aus Sturheit.
Wir kommen später noch einmal auf das, was du sagst, zurück. Wie hast du deinen ersten Mann kennengelernt?
Wir lernten uns nicht so schnell kennen. Erst einmal verliebte

ich mich in einen Jungen, solange ich noch bei meinem Onkel wohnte. Er wohnte im nächsten Dorf. Wir haben uns verlobt in unserer ersten Begeisterung. Nach dem Abitur zog er in die gleiche Stadt, in der ich schon arbeitete. In dieser für ihn unvertrauten Umgebung erschien er mir derart unorientiert und unpassend, daß ich nicht recht wußte, was ich mit ihm anfangen sollte.

Unter diesen Umständen war ich erleichtert, als ich einen netteren jungen Mann kennenlernte. Nach einiger Zeit haben wir geheiratet. Es ist noch nicht richtig herausgekommen, wie sich mein Leben, seit ich von meinen Verwandten weggezogen war, verändert hatte. Alles war total anders. Ich, durchdrungen von einem Hochgefühl, fähig zu allem, was ich unternehmen wollte, fähig, ohne fremde finanzielle Unterstützung zu existieren – und das, wie ich fand, nicht einmal so schlecht. Also erledigen konnte ich alles, was anfiel: Arbeit in der Werbung und auf Messen, in der Fabrik. Manchmal spielte ich Reinigungsfrau auf irgendwelchen Putzstellen. Ich brauchte nicht zu betteln und war ohne die wachsamen Augen von Eltern und Verwandten.

Du hast Spaß an deiner Selbständigkeit, arbeitest ganz gern, verliebst dich. Wie geht es dir in dieser Zeit des Hochgefühls, körperlich und als Frau?

Im nachhinein denke ich, wenn ich nicht schon 1965 mit dem Studium fertig gewesen wäre, würde ich 1968 zur Zeit des Aufbruchs der Studenten noch dazugehört haben. Gewiß wäre mein Eindruck, daß ich zwischen den Stühlen sitze, weniger stark geworden. Man warf einen als Lehrer sofort ins kalte Wasser. Von Referendarzeit keine Spur. So bekam ich die revoltierende neue Denkweise zu wenig mit, um mich mit dem neu entstandenen Frauenbild richtig auseinanderzusetzen und zu identifizieren. Das Identifizieren war sowieso schwierig. Mein Vater, der bei meiner Geburt vierundvierzig Jahre alt war, wollte einen Jungen. Von Geburt an bis jetzt ist mir die Möglichkeit, mich mit der Rolle als Frau wohlzufühlen, nicht geboten worden. Als ich mit vierzehn die erste Menstruation bekam, hat mich ihr Auftreten in einem Maß erschreckt, daß sie für ein weiteres Jahr wegblieb. Oft benahm und fühlte ich mich wie ein Junge. Sport trieb ich gern und viel, eine Zeitlang habe ich sogar

Sport studiert. Und in meinem Verhältnis zu Männern habe ich meistens ein Kumpelverhältnis vorgezogen, das ersetzte die erotische Seite. Die Homosexuellen in meinem Bekanntenkreis erlebten mich als starke und tolerante Frau, als Menschen, von dem man etwas hat und der sie nicht verurteilt.

Du bist dort stark gewesen, wo es für dich als Frau ungefährlich war?

Ja, meine Wahl in Partnerschaften fiel auf Männer, deren Vater gestorben oder schon früh im Krieg gefallen war. Mit meinem ersten Freund war es so gewesen. Mein jetziger Mann ist ohne Vater aufgewachsen. Ich suchte mir Männer aus, fällt mir auf, die kein männliches Vorbild haben, um sich als Mann stark zu fühlen, wenn sie mit einer Frau zusammenleben. Es erleichtert mich zu sehen, wie es für meinen Mann überhaupt kein Problem war, unsere beiden Kinder ein paar Tage oder einige Stunden zu hüten. Manchmal bin ich ja auch einen Nachmittag oder ein Wochenende weggewesen. Natürlich würde sein Verhalten und seine Einstellung zu mir, seiner Frau, Rückschlüsse auf meine Weiblichkeit erlauben. Aber wozu? Wahrscheinlich werde ich es nie schaffen, eine volle und runde Weiblichkeit zu entwickeln. Das ist eine dunkle Seite in mir, vor der ich Scheu habe. Bisher war diese magische Seite in mir abgekapselt, aber sie äußert sich jetzt direkt über den Tumor in der Brust, und ich muß mich dieser Seite in mir stellen.

Laß mich noch einmal auf die Zeit zurückkommen, in der meine erste Menstruation auftrat. Aufgeklärt war ich nicht. Unser Hausmädchen versuchte, mich ein wenig zu trösten, als ich erschrocken über die Blutungen war. Sämtliche Zusammenhänge zwischen Menstruation und Sexualität waren vernebelt und blieben es. Daran änderte auch das Buch »Mädchen zwischen Traum und Tag«, das irgendwo bei uns herumlag, nichts. Es war von den berühmten Schmetterlingen die Rede und daß es beim Menschen so ähnlich wäre. Den Mut und das Vertrauen, die nächststehende Person zu fragen – und das wäre doch meine Mutter gewesen –, konnte ich nicht aufbringen.

Ein Vorfall in meinem achten Lebensjahr, der so unendlich wichtig für meine gestörte Zärtlichkeit wurde, war meiner Mutter in seiner Wirkung nicht bewußt, wie sich in Gesprächen zwischen mir und ihr ergab, wie wir sie heutzutage führen. Ich war in dem Alter, in dem ich noch unproportioniert und dünn gewachsen war. In einem Schwall von Liebhabenwollen hatte ich meine Mutter mit meinen langen Armen überraschend von hinten umarmt. Sie wußte doch, daß ich mit meinen Armen nicht anders konnte, als herumzufuchteln, aber sie drehte sich heftig um und sah mich böse an. Ich höre sie noch sagen: »Laß mich in Ruhe mit deinen Spinnenarmen.« Das bedeutete den großen Bruch. Von da ab waren Schmusen und Zärtlichkeit vorbei.

Sie konnte nicht ahnen, wie sehr ich unter dieser Ablehnung gelitten habe. Dies ist wohl der Grund, weshalb ich mich sehr früh mit Männern intim eingelassen habe. Ein gewisses Maß an Zärtlichkeit ist für jeden wichtig, und ich hatte einen riesigen Nachholbedarf.

Auch jetzt, wo du es aussprichst, habe ich dich schlucken sehen, und Tränen traten dir in die Augen.

Ich blieb noch lange an diesem Selbstmitleid, das sich dadurch einstellte, hängen. Ersatzweise wendete ich mich meinen jüngeren Geschwistern zu. Als die beiden Jüngsten geboren wurden, war ich für sie die Mutter – dabei war ich selbst noch ein Kind und mit der Aufgabe völlig überfordert.

Einerseits warst du Mutter und andererseits burschikoser Junge.

Immer diese Gespaltenheit. Sie muß wohl auch von der Stimmung in der Familie gefördert worden sein. Als ich älter war, erfuhr ich, daß in dieser Zeit das erotische Verhältnis zwischen meinen Eltern zu bestehen aufhörte. Meine Mutter hatte beschlossen, nicht mehr mit meinem Vater zu schlafen. Dazu muß man wissen, daß in unserer Familie ein merkwürdiges, katholisches Verhältnis zu Sexualität und Erotik bestand. Mein jüngerer Bruder, der zehn Jahre später als ich geboren wurde, war ein ungewolltes Kind. Meine Mutter hat ihn wegen ihrer religiösen Überzeugung ausgetragen. Wahrscheinlich hat sie sich als Katholikin nie um Fragen der Verhütung gekümmert und hat, um nicht noch mal schwanger zu werden, meinen Vater nicht mehr an sich herangelassen. Sie müssen sich gehaßt haben, denn es gab viele Kräche zu Hause, und eine Zeitlang war die Hölle los. Alles in allem habe ich mich früh dagegen gewehrt, und ich bin froh, durch mein Weggehen noch Schlimmerem aus dem Weg gegangen zu sein.

Es war keine gute Umgebung für dich. Wenn wir die Studentenzeit nehmen, welche Werte, welchen Sinn siehst du in ihr?
Ich liebte die Kraft meines Körpers, ich liebte es auch, Freunde zu haben, und genoß die erotische Seite meines Daseins. Wirklich, ich lernte, mein Leben zu genießen. Darin war ich in jungen Jahren viel weiter gekommen als meine Mutter, die nur selten die Möglichkeit hatte, etwas körperlich einfach zu genießen. Es gab die Pille, was die Gefahr unerwünschter Schwangerschaft auf ein Minimum herabsetzte. Ich fühlte mich wirklich befreit. Im fünften Semester geschah es dann. Ich war schwanger geworden und machte eine Abtreibung durch. Nicht weil ich mich nicht auf die Mutterschaft vorbereitet fühlte. Vielmehr machten die Selbstverständlichkeit, mit der ich das Kind austragen wollte, und die auf ihn zukommende Verantwortung meinem Partner angst, so daß er nur noch die Flucht ergreifen konnte. Diese erste Abtreibung – später hatte ich noch eine zweite – verursachte uns starke Schuldgefühle, die wir durch unsere offizielle Verlobung zu kompensieren versuchten.

Natürlich war unsere Beziehung unter diesen Bedingungen von vornherein zum Scheitern verurteilt. Abgesehen von der Gefahr, schwanger zu werden, war es für mich immer wichtig, unkonventionell und unabhängig zu leben. Ich wollte es mir leisten können, Männer zu haben.
Du hast eine Philosophie der Befreiung in dieser Zeit?
Ja. Das ist auch heute noch wichtig für mich. Nach der Trennung lernte ich den Mann kennen, der Vater meines Sohnes wurde. Wir heirateten. Die Geburt unseres Sohnes haben wir zusammen vorbereitet, und sie wurde ein beglückendes Erlebnis.
Möchtest du dir diese Zeit noch einmal anschauen? Abtreibung, Schuldgefühle, Verlobung, Trennung, neue Liebe, Geburt. Was sind die Konsequenzen?
Ich bin ein bißchen dramatisch aus unserer gemeinsamen Wohnung ausgezogen. Mein Verlobter und meine Mutter schickten Detektive hinter mir her, das fand ich ganz ulkig.

Ich war meiner großen Liebe begegnet. Er sah mich vollkommen als Frau an, wohingegen ich mich selbst nur gespalten als Frau sehen kann. Das hat mich sehr für ihn eingenommen. Der Außendruck schweißte uns eng zusammen. Auch er war spontan so wie ich, und wie es in unserem Freundeskreis üblich war, lebten wir lange Zeit unkonventionell zusammen, für mein Gefühl fast etwas chaotisch. Während ich in meinem Beruf als Lehrerin arbeitete, waren bei uns ständig Leute zu Gast. Er studierte noch. Das hieß, ich mußte um sieben raus, während er morgens ausschlafen konnte. Wenn ich nach der Schule heimkam, stand oft noch das Frühstücksgeschirr auf dem Tisch. Solange wir kein Kind hatten, ging es ganz gut. Als das Kind geboren wurde, war er gerade mit dem Studium fertig, und es fing an, problematisch zu werden. Was machst du, wenn die Milch, die du für dein Kind gekauft hast, irgendwelche Leute ausgetrunken haben? Da gibt es einfach Spannungen. Unsere romantischen Ideen bewogen uns, ein altes Haus mit Garten zu kaufen. Wir hatten nicht daran gedacht, daß wir auf einer Baustelle leben mußten und wieviel Arbeit es war, das Haus instandzusetzen.

Unterdessen brachte er junge Mädchen mit nach Hause und erwartete, wir würden alle zusammen am nächsten Morgen locker miteinander frühstücken. Diese Beziehungsexperimente habe ich überhaupt nicht verkraftet. Es waren zu viele Verletzungen und Überforderungen. Für ihn war ich dann gutbürgerlich und kleinkariert. Ich sagte mir: »Was der kann, kann ich schon lange«, und brachte auch Freunde mit, bis wir endlich in unserem Haus jeder seinen Bereich eingerichtet hatten und uns abwechselten im Überfordertfühlen und erneuter Versöhnung. Da ich verdiente, hielt ich das materielle Leben in Gang. So hatte er mich und ich mich in die Rolle der Übermutter drängen lassen, die alle seine Sperenzchen begrüßt und ihn uneingeschränkt liebt. Nach einem der vielen ergebnislosen Versöhnungsversuche habe ich 1973 einen Selbstmordversuch gemacht.
Die Spannung sammelt und potenziert sich, und du wirst nicht damit fertig.
Ich dachte, da komme ich nicht mehr raus. Zu der Feststellung, daß er die Frauen nur benutzte, gesellte sich meine Erkenntnis, daß ich es mit den Männern nicht anders machte. Sie interessierten mich nicht als Menschen, sondern nur als Objekte, durch die ich mich an ihm rächen konnte.

Dennoch blieb mir nur übrig, die Pulsadern aufzuschneiden und Schlaftabletten zu nehmen. Unser allerletzter Versöhnungsversuch, das möchte ich noch hinzufügen, bestand in gemeinsamen Ferien und darin, daß wir uns neue Versprechen gaben. Ich hatte ihm gesagt, ich würde es noch einmal mit ihm versuchen, aber sobald irgendeine andere Frau dazwischenträte, würde unsere Trennung endgültig sein. Das ging nur bis zur Karnevalszeit gut, genau zwei Monate. Wenn wir uns heute sehen, so wie gestern abend, merke ich genau, daß es endgültig aus ist. Immerhin ist er der Vater meines ersten Kindes. Was ist geblieben? Ein bißchen Freundschaft. Leider ist unser Plan, gemeinsam für unser Kind dazusein, gescheitert.

Als herauskam, daß ich mit dem Kind bei einem Freund übernachtet hatte, reichte mein Mann die Scheidung ein. Nun begann der Kampf um das Kind, in dem er alles, bis zu verleumderischen Briefen, daransetzte, das Kind zu behalten. Der Vormundschaftsrichter, den wir auf Weisung des Sozialamtes aufsuchen mußten, sagte zu mir, bei ihm laufe die Nummer nicht, daß ein Kind zur Mutter gehöre. Zu meinem Mann gewendet meinte er, er habe sich durch sein Benehmen nur erniedrigt. Mit einer Frau, mit der man gelebt und ein gemeinsames Kind habe, gehe man nicht in dieser Form um. Mittlerweile zeichnete sich schon ab, daß mein neugewonnener Freund in H. eine Stelle bekommen würde und ich, um mit ihm zusammenleben zu können, eine Versetzung beantragen mußte. Der Vormundschaftsrichter empfahl, das Kind in der alten Umgebung zu lassen, bis ich mich an meinem neuen Wohnort eingelebt haben würde. Den gewohnten Kindergarten und seine Freunde wollte ich dem Jungen nicht wegnehmen, wodurch sich die Empfehlung des Vormundschaftsrichters, die ja mehr eine Entscheidung war, annehmbarer ausmachte. Er glaubte wohl, wir würden uns später von selbst zum Guten des Kindes einig werden.

Wie ist das für dich? Von deinem Mann hast du schon Abschied genommen, weil du nicht bei ihm leben kannst. Nun kommt auch der Abschied von deinem Haus, der Stadt, die du magst, und vor allem der Abschied von deinem Kind.

Der Abschied war furchtbar. Die Besuchsregelung, die wir mit Hilfe von Freunden zustande brachten, erlaubte mir, das Kind alle zwei Wochen zu sehen. Das zu arrangieren war sehr schwierig, weil ich in unserem Haus nicht mehr wohnen durfte.

Ich versuchte es mit einem Zimmer in einer Wohngemeinschaft, um am Besuchswochenende eine Bleibe zu haben. Aber das konnte ich nicht mehr als zwei Jahre aushalten. Dann war ich gezwungen, einfach aufgeben. Das Kind war so verunsichert, daß es begann, unheimlich zu stottern. Bei mir Verunsicherung und viel Selbstkritik, Trauer und Schuldigfühlen.
Wie viele Jahre sind es noch bis zu deiner Diagnose?
Neun Jahre. Die Trennung von dem Kind habe ich nicht verkraftet. Noch nie hatte ich mich derart entwurzelt gefühlt. Irgendwann begann ich zu überlegen, was für das Kind am besten wäre, und kam zu dem Entschluß, wenigstens ihm die Entwurzelung zu ersparen. Ich dachte darüber nach, wie andere Frauen es schaffen haben mochten, ihr Kind loszulassen. Warum sollte ich es nicht schaffen können? Und ich fürchtete, der Junge würde als Stotterer zum Außenseiter in der Schule. Ein halbes Jahr vor der Einschulung habe ich ihn mit schwerem Herzen losgelassen. Schlagartig hörte er auf zu stottern. Der Verzicht hat mir unendlich weh getan, aber er war gut und richtig für das Kind.
Du hast dich wieder geopfert.
Ich habe mir selbst etwas weggerissen.
Du lebst spannungsreich von der Geburt an, bis du losläßt. Hast du Trauer in dir gespürt?
In einer Selbsterfahrungsgruppe konnte ich über meine Trauer sprechen. Allmählich ging es mir wieder besser. In H. fühlte ich mich schneller als erwartet zugehörig und zu Hause. Es gefiel mir, in der Frauenbewegung mitzumachen. Wir wünschten uns ein Kind, und als ich aufhörte zu verhüten, wurde ich gleich schwanger. Das Kind zu erwarten half mir, Abstand vom Alten zu gewinnen. Unsere Tochter, unser Wunschkind, wurde geboren. Seitdem fühle ich mich hier wohl und habe meine Entscheidungen nie bereut. Zu allem war es mir mit einem Schuß Optimismus und etwas Glück entgegen allen düsteren Voraussagen gelungen, eine Stelle als Lehrerin zu bekommen. Wie ich das geschafft habe, weiß ich nicht, aber meine berufliche Kontinuität und meine finanzielle Unabhängigkeit, die mir über alles gingen, konnte ich mir erhalten. Nach der Geburt bewilligte mir die Schule die halbe Stundenzahl, wodurch ich viel Zeit bekam. Morgens versorgte meine Schwiegermutter das Kind. Das hat

alles so gut geklappt, daß ich nach drei Jahren noch einen Sohn zur Welt brachte.
Bist du verheiratet?
Seit einigen Tagen. Zehn Jahre lebten wir so zusammen. Geheiratet haben wir wegen meines vorübergehenden Ruhestandes und damit mein Mann etwas von der Pension hat, die ich mir in zwanzig Berufsjahren erarbeitet habe. Die Heirat hatte ich immer hinausgeschoben, weil ich das gleiche Theater, das ich wegen meines ersten Kindes durchgemacht hatte, keinesfalls noch einmal erleben wollte. Diesmal wollte ich wissen, daß es meine Kinder sind und daß sich nicht wieder im Fall der Trennung Juristen einmischen.
Du bist ein gebranntes Kind. War so viel Spannung zwischen euch?
Ach nein, im Gegenteil Beruhigung, Entspannung, viel Liebe und Zärtlichkeit. Zum ersten Mal spürte ich, ich konnte mich auf meine Weichheit einlassen. Unsicherheiten und Zweifel gab es ab und zu, hielten jedoch nicht lange an. Der Haushalt und unser Familienleben gingen erfreulich reibungslos mit der Hilfe meiner Schwiegermutter, die morgens auf die Kinder aufpaßte. Als ihre Kräfte aber nachließen und ich auf Au-pair-Mädchen zurückgreifen mußte, wurde es schon kniffliger. 1984 hatten wir eine junge Schwedin, die es vor lauter Heimweh nicht bei uns aushalten konnte, und ich hing ziemlich in der Luft. Die Bedürfnisse von zwei Kindern beanspruchen viel Aufmerksamkeit. Gleichzeitig kam Streß in der Schule auf. Der Direktor hatte mir alle meine Lieblingsfächer abgenommen. Statt Sport, der mir lag, mußte ich Englisch unterrichten, Klassenlehrerin war ich auch nicht mehr. Es war spürbar, daß ich es nicht mehr recht schaffte mit Kindern, Anlernen von Au-pair-Mädchen und Schule. Zwanzig Jahre im Beruf! Das zehrte.
Eine Art Stagnation?
Ja, und auch Unzufriedenheit. Was ich bis dahin locker geschafft hatte, Beruf und Familie, wollte nicht mehr gelingen.
Ich denke an das, was dich immer gestützt hat, an deine Unabhängigkeit und die Kontakte in deinem Beruf. Man hat dir die Fächer weggenommen. Das bringt Unsicherheit mit sich, nicht wahr?
Es hat mich besonders deshalb unsicher gemacht, weil ich, um

aus meiner Stagnation herauszukommen, unkonventionellen Unterricht gestaltete. Ich meine, wenn Schüler etwas mit Spaß machen, sind sie motiviert, viel motivierter übrigens, als wenn man nur nach Büchern lernt. Ich geriet zwischen die Fronten im Kollegenkreis: auf der einen Seite die Gruppe, die unkonventionelle Dinge versuchte, auf der anderen unsere »Fossilien«, wie wir sie nannten, die frontalen Unterricht, Klarheit und Ruhe als erste Bürgerpflicht ansehen.
Gut, Nina, wir haben diesen Zeitabschnitt durchgesprochen. Möchtest du noch einmal zurückgehen in die Zeit, in der du acht bist und dich verhärtest? Sieh dir an, wie dein Leben weitergeht und wie man mit dir umgeht.
Mein Vater war in den ersten Jahren ganz verrückt nach mir. Überall hat er mich mit hingenommen. Er war der König und ich die Prinzessin.
Wie ist es für dich, daß dein Vater dich liebt und dir alles zeigt, was du sehen möchtest?
Für das kleine Mädchen ist es selbstverständlich. Heute spüre ich in mir viel Liebe und Verständnis für meinen Vater.
Und wenn du zu deiner Mutter hinspürst, was sind das für Empfindungen?
Sehr widerstreitende. Früher dachte ich immer, sie ist zu hart, so kann eigentlich nur eine Stiefmutter sein. Heute, wo ich mit zwei Kindern den Alltag bewältige, sehe ich es anders. Meine Mutter hatte vier Kinder zu versorgen, jeden Tag Praxis, der Aufbau nach dem Krieg. Seitdem ich selbst Mutter bin und weiß, was das heißt, habe ich mich mit ihr versöhnt.
Welches Erlebnis vor der Diagnose würdest du als das glücklichste bezeichnen?
Die Geburt meiner kleinen Tochter.
Fiel die Geburt nicht zusammen mit dem Ende der spannungsgeladenen Zeit?
Ja. Zwischen uns gab es sehr viel Freude, Liebe und Gemeinsamkeit.
Nun gehen wir zu deinem Leben vor deiner Diagnose über. Was gelingt und was mißlingt dir?
Unzufrieden dachte ich, Beruf, Mann und Kindern gerecht zu werden, schaffe ich nicht mehr. Hoffnungslosigkeit und Zerrissenheit machten sich breit. Dazwischen gab es viele Momente,

die ich genießen konnte, aber an der Ungewißheit mit dem Aupair-Mädchen kam ich nicht vorbei. Als sich meine Mißerfolge in der Schule nicht mehr übersehen ließen, blieb ich nur äußerlich die erfolgreiche Frau, die alles prima unter einen Hut bringt. Einmal fragte mich mein Schwiegervater ganz persönlich nach meinem Befinden. Er wunderte sich, als ich gestand, daß ich überbeansprucht war. Nach seinem Eindruck war ich glücklich mit meinen Aufgaben.

Der Eindruck entsteht leicht, weil ich gerne Aktivitäten an mich ziehe und gut zu organisieren weiß. Mein Perfektionsanspruch machte Zeit knapp. Aus Zeitdruck hatte ich chronisch zu wenig Schlaf. Jahrelang nur fünf bis sechs Stunden. Als unser Junge geboren wurde, mußte ich notgedrungen einiges fallen lassen.

Dir gelingt vieles, manches mißlingt dir. Aber mit deiner inneren Organisation kommst du nicht ins reine.
Ich drehte mich im Kreise. Weil ich berufstätig war, reichte es mir nicht, die Betten alle vier Wochen abzuziehen, nein, sie mußten alle vierzehn Tage dran. Da ist eben das Schuldgefühl einer Berufstätigen. Aus Schuldgefühl will man den Haushalt besonders gut in Ordnung halten.
Welche Fragen beschäftigten dich in deinem Beruf?
Die Hauptfrage, die mich beschäftigte, war: Wie werde ich die Stagnation los? Wie gerne hätte ich mich, egal in welchem Bereich, richtig engagiert. Meine Unruhe und Ungeduld wuchsen aus Angst, in der Routine untergehen zu müssen. Mit Routine konnte ich viele Aufgabenbereiche abdecken. Doch Zündstoffe für etwas Neues und Platz für etwas Kreatives ließ mir meine tägliche Routine nicht. Erst dachte ich, es würde mir leichtfallen, neue Ideen für meine Schüler zu entwickeln, aber ich hatte mich überschätzt. Der Wille, die Kinder in ihren Eigenarten und Fähigkeiten zu fördern, war vorhanden, was fehlte, waren die spontanen Ideen. Die Luft war raus.
Du machtest, wie ich weiß, eine atemtherapeutische Ausbildung. Hat sie dir etwas Erleichterung gebracht?
In der vorletzten Schwangerschaft bildete die Atemtherapie eine ausgezeichnete Begleitung. In der Atemtherapie sind es zwei Punkte, auf die man achtet, die Wandlung und der Rückzug. Die Atemtherapie lehrte mich das Loslassen und die

Hemmnisse ehrlich und offen zu besprechen und damit zu überwinden. Genau dies waren die Hemmungen, die mich immer von meiner Mutter getrennt hatten. In unserem mehr kameradschaftlichen als professionellen Verhältnis, das ich zu meiner Therapeutin bekam, lösten sich meine Hemmungen restlos auf. Was mir im Vergleich zwischen meiner Mutter und meiner »Ersatzmutter« auffällt, ist ihre Ähnlichkeit in bezug auf Kühle und Härte in der Zuwendung. Beide Frauen litten vermutlich unter der Angst, jemanden zu berühren, zugleich verbunden mit dem Zwang zu berühren. In dieser seltsamen Mischung fehlte die Ausgeglichenheit von Nähe und Distanz. Das gleiche Empfinden habe ich übrigens bei Medizinern, wenn sie mich anfassen.
Du bist weit genug gekommen, um die Atemtherapie für dich einzusetzen. Arbeitest du selbst als Atemtherapeutin?
Gelegentlich schon. Meistens mit Freunden, um ihnen ein Geschenk zu machen. Es gefiel mir, damit kein Geld verdienen zu müssen. Als Lehrerin waren meine Aufgaben schon zahlreich genug. Mein Interesse, sie weiterzuführen, wird wiederkehren, da bin ich sicher. Der Rückzug, den die Atemtherapie anstrebt, bringt mich, wenn ich an meine Erkrankung denke, zu der Überzeugung, daß sie mir Gelegenheit zur Regeneration gibt. Bisher habe ich wahrscheinlich versäumt, darauf zu achten, daß ich mich vor Überanstrengung schütze und mich rechtzeitig zurückziehe. Meine Krankheit erzwingt den Rückzug, den ich mir ohne sie nicht erlaubt hätte.
Du glaubst, der Ausbruch des Tumors könnte diese Bedeutung haben. Hast du dir in der Diagnosezeit ähnliche Gedanken gemacht? Dachtest du vielleicht, du hättest etwas falsch gemacht, so daß die Diagnose kommen mußte?
Anfangs reagierte ich übertrieben vernünftig. Die Vernunft war stets meine oberste Richtschnur gewesen und ließ dem Spontanen, dem Geheimnisvollen und Intuitiven wenig Raum. In der Diagnosezeit stand ich meinen Gefühlen fern, wozu meine Position der vernünftigen Ältesten ihren Teil beitrug. In meinen Gefühlen habe ich mich seitdem radikal geändert. Ich eignete mir die Fähigkeit an, auf meine Inspiration und auf meine Träume mehr und mehr zu achten. Den Umgang mit Träumen hatte ich in der Therapie kennengelernt, und sie sind mir eine

zuverlässige Hilfe geworden, meine Gefühle nicht mehr zu überspringen.

Die Zeichen mehren sich, daß ich meiner Intuition mehr vertrauen sollte als meiner Vernunft. Das beste Beispiel ist das Hin und Her meiner Diagnose, bis sie endlich feststand. Ende Oktober 1983 bin ich zum Frauenarzt gegangen und ließ den Knoten, den ich unter der linken Achsel gefunden hatte, untersuchen. Ich warnte den Frauenarzt gleich: »Wenn Sie etwas finden, sagen sie es als erstes mir. Das Übliche, die Familie weiß Bescheid und ich als Betroffene nicht, läuft bei mir nicht.«

Ich hielt es für besser, die schreckliche Neuigkeit meinem Mann zu verschweigen. Er war beruflich überlastet. Ich sagte es ihm erst zehn Tage später. Unterdessen war ich bei meiner Hausärztin gewesen, die sich in Naturheilverfahren spezialisiert hat. Die Geschichte hatte damit angefangen, daß sie spezielle Untersuchungen machte. Schon 1976 hatte sie in den Bluttests, die sie regelmäßig wiederholte, bei mir eine starke Disposition, an Krebs zu erkranken, festgestellt. Sie drängte auf halbjährliche gynäkologische Untersuchungen und Krebsvorsorgetests. Selbstverständlich habe ich diese Untersuchungen durchführen lassen. Und nun kommt das Komische: Ausgerechnet der Bluttest sechs Monate vor meiner Entdeckung des Knotens war unauffällig, während alle früheren Bluttests die Belastung der Brust angezeigt hatten. In der Mammographie von 1978 wurde nichts Verdächtiges festgestellt. So führten die spezifischen Krebsuntersuchungen über Jahre nicht auf die Spur des Tumors, obwohl er schon zwölf Jahre existierte, wie die Gewebeuntersuchung nach der Operation ergab. Die Entstehung des Tumors reichte in die spannungsreiche Zeit meiner ersten Ehe zurück. Im Chaos meiner damaligen Lebensumstände fingen die ersten Zellen an, verrückt zu spielen.

Ein inneres und ein äußeres Chaos.

Das Milchgangkarzinom wurde von meiner Hausärztin nicht erkannt. Ich war ebenfalls ohne Verdacht. Hatte ich doch beide Kinder intensiv gestillt und in den Schwangerschaften, die die Brust stark vergrößern, nichts Verdächtiges bemerkt. Medizinisch gab es keinerlei verdächtige Hinweise. Erst meine eigene Entdeckung brachte mich endlich zu der dringend notwendigen gynäkologischen Untersuchung einschließlich Tastbefund

und Krebsabstrich. Der untersuchende Gynäkologe stellte seltsamerweise fest, es gebe nichts Außergewöhnliches. Wenn ich unsicher sei, sollte ich eine Mammographie machen lassen. Ich wußte, Mammographie ist mit Quetschen und Drücken der Brust verbunden. Ich hielt es für besser, sie noch hinauszuschieben und mich in einer angesehenen Klinik erst mit weniger bedenklichen Methoden untersuchen zu lassen. Man untersuchte vergebens. Die Thermoregulationsdiagnostik brachte nichts. Der Harnkrebstest brachte nichts. Ich erhielt die Empfehlung, die Zähne nachsehen zu lassen. Die Resultate fand ich beruhigend. Die anstehende Mammograhie habe ich verständlicherweise fallen lassen, da die vielen Untersuchungen ohne Befund geblieben waren. Dennoch spürte ich, daß etwas in mir steckte.

Im folgenden Winter erlebte ich eine kurze, sehr schöne Erholungspause nach der Erkrankung meines Sohnes. Er mußte an den Mandeln operiert werden und brauchte mich zur Pflege an seinem Bett. In den zehn Tagen Klinikaufenthalt habe ich es genossen, mich auf das Kind zu konzentrieren, das Essen serviert zu bekommen und nach Herzenslust Bücher zu lesen. Nach der Verschnaufpause, die mir durch die Mandeloperation geschenkt wurde, ging es mir gesundheitlich außergewöhnlich gut. Es vergingen sechs Monate, bis ich den zweiten Knoten ertastete. Die alte Unruhe kehrte zurück. Meine Hausärztin und eine befreundete Heilpraktikerin dachten an nichts anderes als an eine Brustdrüsenentzündung. Ich erhielt homöopathische Medikamente, die bekanntlich erst nach einiger Zeit wirken, und wartete ab. So kam es, daß ich erst im Mai die endgültig aufklärende Untersuchung hatte. Der Röntgenarzt hatte es eilig: »Warten Sie, bis ich Ihnen den Befund mitgeben kann. Suchen Sie sich sofort eine Klinik, in der Sie operiert werden können. Sie dürfen nicht zögern, weil das in der Brust mitten im Aufbruch steht.« Er war offen und unkonventionell und hat das Schreckliche nicht verschönert.

Am Abend des gleichen Tages saß ich mit Röntgenbildern und Bericht bei meiner Hausärztin. Sie schaute beides langsam und ungläubig durch. Dann waren wir beide still. Seit ich bei ihr in Behandlung war, hatte sie stets gut für mich gesorgt. Entschlossen übernahm sie die weiteren organisatorischen Schritte. Sie meinte, ich sei noch jung, und die Operation dürfe mich

nicht entstellen. Am nächsten Morgen rief sie einen bekannten Arzt für plastische Chirurgie an, um mich bei ihm unterzubringen. Vielleicht ließ sich bei ihm ein plastischer Aufbau der Brust erreichen. Zum Schluß gab sie mir das Versprechen, bei der Operation dabeizusein. Sie war tatsächlich während der Operation dabei, was ich wunderbar von ihr finde. Als ich benebelt aus der Narkose aufwachte, war ich nicht allein. Jemand saß an meinem Bett und hielt meine Hand. Das war sie. Sie berichtete mir ausführlich, was sie im Operationssaal mit mir gemacht hatten. Sie erzählte mir von dem operierenden Arzt, der in Deutschland bekannt und geschätzt ist. In den Ferien fährt er in Länder der Dritten Welt und operiert dort kostenlos. Wie ich erfuhr, hat er einen Verein gegründet, der Hilfe für die Ärmsten der Armen in der Dritten Welt zur Verfügung stellt. Als Mensch war er sensibel und liebevoll im Umgang mit mir. Für ihn empfinde ich eine große Hochachtung. So habe ich mit ihm Glück im Unglück gehabt.
Du bist beeindruckt von deinen guten Erfahrungen. Die Operation kam blitzartig. Hattest du noch Zeit, dir klarzuwerden, was mit dir geschieht?
Mit der Möglichkeit einer Krankheit hatte ich mich schon auseinandergesetzt. Das hatte mir schon meine Intuition abverlangt. Aus diesem Grund war die Diagnose praktisch eine Erlösung.
Endlich Bescheid zu wissen, fandest du erlösend?
Ja. Als ich das Röntgenbild sah, auf dem ich die Ablagerungen genau erkannte, sagte ich mir gleich: »Siehst du, es ist richtig gewesen, was du gefühlt hast. Du hast es schon gewußt.« Ich dachte auch: »Ob andere in meiner Lage auch Angst haben würden wie ich?« Wie soll ich wissen, ob die Ärzte den Tumor nicht entdecken *können* oder ob sie ihn nicht entdecken *wollen*?
Du erfährst die Diagnose und empfindest sie als Erlösung. Wenn du das, was du soeben erzählt hast, in Verbindung bringst mit der vorangegangenen Zeit, wie sieht sie im Rückblick aus, diese mit Spannungen angefüllte Zeit, in der der Tumor entstanden ist?
Die Diagnose selbst war natürlich keine Erlösung, eher die Sicherheit, es zu wissen. Die Ungewißheit vorher hatte mich ver-

rückt gemacht. Mein Mißtrauen gegenüber den Ärzten, zu denen ich früher gegangen war, war beträchtlich gewachsen und ging nicht mehr weg, obwohl alle weiteren Untersuchungen nichts brachten. Ich kam mir verrückt, fast paranoid vor. Jetzt war es nicht mehr das Unabwägbare in mir, das ich spürte, nein, ich hatte einen konkreten Befund. Dagegen kann man etwas unternehmen. Ich war nicht mehr zum Nichtstun und Abwarten und nicht mehr zum Schwanken zwischen Hoffnung und Depression verurteilt. Eine klare Entscheidung empfinde ich als positiv für mich. Sie macht es mir möglich, in eine neue Richtung zu gehen und mich intensiv auf das Neue einzustellen. Das Beste, scheint mir, war mein Wissen: Ich kann etwas dagegen tun.

Welche Gedanken und Befürchtungen sind nach der Diagnose in dir aufgekommen?
Der Gedanke, bald zu sterben, kam sehr schnell: »Krebs ist ein Todesurteil, und es wird so weitergehen, daß sich überall Metastasen bilden, und dann muß ich sehr schnell diese Welt verlassen.« Dann hat mich die Befürchtung, zum Außenseiter zu werden, beschäftigt. Ich war voll von Angst und Beklommenheit. Manchmal kam die Empfindung auf, gewürgt zu werden und nicht mehr durchatmen zu können. Das Würgen habe ich mit Atemtherapie überwunden, die immer hilft, wenn ich nicht loslassen kann. Ich atme die Enge in der Brust, die die Angst hervorruft, einfach weg. Mein Mann sagte: »Viele Menschen haben das überlebt. Du hast doch viel Kraft.« Solche Worte halfen mir, alle Energie zusammenzunehmen. Sie wirkten so stark auf mich, daß ich positiv gestimmt in die Operation gegangen bin. Mit Überlegungen, wie ich allem etwas Positives abgewinnen könnte, gewöhnte ich mir an, mir selbst beizustehen. Schließlich ist meine Krankheit eine Botschaft meines Körpers, und wenn man es von dieser Seite sieht, kann man sich fragen: »Was bedeutet sie und was fange ich mit dieser Bedeutung an? Die Krankheit könnte eine Chance sein.« Heute, wo ich mit dir spreche, empfinde ich das gleiche. Meine Krankheit sehe ich durchaus als eine Chance, ihre Schrecken eingeschlossen.

In der Klinik wurde ich bestens versorgt. Trotz des übervollen Operationsplans brauchte ich nicht lang zu warten. Die unkonventionelle Schnelligkeit nahm ich dankbar entgegen. Sie

schafften es, mein Vertrauen und meine Achtung vor den Ärzten wieder etwas zu stärken.
Wie hast du Pflege im Krankenhaus erlebt?
Es gab viele Menschen, die sich um mich kümmerten. Wenn der Verband abgemacht wird und du mußt realisieren, wieviel wirklich von der Brust weggenommen worden ist, das ist schrecklich, das ist sehr hart. Ich weinte, als ich an mir hinuntersah. Der Arzt sagte nicht viel, nahm mich nur liebevoll in den Arm und meinte leise: »Es gibt noch Schlimmeres.« Aber ich empfand kein Bedürfnis nach Trost. Eine ganz junge Schwester brauchte den Trost viel mehr als ich. Sie wurde von Angst überwältigt, als sie zusah, wie der Verband zum ersten Mal abgenommen wurde. Erschrocken sah sie hin. Sie hat mir gestanden, wie sie fürchtete, dasselbe könne ihr passieren. Seit sie auf dieser Station arbeitet, verläßt sie die Angst nicht. Jeden Abend stellt sie sich vor den Spiegel und untersucht ihre Brüste durch Abtasten auf Knoten. Nach ihrer Meinung war der Verlust als ältere Frau nicht mehr schlimm im Vergleich mit jüngeren Patientinnen, oft sechzehnjährigen Mädchen, deren Knoten in der Brust, deren Brüste wegoperiert wurden. Ich sah ihre Verunsicherung und versuchte, sie aus Mitleid ein wenig zu trösten. Hoffentlich ist es mir gelungen.
Wo du selber eher getröstet werden mußtest!
In der ersten Nacht nach der Operation wollte ich aus dem Fenster im siebten Stock springen. Das war, als ich benebelt an den Infusionsschläuchen hing und mein Bewußtsein zwischendurch wegtauchte. Jeder weiß, wenn man Infusionen erhält, ist der Harndrang stärker. Zweimal mußte ich nach der Nachtschwester klingeln. Sie half mir, aber irgendwie muß ich mich ungeschickt benommen haben, denn das Bett wurde naß. Ihr Beistand war derart unfreundlich und ablehnend, daß ich mich in meiner Hilflosigkeit entsetzlich gedemütigt fühlte, in Weinen ausbrach und daran dachte, die Infusionsschläuche herauszureißen und aus dem Fenster zu springen. Nach einer so schweren Operation war ich nicht bereit, mich von jemand demütigen und für dumm erklären zu lassen.

Mit Entspannung und Konzentration auf meine Heilung erholte ich mich. Verdauungs- und Schlaftabletten habe ich nicht eingenommen, denn ich kann ohne Tabletten ganz gut entspan-

nen. In der Genesungszeit habe ich durch die Besuche meiner Familie und meiner Kollegen von allen Seiten viel Liebe erhalten. Meine Kollegen waren schockiert, daß ich praktisch von einem Tag auf den andern aus unserer Zusammenarbeit herausgerissen wurde. Außerdem erhielt ich zahlreiche wunderbare Briefe. Und ich möchte nicht vergessen zu sagen, daß ich von den Schwestern der Station viel positives Bemühen in Erinnerung behalten habe.
Würdest du sagen, du bist während und nach der Operation gestützt worden?
Sicher. Meine Mutter reiste sofort an und übernahm den Haushalt. Meine Schwiegermutter hätte das gleiche gemacht, wenn sie nicht kurz vorher selbst eine Operation gehabt hätte. Vor allem haben mich natürlich mein Mann und meine Kinder gestützt.
Wobei haben diese Stützen dir geholfen?
Gestütztwerden gibt mir ein Gefühl von Ruhe. Meine Familie signalisierte mir: »Wir sind versorgt. Du kannst dich hier um dich kümmern.« Die Kollegen signalisierten: »Kommen Sie ja nicht zu früh in den Schuldienst zurück. Sie fehlen uns zwar sehr, aber Sie brauchen nicht das Gefühl zu haben, daß Ihre Arbeit liegenbleibt.« Unsere Hausgemeinschaft bot an: »Sie können die Kinder jederzeit abgeben. Weil Sie nicht viel tragen dürfen, werden wir für Sie einkaufen.« Viele liebevolle Angebote von allen Seiten! Ich fühlte mich aufgehoben und verstanden, ließ mich auf die Angebote ein und konzentrierte alle meine Kräfte auf den Heilungsprozeß.
Hattest du Mittel und Wege, dich über deine Gefühle auszutauschen? Mit welchen Menschen konntest du sprechen?
Mit meinen Freunden. Mit meiner mütterlichen Hausärztin. Mit meinem Mann. Aber er war irritiert, wenn ich über den Tod sprach. In früheren Jahren hatte ich oft ein Hingezogensein zum Tod bemerkt. Seit dem Selbstmordversuch war ich häufiger in Gedanken über die Selbsttötung versunken, manchmal mit einer gewissen Faszination. Wie wird dieses endgültige Loslassen sein? Nach den Geburten hatte sich bei mir der Eindruck verstärkt, daß die Phantasien von Geburt und vom Tod sich ähnelten. Diese und ähnliche Gedanken ließen mich nicht mehr los, und ich möchte mich auch künftig mit ihnen genauer be-

schäftigen. So gesehen hat mich der Tod nie erschreckt. Das Thema interessierte mich, und ich unterhielt mich gern darüber. Daß der Tod mir nicht nur etwas Schreckliches bedeutet, sondern auch etwas Faszinierendes, das irritiert meinen Mann sehr. Er hat Angst, in den Gedanken an den Tod hineinzugehen. Das kann ich daran ablesen, daß ihm die Frage, die ich mir stelle, wie man sich auf den Tod vorbereiten kann, unheimlich ist. Zum Beispiel schlafe ich gern im Bett meiner verstorbenen Großmutter, aber er benutzt es niemals, weil es ihn ans Sterben erinnert. Von mir muß ich sagen, ich schlafe bestens, aber sein Schlaf hat sich seit meiner Operation verschlechtert.

Als ich wegen des Rezidivs ein zweites Mal operiert werden mußte, schien es mir naheliegend, meine persönlichen Angelegenheiten in Ordnung zu bringen. Ich hatte bemerkt, wie unvorhergesehen und schnell eine gesundheitliche Verschlechterung eintritt, und sagte mir: »Es wäre unverantwortlich, wenn du den Rückhalt, den du dir in all den Jahren erarbeitet hast, nicht für deine Kinder fruchtbar machst.«

Und wie stehst du augenblicklich zu dir selbst?
Ich halte es gut mit mir aus, obwohl ich starke Narbenschmerzen habe, besonders stark bei Gewitter. Auf meine früheren Aktivitäten kann ich leicht verzichten. Teilweise hatten sie nichts anderes bedeutet als eine Flucht vor mir selbst und vor der Konfrontation mit Dingen, die ich nicht sehen wollte. Diese Erkenntnis hilft mir in meiner übervernünftigen Art, mit der ich über meine tieferen Gefühle hinwegzugehen gewohnt bin. Was ich schätze und genieße, sind meine neuen Freiräume, die es mir erlauben, einfach gar nichts zu tun. Manchmal setze ich mich nur hin und denke nach. Ich bin dabei zu lernen, was ich noch nie im Leben konnte, das ist ausruhen und genießen. Es ist wunderbar, sich hinzulegen und zu träumen, der Welt zuzusehen, ohne von unerledigten Dingen gedrängt zu sein.

Und dein Körper?
Wenn ich mich vor dem Spiegel betrachte, ist es schwer für mich, den Verlust im Äußeren hinzunehmen. Zugegeben, ich hatte nie große Brüste und war eher knabenhaft. Früher habe ich meinen Körper genossen im Sport und in erotischen Begegnungen. Jetzt habe ich an Gewicht zugenommen, und meine Brust ist verstümmelt. Andererseits war ich nie eine Vollblut-

frau und weiß deswegen nicht zu sagen, was mir eigentlich als Frau abgeht. Im ganzen gesehen bedeutet der Verlust trotz aller Bemühungen, mich innerlich darauf einzustellen, eine lastende Krise, nicht so sehr in der Beziehung zu meinem Mann – da gibt es keine Probleme –, sondern in der Beziehung zu Männern überhaupt. Die Vorstellung hinzunehmen, keine erotische Beziehung mehr zu einem fremden Mann aufnehmen zu können, die Vorstellung von der Unmöglichkeit, mich neu zu verlieben, aus Angst vor einer körperlichen Begegnung, das schränkt meine Wahlmöglichkeiten ungeheuer ein. Vor der Operation hatte ich eigentlich nie den Eindruck von mir, einen neuen Mann zu brauchen, denn das Leben mit meinem Mann fand ich sehr glücklich. Diese Phantasien tauchen erst in letzter Zeit auf. Dabei habe ich gar nicht vor, mich zu verlieben. Wäre es der Fall, dann könnte ich mir allerdings nicht erlauben, meinen Gefühlen zu folgen. Mit dem Abschneiden der Brust ist mir eine psychische Freiheit abgeschnitten worden. Ich gestehe, diese Einschränkung macht mir sehr viel aus. Aber das ist es nicht allein. Es kommt hinzu, daß ich vor der Menopause stehe, die es mit sich bringen wird, das ich als Frau nicht mehr fruchtbar bin und an Attraktivität verliere. Auf der anderen Seite läuft in meinem Familienleben der körperliche Umgang offen. Wenn wir zusammen baden, ist es neute nicht anders als früher. Mein kleiner Sohn scheint sich noch an die Zeit des Stillens zu erinnern. Als er bemerkte, daß der Busen weg war, weinte er und schaute jeden Tag weg: »Ich glaube, er wächst schon wieder ein bißchen«, meinte er. Für meine Familie ist mein neuer körperlicher Zustand selbstverständlich. Sie akzeptiert, wenn ich Schmerzen habe und schlafen muß. Die Kinder kommen mir entgegen und spielen eine halbe Stunde für sich, ohne zu zanken. Ich finde sie alle sehr tapfer und liebevoll.

Wie stehst du zu deiner Erkrankung, nachdem das Rezidiv aufgetreten ist?

Die Geschichte begann damit, daß ich nach der ersten Operation die Empfehlung des Krankenhauses abgelehnt hatte, mich einer Bestrahlung zu unterziehen oder eine Chemotherapie zu machen. Ich wollte das wegen meiner schnell auftretenden Allergien nicht. Mir war lieber, auf meine Selbstheilungskräfte zu vertrauen, und wollte die konventionellen medizinischen Therapiemethoden nicht ausprobieren. Meine Entscheidung war klar, bei meiner Hausärztin die Naturheilverfahren fortzusetzen. Bei ihr machte ich eine Therapie mit Iscador, eine Ozontherapie und eine Eigenbluttherapie. Durch ihre Argumente fühlte ich mich in meiner ablehnenden Haltung unterstützt. Es war nämlich so, daß 70 Prozent ihrer Patienten eine Krebsdiagnose hatten und entweder Chemotherapie oder Bestrahlung oder aber beides aufgenommen hatten, aber glaubten, die Schulmedizin habe ihre Grenzen und würde in manchen Fällen versagen. Allen Versuchen der Ärzte, mich zur Bestrahlung oder zur Chemotherapie zu überreden, habe ich widerstanden. Mein Mißtrauen unterstellte ihnen die Absicht, sie wollten mich innerlich vergiften und würden mein ganzes Abwehrsystem schwächen, daß ich vielleicht – wer weiß – an einer Lungenentzündung sterben würde. Bekommen nicht viele Patienten harmlose Krankheiten, nur weil die Abwehr herabgesetzt ist? Ich dachte: »Du hast so viele Kräfte, daß du das selbst in den Griff kriegst.« Täglich bekam ich Spritzen von meiner Hausärztin, an Wochenenden spritzte ich mich selbst. Sichtbare Erfolge stellten sich bald ein, zum Beispiel eine gewisse Bewegungsfreiheit. Ich konnte wieder verreisen und fühlte mich körperlich stark genug, um auch an andere Dinge zu denken.

Ich hätte gut in eine Selbsthilfegruppe gehen können, wie es sie in den großen Städten für Krebspatienten gibt. Allerdings fiel mir nicht ein, wofür sie mir hätte nützen können. Schwierigkeiten, offen über mich zu sprechen, habe ich nie gehabt. Sonst hatte ich keine Probleme. Wenn Menschen sich durch meine Diagnose bedroht fühlen, dann ist das deren Problem, und wenn sie mit mir keinen Umgang mehr haben wollen, ist es nicht meine Schuld. Meine Krankheit habe ich nicht verheimlicht. Alle wissen davon. Sie wissen, daß ich nicht mehr in der Schule arbeite und daß ich gerade mit einem Tumor und seinen Nachwirkungen kämpfe.

In meiner Familie fühlte ich mich am wohlsten. Der Schutzraum durch meine Kinder und meinen Mann ist mir das Allerwichtigste. Mit der Liebe in meiner Familie und den verschiedenen Therapien meiner Hausärztin habe ich die erste Operation mit ihren Folgen gut hinter mich gebracht. Wir genossen das ruhige Familienleben, ich verreiste manchmal zu den Eltern und wußte, wie ich es mir gutgehen lassen kann.

Das Auftreten des Rezidivs riß mich aus meiner Ruhe. Nach einem Jahr, Anfang November, bildeten sich um die Narbe herum kleine Pickel. Nicht daß sie geschmerzt hätten, sie ähnelten eher den allergischen Reaktionen, die ich aus Erfahrung kannte, und deswegen habe ich sie nicht weiter beachtet. In einer Kontrolluntersuchung vom Dezember, die schon zur Routine geworden war, zeigte sich, daß die Pickel zahlreicher geworden waren. Sofort flammte der Verdacht auf ein Rezidiv auf. Im Handumdrehen fand ich mich zur Probeexzision im Operationssaal zwischen halbaufgewachten, frischoperierten Frauen und Männern wieder. Diesmal war ich alles andere als optimistisch und gefaßt. Der Riesenoperationssaal verursachte in mir eine solche Panik, daß ich plötzlich das ganze Ausmaß des riesengroßen Rückschritts spürte, den ich gemacht hatte. Freitags war die Probeexzision, montags wurde ich schon operiert. Wirklich, das Rezidiv war eindeutig. Vergebens weigerte ich mich: »Nein, ich komme nicht. Die Pickel können wieder weggehen. Ich habe genug Kräfte. Ich will nicht wieder eine Operation.« Dagegen der Arzt: »Überlegen Sie es sich mit Ihrem Mann. Das geht nicht von allein weg. Beobachten Sie Ihre Haut genau. Die Punkte werden zunehmen und Ausläufer bilden.« Und wirklich, an diesem Wochenende sah ich die Punkte auf meiner Haut wachsen. Montag früh kam ein Anruf aus der Klinik: »Sie sind heute nicht gekommen, aber stecken Sie den Kopf nicht in den Sand. Ich schwöre Ihnen, daß geht nicht weg, es kann nicht weggehen. Bei einem aggressiven Tumor, der Rezidive gebildet hat, kann es einfach nicht weggehen, auch nicht mit Naturheilmethoden.« Ich wurde weich und gab nach.

Nach der zweiten Operation hat mich der Arzt wie eine Tochter an der Hand genommen und mich zum Radiologen geführt. Wir sahen uns die Röntgenbilder an. Sie hatten etwas entdeckt, was schon wieder ein Rezidiv bedeuten könnte. Der Arzt meinte: »Ich habe mich bemüht, alles wegzukriegen. Ich bitte Sie, sich wenigstens bestrahlen zu lassen, wenn Sie schon die Chemotherapie ablehnen. So schlimm ist die Bestrahlung wirklich nicht.« Ich war gezwungen einzusehen, daß ich nicht mehr ausweichen konnte. Man gab mir Medikamente, um die Östrogenproduktion im Körper herunterzudrücken, und begann mit der Bestrahlung, um ein weiteres Tumorwachstum zu verhindern. Das dauerte von Anfang Januar bis Anfang März. Die Haut wurde durch die Bestrahlung äußerst mitgenommen. An manchen Stellen wurde sie rauh wie ein Reibeisen. Ich hatte den Einfall, die zu bestrahlenden Stellen mit Salbei einzureiben, woran bisher noch niemand gedacht hatte. Trotzdem hat die Haut sehr gelitten und ist heute noch stark angegriffen von den Wirkungen der Bestrahlungen. Wenn ich ehrlich bin, gibt es für mich in der Krebstherapie kein Entweder-Oder, entweder Schulmedizin oder alternative Therapien. Ich bin für den Standpunkt des Sowohl-Als-auch und kombinierte, was meine Hausärztin und was meine Klinik für mich tun konnten. Zwar machte ich die Bestrahlung mit, bat aber meine Hausärztin, mich mit ihren Mitteln zu unterstützen. Ein Ergebnis dieser Strategie war, daß ich nicht stationär aufgenommen, sondern ambulant behandelt wurde. Die ambulante Behandlung durchzusetzen war nicht ganz einfach, doch wäre ich nicht noch einmal ins Krankenhaus gegangen. Mir war das Krankenhaus körperlich zuwider, so daß ich jedesmal, wenn es vor meinen Augen auftauchte, weiche Knie bekam. Endlich hatte ich die zwei Monate geschafft.

Es war unendlich wohltuend für mich, mit meinem Mann nach Oberitalien in Skiurlaub zu fahren. Das Feierliche der Berge, der Schnee und der strahlendblaue Himmel, das war, was ich brauchte. Die beiden ersten Tage machte ich Langlauf. Die ungewohnte Bewegung verursachte Schmerzen, was mich glücklicherweise zu meinem weniger anstrengenden Abfahrtslauf zurückbrachte. Jahrelang hatte ich meinen geliebten Abfahrtslauf erst wegen der Schwangerschaften, dann wegen der Kinder entbehren müssen. Meine Bedenken wegen der Narbe und der allgemeinen körperlichen Verfassung waren verflogen, als ich erkannte, wie mein Körper die Bewegungen noch beherrschte. Ich war angefüllt mit Lebensfreude. Nichts hatte mir einen so gründlichen Auftrieb geben können wie das Skifahren. Das Bedrückende der zweiten Operation und der Bestrahlungszeit war überwunden. Ich bin der Überzeugung, dieser schöne Urlaub, die Erlebnisse in den Bergen und das Wiederentdecken meiner Bewegungsfreude waren mir von großem Nutzen für meine Genesung. Wahrscheinlich habe ich es ihnen zu verdanken, daß in der Mammographie der letzten Kontrolluntersuchung nirgendwo Metastasen festzustellen waren.

Meine Einstellung zum Leben und zum Tod hat sich übrigens geändert. Im Vergleich zu früher will ich nicht mehr sterben. Im Gegenteil, ich möchte im jetzigen Zustand, der mir viel mehr Zeit für mich gibt, die Zeit am liebsten verlängern und den vorübergehenden Ruhestand und meine Kinder richtig genießen. Es ist nicht ausgeschlossen, daß ich mich so ähnlich erlebe, wie sich meine Mutter erlebt haben muß, als sie mit 70 Jahren aufhörte zu arbeiten. Perfektsein ist unwichtig. Wenn man sich hinsetzt, wann immer man das Gefühl hat, es muß sein, kann ein Haushalt nicht mehr perfekt sein. Das Chaos, das ich früher für bedrohlich hielt, beginne ich zu genießen. Es stört mich nicht, wenn mein Sohn mit mir schmusen möchte. Für unser Schmusen kann ich alles stehen und liegen lassen, damit ich mich ganz um ihn kümmern kann. Ich kann ihn zu Hause bei mir behalten, wenn er nicht in den Kindergarten will. Es gibt Tage, an denen machen wir uns einen gemütlichen Morgen zu Hause. Er begleitet mich auf meinem Besuch der Hausärztin und sieht zu, wie ich gespritzt werde. Ich denke mir: »So schnell lasse ich mich nicht unterkriegen!« Mein Vertrauen in die Kraft, mich selbst zu heilen, ist unerschüttert. Mit den Einschränkungen, die ich hinzunehmen habe, komme ich zurecht. Eine dieser Einschränkungen besteht darin, daß ich mit den Kindern nicht mehr schwimmen gehe, eine andere, daß ich nicht mehr im Bikini herumlaufe, nicht einmal in unserem eigenen Garten. Andererseits gibt es Erweiterungen und Befreiungen. Es macht einen großen Unterschied, mehr im jetzigen Augenblick zu leben und weniger für die Zukunft zu planen. Wenn man mehr im jetzigen Augenblick lebt, hängt man nicht an Verlorenem und Vergangenem fest, sondern macht sich sein Leben hier und jetzt schön. Ich bin mit meinen Gefühlen intensiv dabei.

Ich möchte dich noch fragen, ob in deinen Beziehungen etwas anders geworden ist.
O ja. Mit den Menschen, die ich mag, fühle ich mich tiefer verbunden.

Du erwähntest schon deine Bewältigungsstrategien, magst du weiter davon erzählen? Rechnest du mit der Möglichkeit neuer Metastasen?
Ich fühle mich gespalten. Eine weitere Operation will ich nicht mehr durchmachen. Aber ich weiß auch, es kann sehr schnell schlechtergehen. Die meisten Krebskranken sterben irgendwann, und ich bin keine Ausnahme. Da ist die Angst, eines Tages chronische Schmerzen ertragen zu müssen. In unserem Freundeskreis ist jemand plötzlich an einer Hepatitis erkrankt und stand unter dem Verdacht auf Lebertumor. Wir unterhielten uns, und ich wollte von ihm wissen: »Wie würdest du das eigentlich aushalten mit den Schmerzen?« Er meinte: »Ich könnte es nicht aushalten, mit dauernden Schmerzen zu leben. Meine Möglichkeit wäre die Selbsttötung.«

In meiner Phantasie fürchte ich am meisten den Zustand, in dem ich eine Belastung für andere werde, weil ich mein Leben nicht mehr selbst in die Hand zu nehmen vermag. Ich stelle mir ganz konkret eine Überdosis Insulin vor, die zum Sterben reicht. Dies wäre einer der Gedanken, was ich in einem solchen Fall tun würde. Abgesehen davon verzichte ich mehr und mehr darauf, etwas zu erzwingen und durchzukämpfen wie eine Amazone. Meine wiederentdeckte weibliche Seite hilft mir, nachgiebig zu sein und, wenn ich nachgegeben habe, einen neuen Anlauf zu machen. Ich glaube, die Auseinandersetzung mit meiner Hausärztin, in der ich ihr vorwarf, mir wegen des Rezidivs nicht gleich die Wahrheit gesagt zu haben, war mein letzter Kampf. Immerhin hat mir diese Auseinandersetzung gutgetan. Vielleicht bin ich zu weit gegangen, als ich ihr einen Brief schrieb, in dem stand, daß ich eigentlich die Nase von Ärzten voll hätte, und wenn sie noch so nett wären, und daß ich sie am liebsten in meinem Leben nicht mehr sehen würde. Ich kann nur hoffen, daß sie mein Verhalten richtig eingeordnet hat. Meine Erkrankung veranlaßt mich nämlich, in immer mehr Punkten auf die Belastbarkeit anderer Menschen keine Rücksicht mehr zu nehmen. Das vorsichtige Taktieren, das früher für mich charakteristisch war, habe ich aufgegeben. Heute lasse ich einfach meinen Zorn heraus, und dabei ist mir gleich, ob der andere sich zurückzieht oder nicht. Jedenfalls bin ich durch meine Vernünftigkeit nicht mehr verriegelt.

Dein Leben läuft anders. Du hast mehr Zeit, du lebst stimmiger mit deinen Gefühlen. Was erwartest du außerdem?
Als ich in der Routine feststeckte, sehnte ich mich nach mehr Kreativität. Meine Gefühle lösen sich. Gelöste Gefühle und innere Ruhe sind ein guter Boden für Kreativität. Meine Wünsche gehen in die Richtung, den Alltag aktiver zu gestalten. Zum Beispiel würde ich gerne mein Gitarrenspiel wiederaufnehmen. In meinem großen Garten zu sitzen würde mir Spaß machen. Mein Tagebuch möchte ich wiederaufnehmen. Früher schrieb ich viel ins Tagebuch. Leider habe ich lange Jahre diese Art, mit mir selbst zu sprechen, aus Zeitmangel unterbrochen. Diese und andere Dinge möchte ich machen in einer Zeit des Rückzugs, dessen Notwendigkeit ich ganz deutlich in mir spüre.
Sind auch neue Aufgaben für dich entstanden?
Ja. Vom äußeren Tagesablauf her bin ich viel mit mir allein und muß mich mit mir selbst konfrontieren. Konfrontation finde ich wesentlich, und ich schätze es, meine weibliche Seite einzubeziehen in meine Selbstgespräche. Die äußeren Umstände begünstigen die weibliche Rolle, zu der Sich-Einordnen und Abhängigkeit gehören. Sozial gesehen bin ich von meinem Mann ja jetzt abhängig. Diese Abhängigkeit sollte ich akzeptieren, wenn ich mir auch bewußtbleiben möchte, daß soziale Abhängigkeit äußerlich bleiben kann und die innere Unabhängigkeit nicht unbedingt berühren muß. Bisher war es oft der Fall, daß ich im gesellschaftlichen Leben die führende Rolle spielen mußte. Davon möchte ich loskommen. Ich möchte lernen, mich auch unterzuordnen und einfach hineinzugeben. Das Vertrauen, das ich dazu brauche, ist schon da und kommt mehr und mehr zum Vorschein. Wenn ich an die Zukunft denke, rechne ich mit zwei Jahren, bis ich – wenn ich keine Metastasen bekomme und praktisch als geheilt gelte – meine Arbeit in der Schule wiederaufnehmen werde. Ich muß gestehen, inzwischen stelle ich mir vor, wie ich Urlaub von meinem Beruf nehme und meine Freiheit behalte. Die Idee, in Zukunft so viel Zeit zu haben, wie ich möchte, ist eben zu attraktiv, um sie beiseite zu schieben.
Wie siehst du die Verantwortung für deine Gesundheit?
Also eines weiß ich ganz genau: Wenn mein Schicksal mich an

dem Tumor sterben lassen sollte, kann mir kein Arzt und keine Therapie helfen. Dieser feste Glaube an mein Schicksal kommt dadurch, daß ich zu oft erleben mußte, wie Menschen schnell sterben. Das sind Menschen, die sich genauso für sich selbst eingesetzt haben, wie ich mich für meine Gesundheit einsetze. Meine Haltung gibt mir Ärzten gegenüber ein gewisses Maß an Freiheit. Ich brauche mir nichts vorzumachen. Wenn ich zur ärztlichen Untersuchung muß, sage ich: »Sie sind mein Arzt. Sie wissen ganz genau, daß Sie mit Ihren Versuchen fortfahren können, irgendwelche Symptome zu beseitigen. Sie wissen aber auch, daß Sie mir im letzten nicht helfen können. Letztlich kann nur ich selbst mir helfen, und davon bin ich fest überzeugt.«
Und wie kannst du dir helfen?
Indem ich alles, was ich tue, positiv sehe und dafür einsetze, wieder ins Gleichgewicht zu kommen. Man muß sich mit seinem vollen Selbstgefühl und mit seiner vollen Überzeugung einsetzen. So kann ich mir helfen. Meine Haltung setzt ungeheure Selbstheilungskräfte frei, das spüre ich deutlich.
Du sprichst von deiner Einstellung zum Positiven. Kannst du nachspüren, ob etwas Negatives in deiner Äußerung mitklingt?
Selbstkritik. Es ist diese vernunftmäßige Selbstkritik, die sagt: »Du schaffst das doch nicht alles. Du bist weder in der Schule eine gute Lehrerin, noch bist du zu Hause eine gute Mutter. Wie willst du eine gute Partnerin sein, wenn du für deinen Partner keine Zeit hast? Andere Frauen scheinen diese verschiedenen Aufgaben zu schaffen. Warum schaffst du sie nicht? Wahrscheinlich wirst du jetzt schon alt. Wahrscheinlich sind deine Kinder noch zu klein. Und du hast in deinem Alter nicht mehr die Kraft für sie.«
Erinnert dich diese Kritik an etwas? Kennst du solche Sätze?
Sie bedeuten, daß ich mich nicht selber annehmen kann. Ich lebe auf Distanz von mir.
Kannst du dich erinnern, wer sich distanziert zu dir verhalten hat?
Meine Mutter. Ja, das stimmt. In der Weise, wie meine Mutter mit mir umgegangen ist, gehe ich in meiner Selbstkritik mit mir um.
So haben sich ihre Kühle und Distanziertheit auf dich übertragen?

Ja, zum ersten Mal sehe ich diesen Zusammenhang so deutlich. Meine Mutter hatte etwas Distanzierendes und Bewertendes an sich. Ihr fehlte es nie an Systemen oder Kategorien, in die sie die Menschen einordnete. Ich weiß nicht, ob ich schon weit genug gekommen bin, aber ich löse mich mehr und mehr davon. Meine Partner und meine Kinder müssen es früher schwer mit mit gehabt haben. Bei meinem ältesten Sohn kann ich beobachten, daß er die Haltung von mir übernommen, sie verinnerlicht hat und sich heute als Erwachsener dagegen wehrt mit den Worten: »Niemals ist etwas schöner oder besser. Es ist nur anders.« Über sein Bemühen, aus der Selbstkritik und aus dem Bewerten anderer herauszukommen, freue ich mich. Auch ich versuche, nicht immer mit Erfolg, das Bewerten und das zwanghafte Sich-messen-Müssen zu umgehen. Ich bin so, wie ich bin, als Person weder schlechter noch besser als andere. Ich bin einfach anders. Die Umstellung in meiner selbstkritischen Haltung ist ein Ergebnis der Atemtherapie. Bewertung, Selbstbeobachtung und Kontrolle sind eng verbunden. Seitdem ich mich atmend loslassen kann, beobachte ich mich und kontrolliere mich weniger.

Du fühlst dich befreit. Der Befreiung steht eine größere Abhängigkeit gegenüber, zum Beispiel von medizinischer Behandlung.

Da bin ich ungeheuer skeptisch. Aus Skepsis informiere ich mich, so gut ich kann, über die medizinischen Behandlungsmethoden. Als sie mich zu einer Chemotherapie bringen wollten, lehnte ich ab. Ich lasse mich nicht vorbeugend innerlich vergiften. Das sehe ich nicht ein. Die Ärzte in der Klinik hielten ihre Zweifel an der Eigenbluttherapie meiner Hausärztin nicht zurück. Sie hielten sie nicht für objektivierbar. Mit der Eigenblutbehandlung kann ich mich identifizieren, und dann ist mir völlig egal, ob sie objektivierbar ist oder nicht. Ich bin kein Versuchskaninchen für objektivierbare Ergebnisse, sondern will geheilt werden. Unter den Behandlungsmethoden suche ich mir aus – und darin bin ich eben skeptisch –, wovon ich das Gefühl habe, daß es mich heilt.

Meine Erkrankung symbolisiert für mich den Punkt, an dem ich es nicht geschafft habe, mein Leben zu verändern. Erst meine Erkrankung zwingt mich zu Veränderung. Mein Leben hätte ich in dieser Weise nicht weiterführen können, das ist mir vollkommen klargeworden. Der Beginn der Krankheit zwang mich, genau diesen Punkt ernst zu nehmen und nicht weiter zu überspielen. Die Stagnation und die Routine in der Schule, das Überfordertsein als Mutter, mein ganzer Lebensstil war darauf angelegt, meine Schwachpunkte zu überspielen. Wahrscheinlich kann man sich leicht vorstellen, welch eine ungeheure Befreiung es bedeutet, nicht mehr in das Korsett der Termine eingebunden zu sein. Wenn es mir schlechtgeht, wie gestern bei der Herfahrt, akzeptiere ich meinen Zustand, diesen kindlichen und bedürftigen Zustand. Es hört sich vielleicht kitschig an, wenn ich sage, ich bin meine eigene Mutter geworden, meine eigene Heimat, mein eigenes Kind, das noch in mir lebt. Ich akzeptiere nicht nur meine Schwächen, auch das Dunkle, das in mir lebt, nehme ich an, die Gefühle von Haß und Rachegedanken, mit denen ich in meinem tiefsten Inneren noch immer kämpfe. Gott sei Dank kann ich mit meinem Mann über die dunkle Seite in mir sprechen. Ihm geht es manchmal ähnlich wie mir, wenn die Kinder uns übermäßig reizen und man an sich halten muß, weil man eigentlich aggressiv ist. Diese Ehrlichkeit mit mir und mit meinem Mann schätze ich sehr. Weder er noch ich braucht vor dem Negativen wegzulaufen.

Nun, Nina, kannst du in die Zukunft sehen und dir ausdenken, welche Worte du dir für deine Zukunft mit auf den Weg geben möchtest.

Geh voller Vertrauen deinen Weg weiter! Du hast viele Dinge schon durchlebt, durch andere wirst du vielleicht noch hindurch müssen, etwa durch eine Scheidung oder eine Trennung oder was sonst. Du hast dich befreit von deinen Ängsten, mit denen andere Menschen noch zu kämpfen haben. Viele Menschen leben mit der Angst vor Krebs, und du hast dich damit konkret auseinandergesetzt. Ich denke, du kannst eigentlich vertrauensvoll weiter leben und in dieser Welt fröhlich sein. Das Sterben ist etwas, was jeden von uns irgendwann ereilen wird. Im Bewußtsein dieser Möglichkeit kannst du jeden Tag genießen. Verfolge die interessanten Dinge in deinem Leben weiter. Sieh, wie viele Freiheiten du mehr als andere Frauen hast. Nutze deine Freiheiten und laß dich nicht von Problemen unterkriegen. Mach aus deiner Krankheit etwas Positives. Du

hast viele Kräfte, und wenn du sie richtig einsetzt, hast du eine gute Chance, ganz gesund zu werden. Vielleicht wirst du in zehn oder zwanzig Jahren, in dem Bewußtsein, diese schwere Phase gut überstanden zu haben, gelassen lächeln.
Das sind gute Gedanken. Wie geht es dir, wenn du dich sprechen hörst?
Vorhin machte ich mir klar, daß ich genau wie meine Mutter mit mir umgegangen bin: distanziert, normativ, abgehoben. Das gab mir zu denken. Wenn ich mich jetzt sprechen höre, habe ich den Eindruck, auch eine realitätstüchtige Frau zu sein, die eine gehörige Portion Selbstachtung besitzt. Das gefällt mir, denn ich habe das Spiel lange mitgemacht,. mir alles gefallen zu lassen. Die Dickköpfigkeit, mit der ich das Angebot der Bestrahlung abgelehnt hatte, erhöhte meine Selbstachtung. Die Selbstachtung war es, die mich dazu brachte, anders zu versuchen, gesund zu werden. Ich wollte wohl herausfinden, wieviel Kräfte ich habe und wo meine Grenzen sind.
Glaubst du, etwas für deine Genesung unterlassen zu haben?
Wenn ich mich direkt entschlossen hätte, mich bestrahlen zu lassen, wäre mir die zweite Operation erspart geblieben. Ich muß mich damit abfinden, daß ich zum damaligen Zeitpunkt innerlich nicht weit genug war. Die Angst war zu groß.
Du hast dich als eine Frau beschrieben, die vom Tod fasziniert war. Du hast einen Selbstmordversuch hinter dir. Nun meine Frage: Möchtest du leben?
Ja. Ich möchte unbedingt leben. Meine Todesfaszination von damals sehe ich heute eher wie einen Flirt. Die Überprüfung, ob der Tod wirklich so viel Faszinierendes für mich hat, hat ergeben, daß die Faszination verflogen ist. Nein, ich möchte unbedingt leben. Möchte eigentlich sehr alt werden, alt genug, um meine Kinder zu begleiten, bis sie erwachsen sind, und ihnen zu helfen, ihr Leben zu gestalten. Es beruhigt mich zu wissen, daß ich meine Aufgabe besser erfüllen werde als meine Mutter.

LUISE:
Ich geniere mich nicht mehr, im Mittelpunkt zu stehen

Was hat dich bewogen, zuzusagen?
Ich weiß es nicht genau zu sagen. Konkrete Erwartungen habe ich nicht, allerdings kommt es mir sehr entgegen, über das Thema miteinander zu sprechen.

Ich sagte dir schon, wie ich die letzte Woche verbracht habe. Zum ersten Mal überhaupt in meinem Leben war ich mit einem Menschen bis zu seinem Tod zusammen. Diese Tage beschäftigen mich und werden es wohl noch eine ganze Weile tun. Außer dem Schlafdefizit fühle ich mich aktiv.
Wie stellst du dir unser Gespräch vor?
Du wirst Fragen stellen, und ich werde dir antworten, soweit ich dazu bereit bin. Wir werden sehen, was sich ergibt.
Möchtest du, daß wir anfangen, indem wir uns die Zeit vor der Diagnose ansehen?
Zunächst möchte ich betonen, daß ich über Jahre von mir dachte, ich würde ein gutes und sinnvolles Leben führen. Ich glaubte tatsächlich, ausgezeichnet zu leben. Das Bild, das ich von mir besaß, war das eines Menschen, der seinen Weg unbeirrbar geht, wie er ihn sich vorgestellt hat. Ich hielt mich für einen systematischen Menschen sozusagen. Wenn du nichts einzuwenden hast, möchte ich den Zeitpunkt aussuchen, an dem ich den Anfang mache. Ich denke an die Zeit, in der ich achtzehn bin und gerade das Elternhaus verlassen habe. Fünfzehn Jahre nach meinen vier Schwestern geboren, war ich eine Enttäuschung für meinen Vater, weil ich nicht der ersehnte Junge war. Meine Familie verwöhnte und behütete mich. Um gegen das Behütetwerden anzukommen, verließ ich vorzeitig die Schule, machte die Ausbildung als Auslandskorrespondentin und durchkreuzte den Plan meines Vaters, aus mir eine Lehrerin zu machen. Selbstverständlich hätte ich die Schule liebend gern abgeschlossen, aber die an mich herangetragenen Forderungen waren mir zu stark, und so machte ich, was ich im Grunde nicht beabsichtigte und was eigentlich gegen mich gerichtet war.

Was erträumst du dir vom Leben?
Mein Traum war die große, unbekannte Welt, die ich zu genießen vorhatte. Meine Ideen von der Zukunft waren verworren. Etwas wie Sprachen lernen, fremde Menschen kennenlernen. Ich brauchte einen Gegensatz zum Bisherigen, zur Enge im Dorf, in dem zwar alles vertraut war, in dem es aber über einen bestimmten Umkreis nicht hinausging. Lange schämte ich mich wegen meiner Herkunft, bis sich die Scham in der selbstgewählten Stadt und unter selbstgewählten Bekannten langsam zerstreute.

Ich wurde Übersetzerin und Auslandskorrespondentin, aber das blieb ich nur kurz. Mir gefiel es besser in einem Ingenieurbüro, wo die Arbeit mich mit ausländischen Politikern und anderen interessanten Leuten zusammenbrachte. Bald merkte ich, wie wenig mein Beruf dem entsprach, was ich mir vorgestellt hatte. Angeregt durch Sozialarbeiter, die mich zur Mitarbeit bei einer schwierigen Familie in der Nachbarschaft zugezogen hatten, spielte ich mit dem Plan zu studieren. Sozialarbeit, dachte ich. Dagegen stand, daß ich kein Abitur hatte. Realistisch, wie ich war, ließ ich den Plan fallen. Beruflich bin ich nicht richtig weitergekommen. Es ging erst wieder aufwärts, als ich mit zweiundzwanzig meine Stellung im Büro kündigte, um das Abitur nachzuholen. Mein Freund und ich nahmen uns den Besuch des Abendgymnasiums vor. Wir lernten, drückten abends die Schulbank und verdienten nebenbei, ich als Sekretärin in einer Klinik. Eines Tages hielten wir schließlich unser Abiturzeugnis in Händen. Unserer Heirat stand nichts mehr im Weg, also heirateten wir. Irgendwann war mir klar, daß ich am liebsten Psychologie studieren würde.
Laß uns deine Erinnerungen als kleines Mädchen im Dorf ansehen. Was macht die kleine Luise?
Deutlich ist mir das hübsche Mädchen mit den goldenen Locken, das bei Verwandten und Bekannten vorgezeigt wird. Meine Familie zeigte mich als ihr Prachtstück vor. Das tut sie übrigens heute noch. Von allen Seiten wurde ich bemuttert. Meine Mutter selbst erlebte ich als zugetan und fürsorglich, obgleich sie wenig Grund für ihre Zuneigung zu dem Nachzügler, der ich war, hatte. Meine Phantasie, es sei für sie äußerst beschämend gewesen, mit sechsundvierzig schwanger zu werden,

ist sicherlich berechtigt. Auf dem Dorf ist es nicht üblich, in so fortgeschrittenem Alter ein Kind zu bekommen. Meine Geburt brachte an den Tag, daß zwischen ihr und ihrem Ehemann noch sexuelle Kontakte bestanden. Das waren die dörflichen Normen, unter deren Einfluß sie existierte. Mir sind sie längst fremd und unverbindlich geworden, für meine Mutter gelten sie nach wie vor. Man muß sich vorstellen, was es für eine Frau heißt, unter diesen engen moralischen Bedingungen zu leben.
Und dein Vater?
Er verhielt sich niemals anders als liebevoll. Wir zwei gingen zusammen spazieren. Auf unseren Spaziergängen zeigte er mir vieles, was ich noch nicht kannte, gab mir Antworten auf Kinderfragen und erklärte alles geduldig, wenn ich nicht sofort verstand. Für seine Familie war er besorgt. In den schlechten Nachkriegszeiten schleppte er das Nötige für unser Wohlergehen heran. Da er für seine Person nicht so recht erreichte, was er in seinem Leben zu erreichen gehofft hatte, gab er seine unerfüllten Hoffnungen an uns Kinder weiter. In seiner jüngsten Tochter wünschte mein Vater jemanden in der Familie zu besitzen, der aus sich etwas Besonderes macht. Meine Heirat hat ihn – ich weiß es nicht genau – wahrscheinlich enttäuscht, weil sie seine Hoffnungen auf das Besondere zunichte zu machen schien. In Wirklichkeit bin ich das einzige Familienmitglied, das es zu einer akademischen Ausbildung brachte. Hätte er das vor seinem Tod noch erfahren, würde er sehr stolz auf mich sein.

Unser Haus war bevölkert und zu gleicher Zeit einsam. Seltsam, ununterbrochen war es voll von Kindern und Erwachsenen, dennoch war es leer. Für mich gab es eines niemals: Geborgenheit. Ich meine das Gefühl, jemanden ansprechen zu können, um ihm zu erzählen, was mich bewegt und betrübt. Ich vermißte vollständig, von irgend jemandem auch nur im entferntesten verstanden zu werden. Ständig der quälende Eindruck, alle seien gegen mich, keiner verstehe mich und keiner traue mir. Dadurch wurde es schwierig, mir zu glauben, daß ich fähig sein würde, für mich geradestehen zu können.

Eines der einschneidendsten Erlebnisse meiner Kindheit war, als meine Schwester starb. Ich war zwölf, sie siebenundzwanzig und Mutter von sechs Kindern. Man kann nicht behaupten, daß ihr Leben glücklich verlaufen wäre. Nicht, daß sie mir als Person gefehlt hätte. Das Einschneidende war weniger der Verlust selbst, so tragisch ihr früher Tod war, als das, was meine Familie aus dem Verlust machte. Für mich machte sie jedenfalls eine Kette von Verboten daraus. Um mir das Elend meiner Schwester zu ersparen, sollte es für mich keine Sexualität geben einschließlich der geselligen Freiheiten, die zur Sexualität führen könnten. Das sexuelle Verbot traf mich hart.

Belastend für mich war ein Umstand, der dich sicher erstaunen wird. Meine Eltern besaßen die Eigenart, sich für Sexualität nicht zurückzuziehen. Paradoxerweise war sie neben dem an mich gerichteten Verbot etwas praktisch Gezeigtes und Erlaubtes, so daß ich meine Eltern häufiger intim miteinander beobachtete. Ein Widerspruch, den ich noch immer nicht begreife. Auf jeden Fall blieb der mächtigere und anhaltendere Eindruck der des sexuellen Verbots: »Du darfst nicht körperlich nah sein, dich nicht einlassen. Wenn du es nicht lassen kannst, mußt du heiraten. Heiraten ist in erster Linie etwas Schlimmes, denn es führt zu totaler Bindung und Abhängigkeit wie bei deiner Schwester. Dahin darf es mit dir nicht kommen.« Ich hatte eine unvorstellbare Angst, ein Kind zu kriegen. Du weißt schon, ich wagte den Sprung in die Stadt, die zweihundert Kilometer entfernt lag, in der ich mich künftig frei und unbeobachtet bewegen wollte. Dort hörte ich auf, mich daran gehindert zu fühlen, zu sein, wie ich sein wollte, oder besser ausgedrückt, zu sein, wie ich zu sein glaubte. Keine Beobachtung mehr, keine Strafen, kein Ausgehverbot und keine Auseinandersetzungen beim Zuspätkommen, von all dem war ich endgültig befreit.

Der große Aufschwung kam, als ich den Mann kennenlernte, den ich heiraten wollte. Das Abendgymnasium zu besuchen und unser gemeinsames Lernen dort war unsere Entscheidung, wünschten wir doch beide beruflich weiterzukommen. Die Kombination von Studium und Geldverdienen stellte sich unerwartet als ziemlich einfach heraus. Für mich war es nicht zuletzt aus dem Grund einfach, weil ich als Mitarbeiterin bei den Kollegen gut gelitten war. Angebote für Jobs als wissenschaftliche Hilfskraft an der Universität oder bei Forschungsprojekten waren kein Problem, so daß ich zu den Glücklichen gehörte, die in ihrem Bereich das Geld verdienen und aus Interesse mitarbeiten. Unter anderem arbeitete ich in einer Klinik. Mit den Leuten aus der Klinik habe ich heute noch einen engen Kontakt. Sie ist fast ein Zuhause geworden. Daß mein Kontakt dorthin nicht abgebrochen ist, ist wohltuend. Mir wird wehmütig, wenn ich an die Klinik denke. Meine Wehmut ist alt, sie leitet mich schon in der Zeit kurz vor meiner Erkrankung.

Mein Mann hatte sein Studium früher als ich beendet und suchte Arbeit. Man bot ihm eine Stelle als Lehrer in einer entfernten Großstadt an. Unter uns bestand die Vereinbarung, wer zuerst ein Stellenangebot erhält, darf entscheiden, wohin wir ziehen. Nun hatte er halt das Glück der ersten Wahl und ich das Pech, hinterherzutrotten. Getreu der Vereinbarung war ich einverstanden. Das bedeutete Trennung. Nun gut, ich steckte in den Vorbereitungen für die Prüfungen, die an sich schon strapaziös waren. Strapaziöser war der Druck, mindestens ein halbes Jahr lang täglich acht bis zwölf Stunden zu büffeln, um ein gutes Prüfungsergebnis zu bekommen. Am schlimmsten war die Quälerei des Pendelns zwischen unseren weit auseinanderliegenden Wohnorten. Bei jedem Besuch brachte ich Teile der Einrichtung mit, wenn mein Mann mich besuchte, nahm er etwas mit. Meine Räume leerten sich und wurden jedes Wochenende ungemütlicher. Ich gehörte weder hierhin noch dorthin. So einen Zustand von Heimatlosigkeit hatte ich bis dahin nicht gekannt. Schlimm war auch der Ausfall meines Studienstipendiums aufgrund der Heirat, so daß ich, was ich an Geld brauchte, von meinem Mann erbetteln mußte, sowie mein Angewiesensein auf ihn als alleinige Bezugsperson, wenn ich ihn »in der Fremde« besuchte. Nun war ich nicht mehr zu halten. Ich rutschte in eine schlechte Phase mit einem ungeheuren Stimmungsabfall. Jetzt kam die Zeit, in der ich wirklich niedergeschlagen war. Diese Hilflosigkeit, die ich nicht mehr loswurde! Bis dahin hatte ich meine Angelegenheit fest in der Hand gehabt, mit einem Mal fühlte ich mich der Situation nicht mehr gewachsen. Ich hatte nichts mehr in der Hand, alles war mir entglitten. Die Möglichkeit, auf etwas Festes in mir zurückzugreifen, war endgültig verloren.

Welche körperlichen Empfindungen begleiten dich in deiner Hilflosigkeit, von der du sprichst?
Über das geringe Ausmaß, in dem ich mich zu jener Zeit kör-

perlich spürte, kann ich aus heutiger Sicht nur erschrocken sein. Ich vergaß, daß ich einen Körper habe. Pickel an Stellen, wo ich sie nicht vermutet hätte. Das war natürlich auffällig, aber ich führte sie auf die zu starke Anspannung durch die Prüfungsvorbereitungen zurück. Mein seelischer Zustand war derart zerrüttet, daß es mir am liebsten gewesen wäre, nichts zu verändern und in meiner alten Stadt zu bleiben. Ich fand die Phantasie, einfach dazubleiben und in den gewohnten Räumen weiterzuleben, äußerst angenehm. Die Phantasie gab meinen eigenen Vorstellungen recht: hierbleiben, eine Arbeitsstelle annehmen, meinen gewohnten Rahmen beibehalten dürfen. Aber das ging nicht. Die Wirklichkeit stand der Phantasie im Weg. Es war fremdartig, feststellen zu müssen, daß ich keinen Zugang mehr zu mir fand, daß ich meine Aktivität und Stärke eingebüßt hatte und erschüttert, vielleicht sogar ängstlich war.

Mir kam mein Zustand derart schrecklich vor, daß ich es nicht fertigbrachte, mich von Freunden und Leuten, die ich kannte, zu verabschieden. In meinem Schmerz wollte ich mit niemandem Kontakt haben. Ich habe mich nicht verabschiedet, davongeschlichen habe ich mich. Wenn ich mir zu erklären versuche, warum ich dem Abschied aus dem Weg ging, komme ich zu der Auffassung, daß mein Vertrauen, die Verbindung zwischen Altem und Neuem wäre zu halten, verloren hatte. Ungewißheit und Ängstlichkeit für meine Zukunft nährten meine schlimmen Erwartungen, ich würde fremd und allein bleiben, keine Arbeit finden und fortwährend auf die Großzügigkeit meines Mannes angewiesen sein.

Du spürst, daß du zu deinem Mann gehörst, du meinst, du mußt mit, weil du es versprochen hast. Deine Phantasie, die deine andere Seite spiegelt, und die Realität, die dazwischentritt – wurde es nicht zu einer Zerreißprobe?

Nein. Nie war es eine Zerreißprobe. Ich blieb bei meinem Versprechen. Das war klar. Ausgeschlossen, mich anders zu entscheiden. Im nachhinein wäre es vielleicht besser gewesen, wenn ich meiner Phantasie recht gegeben hätte, falls ich die andere Seite in mir überhaupt hätte zu Wort kommen lassen können. Meinen Mangel an Begeisterung, wegzuziehen, die verborgene Zerrissenheit, meine Zukunft ohne Perspektive, dieses geheimnisvolle Negative in mir durfte ich mir nicht zugestehen.

Zweimal bin ich weggezogen. Den großen Unterschied zum ersten Wegzug sehe ich in der positiven Haltung. Diesmal besaß ich keine positive Perspektive wie beim Verlassen des Elternhauses.

Im selben Jahr erkrankte ich. Im April zog ich um, im August bekam ich die Diagnose Melanom. Ich kann zurückverfolgen, wie es sich anbahnte. Die letzten Monate vor der Diagnose hatte ich Hautveränderungen beobachtet. Aus ihnen wurden viele kleine Pickelchen. Während unseres Urlaubs im Süden trat ein unablässiges Jucken auf, was mich auf den Verdacht brachte, ich könnte an einem Melanom leiden. So etwas kannte ich aus der Klinik. Die Idee habe ich schnell wieder aus meinem Gedankenkreis weggeschoben. Immerhin war dieser Schreck der Beginn für meine Auseinandersetzung mit meiner Lebenssituation, und zum ersten Mal nach einer langen Durststrecke entwickelte ich einen Zugang zu meinem Inneren. Die verschiedensten Erlebnisse bekamen eine neue Bedeutung. Mir wurde unter anderem bewußt, den Abschied von meinen Freunden und Bekannten vermieden zu haben. Ich spürte den brutalen Riß und den Abschiedsschmerz. Andere negative Erinnerungen mußte ich lernen mir zuzugestehen, beispielsweise wie schwer es zu ertragen war, keine Arbeitsstelle zu bekommen, und welche Enttäuschung es bedeutete, mich in meiner Arbeit nicht beweisen zu dürfen. Meine Gedanken kreisten im Prinzip um die sehr einflußreiche Tatsache, daß meine Lebenssituation so aussah, daß ich von außen nicht die geringste Bestätigung bekam – oder wenigstens glaubte, ich würde keine Bestätigung kriegen, was auf das gleiche hinausläuft.

Hat dein Mann etwas bemerkt? Wie ist eure Beziehung zu dieser Zeit gewesen?

Er freute sich, mich endlich an seiner Seite zu haben, aber es verging nicht viel Zeit, bis er merkte, was mit mir los war. Was er an mir erlebte, verunsicherte und irritierte ihn. Meinerseits machte ich kein Hehl daraus und ließ deutlich durchblicken, daß ich glaubte, er trüge die Schuld an meinem verschlechterten Zustand. Da er meinen Vorwurf sehr stark mitbekam, ergaben sich eine Menge Spannungen zwischen uns. Wir hingen fest. Wenn er sich bemühte, mir entgegenzukommen, hielt ich ihn auf Abstand. Bemühte er sich nicht um mich, nahm ich ihm das

übel. Er konnte es mir nicht mehr recht machen. Für ihn waren meine Vorwürfe bestimmt eine Belastung. Dagegen stand für mich im Vordergrund, was ich verloren hatte. Das Mitfühlende im Entgegenkommen meines Mannes zu sehen war mir unmöglich vor lauter Negativismus. Tief in mir bestand eine bejahende Grundüberzeugung für ihn und für unser Zusammenleben, aber sie war nicht gefühlsmäßig und durch andere Dinge gefüllt, etwa durch Umstände des täglichen Lebens, die mir wichtiger vorkamen als das reine ideale Zusammenleben mit meinem Mann. Ich existierte in einem Vakuum, das durch die Kraft unserer Beziehung allein keinesfalls zu füllen war. Wie hätte mir mein Mann alles Fehlende in meinem Leben ersetzen sollen?
Hat sich noch etwas Besonderes vor deiner Diagnose ereignet?
Ich wüßte außer dem Geschilderten nichts. Ach doch, da ist noch meine Prüfung. Das Diplom wurde meine Niederlage. Das zuzugeben hat eine Weile gedauert.
Wie kommt das?
Zum einen kenne ich mich als aktiven Menschen, der leistungsfähig ist und Erfolg hat. Dieses Bild war nicht nur Einbildung, sondern auch Realität, was meine Leistungen normalerweise anging. Das Diplom in Psychologie wurde ein lächerliches Dreier-Diplom – für die Verhältnisse am Psychologischen Institut der Universität immer noch guter Durchschnitt, für mich ein Nichts. Ich wollte die Beste sein.
Und darin bestand die Niederlage?
Sofort habe ich diese Niederlage nicht in ihren Wirkungen durchschaut. Bald wurde mir deutlich, wie stark Äußerlichkeiten das Lebensgefühl bestimmen, also Anerkennung, Geachtetwerden, Gespräche, eine Zukunft, auf die man sich freut. Ich taugte nichts, hatte mir nur etwas vorgemacht, und jetzt wußten es alle. Ungefähr das waren meine Gedanken. Wenn ich etwas wert wäre, hätte ich die Prüfungssituation mit Leichtigkeit gemeistert. Künftig würde ich es auch nicht packen, nicht im Beruf, nicht in der Beziehung. Nirgends. Ich zögerte, bis ich meiner Enttäuschung Ausdruck geben konnte. Bevor ich nicht den Punkt erreicht hatte, an dem ich spürte, wie sehr ich Anerkennung und Bestätigung von anderen Menschen brauchte – und ich bin wirklich abhängig davon –, trat keine Erleichterung ein.

Ich weiß nicht, ob die Fehlgeburt im dritten Monat um die

Zeit des Vordiploms noch zu den Belastungen gerechnet werden sollte. Es war ein natürlicher Abgang. Mit dem Verlust des Kindes, auf das wir uns voll Freude eingestellt hatten, bin ich ungefähr so umgegangen wie mit dem Abschied von meinen Freunden, das heißt, ich bin ausgewichen. Die Zweifel, ob ich ein zweites Mal einen Kinderwunsch haben dürfte, schob ich beiseite: »Mach erst das Studium fertig und sieh, was kommt. Du hast ja noch Zeit.« Erst viele Jahre später, als ich schon fünfunddreißig war, lebte mein Kinderwunsch wieder auf. So gründlich war es mir gelungen, ihn beiseite zu schieben.

In der Zwischenzeit hatte ich eine Stelle, zwar keine Anstellung, aber immerhin einen Fünfzehn-Stunden-Vertrag als Lehrerin. Die Phase der Einarbeitung war geglückt, und ich hatte wieder begonnen, mich einigermaßen wohlzufühlen. Ich dachte, mir mit einem Kind einen eigenen Bereich zu schaffen, würde nun in mein Leben passen. Überall ging es bergauf mit mir. Die alten Kontakte zu meinen verlorenen Freunden wurden durch meine Initiative erneuert. Wir sahen uns gelegentlich, wenn wir auch weit voneinander entfernt wohnten. Trotz der vielen anstrengenden Auseinandersetzungen in der Ehe zeigte sich, daß es zwischen meinem Mann und mir besser stand. Endlich besaß ich die Bereitschaft, mich meiner unannehmbaren neuen Situation zu stellen, in die ich mich unfreiwillig hineingeschoben gefühlt hatte. Ich wurde offener, und die Verbarrikadierung hinter meiner Mauer von Vorwürfen fand ihr Ende. Damit wurde ich innerlich frei für die Einsicht, wie ich mich all die Jahre verleugnet hatte.

Meine Verleugnung klappte gut, zwar war ich sicher, an einem Melanom erkrankt zu sein, trotzdem bin ich weder zum Arzt noch in eine Klinik gegangen, noch erzählte ich jemandem davon mit Ausnahme meines Mannes. Vor Beunruhigung konnte ich über vier Wochen kaum noch schlafen. Deutlich spürte ich meine Weigerung, diese Diagnose hinzunehmen, und schwankte zwischen der Sicherheit, das Melanom richtig erkannt zu haben, und der Hoffnung, daß ich mich irrte, bis die Spannung und das Hin und Her nicht weiter zu ertragen waren. Diese Schlafstörungen und diese Unruhe, diese Ungewißheit, nein, ich wollte sie nicht weiter mit mir herumschleppen. Die wirkliche Diagnose konnte nicht schlimmer sein.

Als ich meine Diagnose dann bestätigt sah, verflog die Unruhe. Die endgültige Bestätigung verlief medizinisch nicht besonders glatt. Zuerst stellten die Ärzte eine Fehldiagnose und entfernten ambulant ein Basaliom, wie sie es nannten. Das Ergebnis der Gewebeuntersuchung zeigte nach einer Woche, daß aber tatsächlich ein Melanom vorlag, und sie mußten nachschneiden.
Welche Gefühle überfluten dich, nachdem die Diagnose endgültig feststeht?
Im ersten Moment hat mich überhaupt kein Gefühl überflutet. Was man mir sagte, hatte nichts mit mir zu tun. Ich stellte knappe und klare Fragen an den Arzt, scheinbar klare, eigentlich aber verrückte Fragen. Der Schrecken setzte auf dem Heimweg ein und steigerte sich in den nächsten Tagen, je mehr ich begriff, was mit mir los war. Dann wieder habe ich schrecklich geweint, aber im Weinen nichts gespürt. Ich war voller Fragen. Am deutlichsten war die Überlegung, daß bei all dem nichts anderes als Krankheit herauskommen konnte, so wie ich mit mir umgegangen war und mich jahrelang verleugnet hatte. Warum war ich nicht früher auf die Idee gekommen, daß ich nicht nur für andere, sondern auch für mich sorgen muß? Ich war, solange es mir äußerlich gutging, immer der Ansicht gewesen, ich lebte toll. Hinterher, als diese Illusion zusammenbrach, machte es mich betroffen, meine seelische Lage nicht durchschaut zu haben. Es macht mich sehr glücklich, heute nicht mehr zur Blindheit verurteilt zu sein. In der Zeit der Diagnose lernte ich sehen.
Du sprachst davon, wie du zu Hause ankommst und weinst. Welche Befürchtungen hattest du in diesem Moment?
Ich befürchtete, es würde nicht mehr weitergehen mit mir, gerade jetzt, wo ich die Bereitschaft wiedergefunden hatte, einen neuen Anfang zu machen. Keine Chance mehr, etwas aus meinem Leben zu machen. Es lohnt nicht mehr, die Energie aufzubringen und noch einmal zu investieren.
Du warst dabei, die Sinnlosigkeit zu sehen?
Ja, es war sinnlos, zu versuchen, aus einer derartigen Situation etwas zu machen. Ein paar Tage dachte ich so, dann kam Neues auf mich zu. Ob es sich nicht doch lohnte, es zu probieren? Ob ich nicht doch fähig war, gut zu leben? Ob ich es nicht schaffen

könnte, mehr mich selbst zu leben? Mir wurde es äußerst wichtig, meinen wahren Zustand zu erkennen und meine bisherigen Versäumnisse aufzuspüren. Ich verließ mich auf meinen Willen, es drauf ankommen zu lassen. Die Diagnose Krebs hat mich dazu gebracht, einen neuen Anfang zu machen. Sie bedeutete die unbezweifelbare Bestätigung. Es ist etwas Besonderes, auf sein Leben zurückzublicken, es unter einem neuen Blickwinkel zu betrachten und dann festzustellen, es war doch nicht so gut, wie man dachte, und vor allem den festen Willen zu spüren, das Neue auszuprobieren – nun erst recht auszuprobieren.

Wie ging es dir vor, während und nach der Zeit der Operation?
Da gibt es nicht viel zu sagen, weil ich ambulant operiert wurde. Die Operationen folgten binnen einer Woche aufeinander. Nach der zweiten Operation erholte ich mich schnell. Wie sich herausstellte, war im gesunden Gewebe operiert worden, was bedeutete, es waren keine Krebszellen im Umfeld des Operationsgebietes mehr zu finden. Schon drei Wochen später war ich auf der Suche nach Gesprächen mit anderen Patienten und Selbsthilfegruppen. Ich suchte nach Menschen, mit denen ich über meine Krankheit reden konnte. Meine erste Überlegung war, selbst eine Selbsthilfegruppe aufzumachen. Aber das war, wie sich herausstellte, bei dem Netz von Kontakten in unserer Stadt nicht nötig. Das führte mich mit Menschen mit verschiedenen Krebsdiagnosen zusammen. Die vielseitigen Erkundigungen brachten mir wertvolle Hinweise, wie ich für mich sorgen kann. Nach diesen drei Wochen, in denen ich mich nur unter Schicksalsgefährten bewegte, gab ich meine Zurückhaltung auf und sprach im Freundes- und Bekanntenkreis ganz offen über mich, weil ich mich imstande fühlte, ihnen zu sagen, was mir widerfahren war.

Was haben deine Freunde geantwortet, als du anfingst, darüber zu reden?
Sie waren sprachlos. Sie wollten nicht glauben, fragten nach, vergewisserten sich, und mit wenigen Ausnahmen geht unser Zusammensein jetzt wie selbstverständlich weiter. Die Freunde interessierten sich, schließlich glaubten sie. Daraus entsteht allmählich eine neue Art des Umgangs. Freundschaftlicher. Sie

waren mir behilflich, erzählten von dem, was sie quälte und ihnen angst machte. Inzwischen sprechen sie mich von sich aus an und fragen, wie es mir geht. Nie habe ich erlebt, daß jemand sich drückt oder sich von mir zurückzieht, jedenfalls niemand von unseren wirklichen Freunden. Im Gegenteil, mit einigen Menschen wurde das Verhältnis dichter und hat etwas Verbindlicheres bekommen.
Und wie steht es mit der Partnerschaft?
Mein Mann war liebevoll und machte mir Mut. Wir rückten einander näher. Selten hatte es derart intensive Erlebnisse zwischen uns gegeben wie seither. Es gelingt mit nicht, diese Intensität näher zu beschreiben. In den ersten Monaten nach der Diagnose war es unglaublich schön mit uns als Paar.
Wieviel Zeit ist seit der Operation vergangen?
Dreieinhalb Jahre.
Wie stehst du zu deinem Leben und zu deiner Krankheit nach diesen drei Jahren?
Ich will für mich sorgen, für mich etwas tun. Dieser Wunsch steht an erster Stelle. Die Umstellung auf die Sorge für meine Person setzte ziemlich früh nach der Operation ein, einfach deshalb, weil ich schon mit der seelischen Umstellung beschäftigt war, als die Diagnose kam. Die Operation unterstützte lediglich den Vorsatz, mein Leben anders zu arrangieren, das Thema war längst in Arbeit. Die Operation gab mir die Genehmigung für meine Pläne, mich mehr in den Mittelpunkt zu stellen, herauszufinden, was ich für mich tun kann.

Wie stehe ich zu meiner Krankheit? Die Krankheit besaß nichts Mystisches. Ganz klar, daß sie ein Stück von mir war. Sie hatte nichts Fremdes an sich, nichts, was nicht zu mir gehört hätte. Es schien mir sozusagen selbstverständlich, daß ich krank geworden war. Wenn die Medizin einem nicht viel anbietet, was als Heilung akzeptierbar wäre, fängt man an zu suchen, ob man selbst zur Heilung beitragen kann. Mein Suchen brachte mich auf verschiedene Verbesserungen. Ich achtete nicht nur mehr auf mich und meine Gefühle, sondern beschäftigte mich auch mehr mit meinem Körper, indem ich meine früheren Entspannungsübungen wiederaufnahm und konzentrierter, ernsthafter durchführte. Yoga nahm ich dazu, weil es mir gefällt, die Körperteile nacheinander durch Konzentration zu erfassen. Mit der

Operationsnarbe habe ich mich versöhnt. Sie stieß mich anfangs ab, so daß ich den Unterarm abzudecken versuchte. Ihre Bedeutung ist zweitrangig geworden.
Ich sehe, du streichelst die Narbe.
Die Narbe bringt sich in Erinnerung. Aber das ist nicht schlimm. Ich kann sie berühren und zeigen.
Hast du Strategien entwickelt, um mit dem Ganzen fertig zu werden?
Ich weiß nicht, ob ich es Strategien nennen sollte. Eine dieser »Strategien« ist das Neinsagen, auch in Situationen, in denen mir unangenehm ist, etwas abzulehnen. Zum Allerwichtigsten gehört, eine Meinung zu äußern, die ich sonst für mich behalten habe, oder eine Forderung zu stellen, ja sogar jemandem zu sagen, daß ich ihn blöd finde und mit ihm nichts zu tun haben will. Ich habe es satt, immer lieb und gewährend zu sein.
Du bist zu dir gewährender geworden. Du machst Yoga, setzt Grenzen, sprichst mit deinem Mann. Gibt es weitere Strategien?
Ich tanzte auf tausend Hochzeiten. Politisch und gewerkschaftlich engagiert, im Beruf aktiv und bereit, die Sorgen meiner Mitmenschen zu übernehmen. Das will ich nicht fortsetzen. Ich brauche mehr Ruhe. Neulich drängte meine Familie am Telefon, ich müßte sofort alles stehen und liegen lassen, um zu meiner überraschend erkrankten Mutter zu fahren. Sie drängten und drängten, aber ich sagte, daß ich nicht sofort komme, wo noch nicht einmal ein Arzt dagewesen war und niemand zu sagen wüßte, was ihr fehlte. »Klärt ab, was ihr fehlt, dann telefonieren wir wieder.« Stolz hängte ich den Hörer ein. Meine Familie muß sehr verblüfft gewesen sein. Ein paar Jahre vorher wäre ich noch am gleichen Abend ins Flugzeug gestiegen. Rechtzeitig hatte ich an mich und an das Wichtige gedacht, das ich am nächsten Tag erledigen wollte. Ich mußte nur rechtzeitig daran denken, mich nicht überrumpeln lassen. Um sich auf meine Strategie einzustellen, hat meine Familie eine Weile gebraucht. Was mein Schutz ist, erhält für sie leicht den Beigeschmack von Ablehnung.
Leben deine Eltern?
Mein Vater lebt nicht mehr. Ein Unfall, schon vor Jahren. Ich bin der Ansicht, daß er ihn provozierte. Er litt an Darmkrebs

und hatte niemanden in seiner näheren Umgebung, bei dem er etwas loswerden konnte. Mein Wissen um seine Einsamkeit belastete mich, und die Vorwürfe, mitgespielt und mitgeschwiegen zu haben in meiner Familie, sind noch immer lebendig. Alle sagten ihm: »Das wird wieder.« Nach seinem Tod kam meine Wut auf die Familie und die Trauer um das Ungesagte heraus. Ungesagt war geblieben, wie gern ich für ihn dagewesen wäre. Wie gern wäre ich ihm während seines Leidens nahe gewesen. So habe ich ihm weder nahegestanden, noch konnte ich ihm danken.
Wie denkst du über den Tod?
Er ist mir vorstellbar. Ich will aber leben. Mein Risiko ist wohl größer im Vergleich zu anderen Krebskranken. Der Zeitpunkt ist mir egal. Dürfte ich einen Wunsch aussprechen, würde ich sagen: »Nicht am Schluß kämpfen müssen. Ich möchte mich auf ihn einstellen.«
Hältst du es für möglich, daß Metastasen auftreten?
Mir fehlt nichts. Körperlich bin ich zufrieden. Trotzdem besteht die Möglichkeit, daß der Tumor wiederkehrt, wenn ich auch mein möglichstes tue, die Gefahr zu vermindern. Da spielen auch Faktoren eine Rolle, die außerhalb meiner Macht liegen. Deshalb behaupte ich nicht, ich würde nie Metastasen kriegen. Mit dieser Behauptung würde ich mir etwas vormachen. Ich bin Realist genug, um zu wissen, daß Melanome eine schlechte Prognose im Vergleich zu anderen Tumoren haben. Gegen diese Realität kann ich mich nicht zur Wehr setzen. Ich möchte sagen, ich lebe nicht, als würde ich ewig leben, aber ich bin gelassen. Mein Dasein hat gewonnen. Wenn Metastasen auftreten, wird es irgendwann so sein. Der Gedanke behindert mich überhaupt nicht in meinem Lebensgefühl.
Was ist in deinem Leben anders geworden im Vergleich zur Zeit vor der Erkrankung?
Ich wollte immer gern im Mittelpunkt stehen, tat aber so, als ob es mir verwehrt wäre. Ich geniere mich nicht mehr, im Mittelpunkt zu stehen. Zur Abwechslung erlaube ich mir, mich zurückzuziehen. Wer weiß, vielleicht hätte ich noch vieles geleistet um den Preis, mich weniger und weniger zu spüren, weniger und weniger von dem zu wissen, wer ich wirklich bin. Dazugekommen ist die Bereitschaft zum Wagnis und das Selbstver-

trauen. Das wird so bleiben, glaube ich, denn ich achte gründlich auf mich.
Welche Hoffnung setzt du in die Medizin?
Die Medizin nehme ich in Anspruch, soweit ihre Behandlungsmöglichkeiten erfolgreich sind, mehr erwarte ich nicht. Sie kann mir nicht das bringen, was ich als Rettung bezeichnen würde.
Hast du Erfahrungen mit dir oder mit den Menschen aus der Selbsthilfegruppe gesammelt, die du als Anregung weitergeben möchtest?
Dem Krebskranken muß man einige Anregungen geben. Erstens muß man ihn anhalten, sich selbst wichtiger zu nehmen, damit er die falsche selbstlose Einstellung, immer für andere dazusein, aufgibt. Zweitens braucht er Anleitung zur Offenheit. Es ist nicht gut, sich zu verkriechen. Der Krebskranke muß lernen, von seinen Gedanken, Befürchtungen und Hoffnungen zu sprechen und von der Erleichterung durch das Sprechen zu profitieren. Vor allen Dingen müssen Krebspatienten *fordern* lernen, auch gegenüber Medizinern. Sie haben es nicht nötig, sich passiv den medizinischen Prozeduren zu unterwerfen und an sich Dinge geschehen zu lassen, deren Sinn sie nicht verstehen. Viertens braucht man als Krebspatient Ermutigung zum Anpacken. In vielen Bereichen könnten sie aktiver mitmachen, während der Behandlung und in der Nachsorge. Die Medizin hat die Mitarbeit und die Mitverantwortung des Patienten für seine Gesundheit bis auf wenige Ausnahmen vergessen. Der Kranke besteht nicht bloß aus dem erkrankten Körperteil. Deswegen muß man ihn ermutigen, hervorzutreten und seine Selbstverantwortung ins Spiel zu bringen. An mir habe ich erlebt, welche Umwälzung die Diagnose Krebs mit sich bringt. Man darf nicht darauf verzichten, aus der Krise, in die der Krebskranke gerät, etwas Produktives zu machen. Das geht nur, wenn man nicht passiv bleibt. Die Selbsthilfegruppen brachten mir die Auseinandersetzung mit anderen Betroffenen. Ich war nicht mehr allein. Meine Gruppe war ohne Leiter, und trotzdem hat es wunderbar zwischen uns funktioniert. Es liegt an den Teilnehmern, ob die Gruppe ein Erfolg wird oder nicht. Mir hat sie geholfen, Quellen zu erschließen, die mir Lebenskraft geben.
Das Gespräch ist vorüber. Wie geht es dir?
Ich fühle mich bestätigt. Ob es mir etwas gebracht hat, weiß ich

nicht zu sagen. Ich brauche noch Zeit, um es auf mich wirken zu lassen.
Bist du mit deiner Lebensbilanz zufrieden?
Ja. Ich wünsche mir, daß du manches von unserem Gespräch weitergeben kannst, nicht nur an Krebskranke, auch an Gesunde. Viele Menschen brauchen nicht zu erkranken, wenn sie rechtzeitig genügend Möglichkeiten finden, zu lernen, sich durchzusetzen und sich selbst zu finden.

Teil II
Innenansichten

Mein ärztliches Können reichte nicht aus, das Nichtwissenwollen zu durchdringen

Ein Arzt berichtet über sich als Behandler

In der folgenden Selbstdarstellung handelt es sich um Erlebnisse eines Arztes für Innere Medizin, der gewohnt ist, für seine krebserkrankten Patienten und Patientinnen mehr Zeit und Teilnahme einzusetzen, als es im medizinischen Routinebetrieb die Regel ist. Ursprünglich war unser Gespräch nicht zur Veröffentlichung vorgesehen. Es sollte bei einer Aussprache, die sich anläßlich einer Österreichreise der Autorin ergeben hatte, bleiben.

Die Gründe, warum die Selbstdarstellung an dieser Stelle erscheint, sind leicht aufzuzählen. Das Gespräch hat eine große Aktualität, weil wir nur über wenige persönliche Dokumente von Ärzten zu diesem Thema verfügen und froh sind, Nutzen aus dem Mut zur Offenheit eines Mediziners zu ziehen. In seiner Wiener Praxis behandelt und begleitet er seit mehr als zwanzig Jahren Menschen mit Krebsdiagnosen verschiedenster Art. Als Schüler des weltbekannten Therapeuten Viktor Frankl, Begründer der existentialistischen Logotherapie, den er neben seinem Medizinstudium hörte, stieß er schon als junger Arzt auf die ethischen Fragen im Arzt-Patient-Verhältnis. Sie haben ihn seitdem nicht mehr losgelassen.

An dieser Stelle möchten die Autoren ihren Dank für die Zustimmung zum Abdruck aussprechen. Ähnlich wie die Patienteninterviews sollte das Gespräch über die reine Selbstdarstellung hinausgehen. Das gewünschte Plus war, den Prozeß der Selbstauseinandersetzung anzustoßen. In einem Telefongespräch vier Monate nach unserem Treffen bestätigte der Arzt die Hilfe, die ihm das Gespräch bei seiner Selbstauseinandersetzung und beim Abschiednehmen und Versöhnen mit einer schwierigen Patientin geleistet hat.

Was setzen Sie ein für Ihre Patientinnen und Patienten, wenn Sie eine Krebsdiagnose stellen müssen?

Natürlich mein ärztliches Handwerk. Für mich handelt es sich, wenn ich diese Diagnose zu stellen habe, teils um den Kampf gegen eine heimtückische Vermehrung von Zellen, teils um das Kennenlernen des Menschen in seinem Kranksein.
Sie wollen über sich selbst sprechen?
Ja. Ich will nicht über die sogenannten medizinischen Projekte sprechen, das Projekt gegen Leukämie oder das Projekt gegen Darmtumore. Die Forschungsberichte sind überall zugänglich, und der Kampf GEGEN macht das tägliche Bild im Umgang mit Krebs aus. Was wir darüber verlieren, ist die Möglichkeit, in uns selbst hineinzusehen und uns als ärztliche Menschen in unserer Beziehung zu unseren Patienten zu betrachten und besser zu erkennen. Wir leiden ja mit, auch wenn man es von außen nicht ohne weiteres miterlebt. Es liegt mir daran, mich mit Fragen zu beschäftigen, die mir eine heldenhaft kämpfende Patientin aufgegeben hat. Ihr Kampf bestand in der Verteidigung ihrer Auffassungen gegen meine Absicht, menschlich zu ihr durchzudringen. Sie hat gewonnen, ich habe verloren.
Was haben Sie verloren?
Wie soll ich es ausdrücken? Unser Verhältnis begann normal. Wir trafen uns in größeren Abständen und sahen uns eine Stunde, manchmal etwas länger. Je leidender sie wurde, desto häufiger besuchte ich sie. Die Besuchszeiten wurden kürzer und kürzer, bis wir schließlich bei zehn Minuten angelangt waren. Begonnen hatte ich als ärztlicher Helfer und Berater, aber meine Rolle schrumpfte. Ich glaube, ich kann, was ich verloren habe, am besten als Verlust von Initiative bezeichnen. Die Schrumpfung meiner Rolle bedeutete, die Fähigkeit, die Initiative zu ergreifen, verloren zu haben. Ich kam mir nicht mehr als Arzt vor, sondern als Pflichtsoldat, der auf Befehle gehorsam reagiert. Unklar ist mir geblieben, wie sich unser Verhältnis in dieser Weise entwickelte, und meinen Anteil daran würde ich gerne besser verstehen lernen.
Sie gab Ihnen keine Chance, ihr nahezukommen?
Ich habe den Wunsch, meinen Patienten menschlich greifbar zu sein. Es war mir verwehrt zu erkennen, wo ich hätte ansetzen können. Unfaßbar diese Distanziertheit. Unsere Gespräche, ihr Familienleben und letztendlich die Trauerfeierlichkeiten, alles schien mir auf Distanz. Bei meinem Kondolenzbesuch in der

Familie bemerkte ich an mir, die Distanz hatte sich auch meiner bemächtigt. Ich distanzierte mich ganz deutlich wahrnehmbar vom psychischen Schmerz. Das Schlimmste unserer gemeinsamen Geschichte habe ich bei diesem Kondolenzbesuch erlebt. Ungreifbares umgab mich. Am Tag zuvor hatte die Trauerfeier stattgefunden, jetzt waren die Maler im Haus. Ich spreche dem Ehemann und der Tochter mein Beileid aus. Der Hausherr nickt kurz nervös und entschuldigt sich, daß es nach Farbe riecht. In seiner Kleidung kein Anflug von schwarz. Auch die Tochter ist nicht in Schwarz. Kein Ton, kein Wort über das Geschehene. Sie sprechen über die Renovierungsarbeiten, als ob dafür Pläne vorgelegen hätten, und die Handwerker wären leider mit Terminverzögerung gekommen. Aber das ist meine Phantasie zu diesem Punkt. Meine Phantasie machte mich stutzig, und ich fühlte mich wieder in die gleiche Klemme versetzt, in die meine Patientin mich zu bringen wußte.

Das bringt mich auf die Zweifel an meiner ärztlichen Kompetenz, die sie in mir aufkommen ließ. Erstens war diese Frau selbst Ärztin, dominant und erfolgreich in ihrer Abteilung, Oberärztin in der Urologie und eine Kampfnatur. Sie setzte sich sehr für ihre Patienten und berufspolitische Angelegenheiten ein. Ich erinnere mich noch an einen Vortrag, den sie zur Krebsfrüherkennung hielt. Sie war Verfechterin einer breiten Aufklärungspolitik im onkologischen Feld.

Ihre Kampfnatur verbot ihr, sich in die Patientenrolle zu begeben. Mir gegenüber hat sie sich niemals als etwas anderes gesehen als in der Rolle der ärztlichen Kollegin. Das heißt für ihre Lebensführung, sich einzufügen hat ihr nicht gelegen, sie war nicht die Passive, mit der etwas geschieht, der etwas angetan wird. Nein, sie war diejenige, die die Initiative ergriff und die bestimmte, was geschehen sollte, und sehr genau kontrollierte, ob es auch geschehen war, wie sie es sich vorgestellt hatte. Es befremdet mich sehr, sagen zu müssen, daß sie nicht mich um Untersuchung bat, sondern sich selbst untersuchte, sich abhorchte und diagnostizierte. Mich ließ sie die Bestätigung ihrer Diagnosen vornehmen. Diese übertriebene Selbständigkeit durchzusetzen gelang ihr bei mir, aber nicht weniger bei anderen Ärzten, die Abschnitte ihrer Behandlung übernommen hatten und teilweise parallel zu mir behandelten. Meine Kompe-

tenz müßte ausreichen, mir meine Aufgabe nicht aus der Hand nehmen zu lassen. Aber das liegt möglicherweise auch daran – wenn ich es mir zu erklären versuche –, daß ich mit einer bestimmten Art von Persönlichkeit immer Schwierigkeiten habe, ein Bein an Deck zu bekommen. Je mehr ich es bei ihr versuchte, um so mehr wurde ich abgetrieben. Ich vermißte bei ihr Wärme, Ausstrahlung und die Bereitschaft, sich auch einmal eine kritische Bemerkung zu verkneifen. Sie war ein kritischer Mensch. Sie verhielt sich skeptisch und mißtrauisch. Was ich gebraucht hätte, um überhaupt in Kontakt zu kommen, wäre von ihrer Seite ein wenig mehr Bereitschaft gewesen, sich vertrauensvoll zu überlassen.
Es ist kränkend, festzustellen, daß man kein Vertrauen geschenkt bekommt.
Sie fragte mehrfach nach meiner beruflichen Laufbahn, nach meinen Heilerfolgen und Qualifikationen. Sie schien mir nicht einmal als Arzt zu vertrauen. Ich fand es außerdem schwierig, als Mann und Frau zurechtzukommen, denn sie verglich mich mit ihrem Vater, der entscheidenden Figur ihres Lebens. An ihn reichte ich mit meinen Fähigkeiten nicht heran, und das nahm sie mir übel. Das Prostataleiden und die spätere Morphinabhängigkeit ihres Vaters muß wohl das ausschlaggebende Motiv gewesen sein. In einem offenen Augenblick erzählte sie mir von ihrem Vater und von ihrem Wunsch, durch ihr Medizinstudium etwas Entscheidendes für künftige Patienten zu erreichen. Ich bin in ihren Augen brauchbar, um in ihr Haus und an ihr Krankenbett gerufen zu werden; aber um sie richtig zu behandeln, schien ich ihr nicht kompetent genug. Ich frage mich, was unser Verhältnis trotz dieser Einwände zu einer kontinuierlichen Sache gemacht hat, denn je weiter ihr Leiden fortschritt, um so häufiger rief sie mich zu sich.
Sie haben ihre Haltung akzeptiert?
Mit unguten Gefühlen. Bei mir setzte ein innerer Mechanismus ein, der es mir erträglich machte, unterbewertet und mißachtet zu werden. Ich sagte mir: »Mach es im Sinn von verschenkter Zeit. Mach ihr das Geschenk und denke nicht weiter nach. Nimm dir einfach die Zeit.«
Erinnern Sie sich an ihren ersten Besuch in Ihrer Praxis?
Sie war schon meine Patientin. Dann vor vier Jahren kam sie zu

mir in die Praxis mit Blut im Stuhl. Also muß sie von ihrer Diagnose von Anfang an Kenntnis gehabt haben. Das ist es ja gerade, was mich bedrückt. Sie kam also mit dem Blut im Stuhl. Eine Rektoskopie ergab aber zu diesem Zeitpunkt keinen Hinweis. Sie blieb ohne Befund. Mir war die Angelegenheit nicht geheuer, und ich drängte sie, sich noch weitergehend untersuchen zu lassen, etwa eine Dickdarmuntersuchung auf sich zu nehmen. Ich drängte sie wirklich und ging davon aus, daß sie als Ärztin genau weiß, daß Blut im Stuhl ein Alarmzeichen ist, das man auf jeden Fall ernst nehmen muß. Sie lehnte meinen Vorschlag ab. Nun, wenn schon keine Spezialdiagnose in der Klinik, dann wenigstens Plattentests zur näheren Bestimmung des Stuhls. Das ist eine ganz praktische Testmethode. Der Patient macht im Abstand von einigen Tagen eine Probe des Stuhls auf eine Platte, die nach Abschluß der Testphase an mich zurückgesandt wird. Wir telefonierten in dieser Zeit ein paarmal. Es stellte sich heraus, die Stuhlplattentests waren ausnahmslos verdächtig. Ich drängte am Telefon: Das muß man einfach nachsehen lassen! Nichts zu machen, sie lehnte ab, egal welches Krankheitsbild ich auch entwickelte, um mich besser verständlich zu machen. Das kann bei mir nicht vorkommen, meinte sie. Diskussionen, Diskussionen. Ich war machtlos und gezwungen abzuwarten. Den Ausschlag muß eine Paralleluntersuchung eines Kollegen gegeben haben, den sie zur Absicherung aufgesucht hatte. Seine Untersuchungen blieben tatsächlich ohne Befund. Der Haken war, daß die Patientin weder ihn noch mich in die Existenz eines zweiten Diagnostikers einweihte. So waren wir unwissentlich gehindert, uns unsere wichtigen Informationen zur Kenntnis zu bringen. Ein bestürzender Umstand für mich, als ich dahinterkam. Fazit war, daß eine Operation unterblieb, die ich für notwendig gehalten habe.
Was heißt das Ganze heute für Sie?
Mir brennt es unter den Fingernägeln, wenn ich sehe, daß ich nicht durchdringen kann. Ein Dreivierteljahr hörte ich nichts mehr von dieser Frau. Dann ein abendlicher Anruf, ich solle sofort vorbeikommen, sie habe akute Schmerzen. Ich fuhr zu ihr. Beim Eintreten fiel mir ihr leidendes Gesicht auf, und ich machte mich ohne große Umstände bereit, sie wegen der Schmerzen zu untersuchen. Barsch wies sie mich zurück.

Verdattert blieb ich stehen und tat, was sie von mir verlangte: »Jetzt hören Sie sich erst einmal an, was ich Ihnen zu sagen habe.« Ihre Verzögerungstaktik legte mich lahm. Ich wußte ja um den Befund und konnte mir ausdenken, ohne Behandlung war der Tumor vergrößert. In meiner Antwort kam ich auf den besagten Befund zurück. »Es sind Untersuchungen fällig. Ich möchte Sie überzeugen, die Untersuchungen vornehmen zu lassen und die Behandlung fortzusetzen. Ich gebe Ihnen Schmerzmittel bis morgen. Dann muß etwas unternommen werden.« Sollte ich nun wütend oder verzweifelt sein? Meine Gefühle waren mir nicht durchsichtig. Wohl war ich unruhig und besuchte sie gleich am folgenden Tag, um nach ihr zu sehen. Wir sprachen ein paar Sätze, sie war schmerzlos und dem Anschein nach wieder ruhig. Schnell wurde ich verabschiedet mit der Bemerkung, alles sei wieder in Ordnung. Danach sah ich sie weitere vier Monate nicht.

Was heißt das Ergebnis dieses Hausbesuchs, gemessen an dem, was Sie mit dieser Frau und mit dieser Diagnose für angebracht hielten?

Ohne Zweifel riß diese Frau sich gewaltig zusammen. Bei jedem anderen Patienten in ihrer Lage hätte ich sofort eine Krankenhauseinweisung veranlaßt. Die Erstbehandlung nach der Diagnose war aufgrund der Ablehnung der Patientin, ihre Diagnose in ihren Auswirkungen zu begreifen und anzunehmen, mittlerweile um neun Monate verschleppt. Nun war die Erkrankung bis zur körperlichen Beeinträchtigung durch symptomatische Schmerzen fortgeschritten. Es war höchste Zeit, wenn nicht zu spät, noch etwas Durchgreifendes einzuleiten. Ihre Art, die Situation zu bestimmen, errichtete eine Barriere zwischen mir, dem Wissenden, und ihr, die nicht wissen wollte. Dieses »Nein, bei mir ist es anders« war es, was mich in meiner Kraft und in meinen Alternativen lähmte, so daß ich mich beschränkte auf die erneute Darstellung des Befundes und es, mich verabschiedend, ihr überließ, das Beste daraus für sich zu machen.

Inhaltlich hatte ich von Anfang an die Karten offengelegt. Ich falle niemals mit der Tür ins Haus. Also habe ich mich langsam herangetastet und ihr in kleinen Stücken die Diagnose erneut zur Kenntnis gebracht. Inhaltlich gesehen kannte sie ihre

Diagnose von Anfang an, das möchte ich noch einmal betonen. Klar, die telefonischen Kontakte brachen ab. Immerhin hörte ich, sie war in der Klinik zur Röntgenuntersuchung. Die Röntgenbilder zeigten in scharfer Linie die Größe des Tumors, und der Röntgenarzt entschied sich, ihr die Röntgenbilder zu zeigen.

Kurz danach hatte ich ein Erlebnis mit ihr, das mir zeigte, wie wenig sie wirklich verstanden hatte. Als ob es sich um die Röntgenbilder von irgendwem handele, nur nicht um Bilder von ihrem Körper, begann sie eine Unterredung mit mir und verwickelte mich in eine kollegiale Diskussion, ob es sich um Befund X oder um Befund Y handle. Ihr Denken übersprang die Tatsache, daß sie es war, die dort aufgenommen worden war. Ihr Denken übersprang, ohne den Widerspruch zu bemerken, die eigene Hilfsbedürftigkeit einer Kranken und verblieb in der Position des Arztes. Nun kommt eine fatale Angelegenheit dazu, die die Uneinsichtigkeit der Patientin erst zementierte. Wieder fand – ich weiß nicht, warum sie mir so mißtraute, daß sie, was ich feststellte, immer ein zweites Mal untersuchen ließ – eine Zweituntersuchung bei einem Kollegen statt. Diesmal nahm mein ärztlicher Kollege eine Darmspiegelung vor. Kein Befund! Es ist mir schlichtweg unerklärlich, wieso der Tumor übersehen wurde. Der Versuch, mir das zu erklären und mir diese Anstiftung zur Vermeidung aufzuschlüsseln, führte mich auf ihre umwerfende Eigeninitiative, und wer weiß, was sie bei anderen an Abwehr und an Ansprüchen eingesetzt hat, um sie blind zu machen für etwas, was man ohne weiteres beobachten kann, wenn man nur hinschaut. Eben diese Haltung, die ich dort vermutete, gab es auch in bezug auf meine Person, und sie hatte eine fatale direkte Wirkung, der sich zu entziehen ein Ding der Unmöglichkeit zu sein schien.

Im allgemeinen habe ich keine Mühe in dieser zupackenden Art. Wenn die Patientenrolle angenommen wird, ist klar, daß ich Empfehlungen gebe und sie angenommen werden. Nun, bei ihr war es erstaunlich anders, als ich es gewohnt war, und ich hatte kein Mittel zur Hand, um mich diesem Bann zu entziehen. Im Rückblick gesehen gebe ich den Fehler zu, die Situation nicht selbst bestimmt zu haben. Wenn ich mich entschlossen hätte, die Initiative zu behalten, hätte ich den Verlauf der Dinge wenden können. Warum bestand ich nicht auf meinem Stand-

punkt? Ehrlich gesagt fühlte ich mich äußerst inkompetent, und ich glaube, dieses Gefühl war auch angebracht, denn es stimmte ja. Unerklärlich, wie ich nur noch reagieren konnte. Unmöglich, etwas anzuordnen und streng durchzugreifen. Ich höre mich sagen, wie ich verschiedene Vorschläge, die von ihr kommen, mehr oder weniger bestätige. Mein Rat, meine Meinung waren nicht gefragt. Die Bedeutungen, die sie ihrer Lage gab, wurden derart unumstößlich, daß es sich wie von selbst verbot, nur zu versuchen, ihnen eine schwerwiegendere Bedeutung zu geben, als sie es wünschte. Mir war danach abzuhauen. Fliehen und alles stehen und liegen lassen.
Haben Sie es gemacht?
Nein. Lebenssituationen dieser Art bewirken bei mir eine Rückversetzung in meine Kindheit. Unversehens fühle ich mich wie ein kleiner Junge. Von dort ist mir der Mechanismus, nur reagieren zu dürfen auf das, was man mir vorgibt, sehr vertraut. Wenn ich gehorsam bin, kommt im Anschluß die Prämie, je nachdem, ob ich gut oder schlecht gehorcht habe. Meine Wahlmöglichkeiten sind in diesem Zustand ganz und gar eingeschränkt.

Dieser Zustand hat, soviel ich es beurteilen kann, wenig mit meiner Neigung zu tun, beschwichtigend einzugreifen, wenn eine Konfrontation droht. Ich kenne von mir, daß ich dazu neige, angstmachende Situationen zu entschärfen, und ich beschwichtige, obwohl es vielleicht geboten wäre, eine Drohung ruhig einmal stehen und wirken zu lassen. Doch das Wissen um die Unterschiede zwischen Lähmung und Beschwichtigung hilft mir nicht viel. Ich bin eben nicht bei allen Menschen fähig, eine bedrohliche Sache für sich stehen zu lassen. Labilisieren kann ich gut bei Patienten, mit denen ich mich frei fühle. Ist Ihnen das verständlich? Ich habe vermieden, entschiedener zu drohen.

Nicht nur Patienten vermeiden, was angst macht. Für Ärzte gilt dies nicht weniger. Sehen Sie meinen Kollegen. Er sah nicht, was deutlich zu sehen war. Er hat sich vor der Wahrnehmung gefahrenträchtiger Fakten durch Blindheit geschützt. Zum Beispiel habe ich bei dem Stuhlplattentest Ähnliches erfahren. Die Zahl der Plattentests war zwischen 20 und 30, ich weiß es nicht mehr ganz genau. Bei meinen Untersuchungen

konnte ich wahrnehmen, wie meine Augen die rote Färbung des Stuhls manchmal deutlich aufnahmen und dann, bei anderen Platten, im ersten Moment kein auffälliges Rot erkannten. Das ist einfach zu bewerkstelligen. Man braucht nur die Beleuchtung etwas dunkler zu stellen, und schon ist die Färbung nicht mehr zu sehen. Unser Unbewußtes behilft sich eben, um Angst zu ersparen.
Ich möchte Sie fragen: Was haben Sie als Arzt nicht riskiert?
Mich der Schwere der Situation rückhaltlos zu stellen.
Welche Gefühle wollten Sie nicht haben?
Mir kommt der Gedanke an eine Niederlage. Ich will keine Niederlage erleiden. Aber ich gestehe, mit diesem Gedanken kann ich wenig anfangen.
Sie haben die Gedankenverbindung zum Gehorsam und seiner Prämierung in Ihrer Kindheit hergestellt. Keine Prämie zu erhalten oder weggeschickt zu werden ist für ein Kind schwer hinzunehmen und kann eine der härtesten Strafen sein, weil es mit der kindlichen Idee verknüpft ist, es werde nicht geliebt. Hätte es eine Niederlage bedeutet, wenn Sie durchgegriffen hätten und als Strafe von Ihrer Patientin weggeschickt worden wären?
Diese Entschiedenheit wünsche ich mir. Ich habe Ihnen das alles erzählt, weil ich unzufrieden mit meiner Behandlung bin. Zum ersten Mal habe ich bei diesem Fall den Eindruck, hier gibt es einen Haken, an dem ich festhänge. Natürlich! Mir kommen mehrere andere Gelegenheiten in den Sinn, die in der Zeit vorher lagen und nach dem gleichen Muster abgelaufen sind. Klar, dieser Anruf auch! Es war einer der schon erwähnten Anrufe, weil wieder Blut im Stuhl gewesen war. Sie redet, dann schweigt sie. Sie fordert meine Meinung. Ich mache eine Kunstpause und zerquetsche mein Gehirn mit differentialdiagnostischen Erwägungen. Was bringe ich nach all der Anstrengung heraus? Ein kärgliches Argument: »Sie müßten sich weiter untersuchen lassen, Sie kommen nicht daran vorbei.« Bei jedem anderen hätte ich klipp und klar gesagt: »Ich beende die Behandlung, wenn Sie nicht sofort weitere Untersuchungen machen lassen.« Und ich hätte genau angegeben, in welcher Reihenfolge er vorgehen muß, um sich meine Kooperation zu erhalten.

Ich bin offenbar in ein System hineingerutscht, in ein System von Denkweisen, Kommunikationsformen und uneingestandenen Ängsten, für die es ein Berührungsverbot, also ein Tabu gab. Sie durften nicht angetastet werden. Niemand von uns Ärzten wagte es, das System zu labilisieren, und ich betrachtete mich völlig ungeeignet zu diesem Zweck. Vermutlich war dies der tiefere Grund, warum sie mich gern bei sich sah und was unsere Beziehung bei aller Problematik doch tragfähig machte. Schon wieder fällt mir ein Beispiel ein. Beim Hausbesuch: »Untersuchen Sie mich – hier!« Und sie zeigte, wo sie untersucht werden wollte. Und ich gehorchte. Nicht ich war es, der sagte: »Ich möchte Sie untersuchen, drehen Sie sich mal auf die Seite.« Zufriedenzustellen war sie nur durch eine Bemerkung wie »Nein, es gibt nichts Verdächtiges.« Zahllose Male rang sie sich von mir Bemerkungen zu ihrem Aussehen ab, die stets darauf hinauszulaufen hatten, daß sie munter und wohl aussieht.
Sie werden sich klar, wie stark Sie einbezogen waren.
Keinen gab es in diesem System von Siegesgläubigkeit, der die Destruktion wahrhaben wollte. Was eine entscheidende psychische Einstellungsänderung herbeiführen konnte, wurde von diesem System zerstört. Kampf dem Krebs, kann ich da nur sagen.

Die Monate zogen sich hin. Meistens wurde ich abends gerufen.* Die Besuchszeiten wurden kürzer, die Zahl der Besuche nahm zu. Für mich wurden die Erlebnisse mit ihr belastender. Eine markante Zunahme von Verschreibungen, zunehmende Häufigkeit von Infusionen in der Klinik und gegenläufig dazu ein immer dünner werdendes Band von Gesprochenem zwischen uns beiden. Die Möglichkeit zum Gespräch versiegte vollends, als die Frau acht Stunden täglich in der Klinik verbrachte und nur noch nach Hause kam, um in ihrem Bett zu schlafen. Bei unserem Treffen war das medizinisch Notwendige schnell abgehandelt. Was blieb, war eine groteske Situation. Sie stellte kurze Fragen, die kaum eine Antwort vertrugen. Und dann wieder strahlte sie mich an: »Wie sehe ich heute aus?« Ich darauf entweder: »Sie sehen gut aus«, oder: »Sie se-

---

* In der Folgezeit wurde die Patientin noch zweimal operiert, stets mit Zusicherungen oder Pseudozusicherung, nun sei endlich alles in Ordnung.

hen etwas erschöpft aus.« In jedem Fall kam die Anschlußfrage: »Sieht so eine Krebskranke aus?« Und ich: »Nein.« Und danach eine Blutdruckmessung und Abhörung der Lunge.

In dieser letzten Phase steigerte sich mein Wunsch, mit ihr über die Familie zu reden, über die Tochter und auch über ganz andere Dinge, anstatt auf ihr Verlangen nach Bestätigung und Widerlegung einzugehen. Wenn ich es versuchte, wechselte sie sofort auf das medizinische Feld. Obwohl sie als Ärztin vollständige anatomische Kenntnisse besaß, entwickelte sie sonderbare, abstrakte Vorstellungen von der menschlichen Anatomie und vom Zusammenhang zwischen Behandlungsmethode und Schwere der Erkrankung. So konnte sie sich nicht vorstellen, daß das Faktum der Bestrahlung einer Metastase das Vorhandensein anderer Metastasen wahrscheinlich impliziert. Ihr war auch nicht klar, daß diffuse Schmerzen im Bauchraum das Vorhandensein von weiteren Tumoren wahrscheinlich machten. Sie verlangte Garantien von mir: »Nein, es ist kein Krebs.«

Währenddessen wechselten die Schmerzen, einmal war es der Bauch, dann das Bein, dann der Oberkörper. Gleichbleibend war die Negation der unabweisbaren Diagnose, nur die Orte des Schmerzes kreisten.

Kannten Sie die mitbehandelnden ärztlichen Kollegen?
Nein. Wahrscheinlich litten die Gespräche mit den übrigen Ärzten ebenfalls an der Ausklammerung bedrohlicher Mitteilungen. Ein Telefonat ist mir in Erinnerung. Es lief folgendermaßen: Ich rufe den Chef der Chirurgie an und bespreche mit ihm den Befund. Er bestätigt mir, der Bauchraum sei voll mit Metastasen. Er fragt mich, was er der Patientin sagen soll. Seine Aufforderung macht mir unwohl. Es ist nicht meine Aufgabe, ihm zu sagen, was er der Patientin sagen soll. Der Chefarzt ist der Auffassung, man könnte die Wahrheit sagen, wenn man gleichzeitig eine Chemotherapie anbietet. Er meint: »Heute ist Dienstag. Ich schlage vor, daß wir am nächsten Montag mit der Chemotherapie beginnen, daß wir ihr zu diesem Zeitpunkt sagen, was los ist, um ihr direkt zu begegnen.«

Was ist Hoffnung? Also ich spiele nicht den Optimisten. Aber ich habe Hoffnung und möchte sie weitergeben. Hoffnung entsteht aus der Auseinandersetzung mit der Verzweiflung und überwältigender Angst. Wie gern würde ich mir die

Auseinandersetzung ersparen. Dies ist ein vordergründiger Wunsch, da ich eigentlich überzeugt bin, sie lohnt sich. Ist man bereit, in die Auseinandersetzung hineinzugehen, beginnt man, weniger ungeduldig zu werden und zu vertrauen. Ich sehe, wie ich scheitere, wir alle. Wenige Ärzte leben in dieser Auseinandersetzung. So sind sie in Gefahr, in die Ängste der Kranken mit hineingerissen zu werden.

Was war mit mir geschehen? Meine Patientin ängstlich, ohne es zeigen zu wollen, fixiert an körperlichen Symptomen und isoliert vom mitmenschlichen Verständnis, ich im Abseits und andere Ärzte nicht minder. Als die Chemotherapie beschlossen wurde, war die Kopplung klar: »Wir werden am Montag mit der Chemotherapie starten und offenlegen.« Wir waren uns einig und fühlten uns erleichtert, daß es jemand übernehmen wollte. Meine Erleichterung war teuer erkauft. Der Preis war die endgültige Unaufrichtigkeit von meiner Seite.

Lassen Sie mich den weiteren Hergang ausführlicher erzählen, weil er ein Licht auf unsere ärztlichen Ängste und unser Ungeschick wirft, mit ihnen umzugehen. Am besagten Montag um 20 Uhr ging ich zu ihr. Die Patientin war uninformiert! Nun gab ich mir Rechenschaft über die Tatsache, daß ich fest darauf vertraut hatte, der Klinikchef habe ihr verbunden mit der Ankündigung der Chemotherapie die tödliche Wahrheit mitgeteilt. Nichts in dieser Richtung war geschehen. Hatte der Chefarzt es vorgezogen zu schweigen? Oder war er offen gewesen und nicht verstanden worden? Die Frage ließ sich nicht eindeutig klären. Die Konspiration erlebte ich nun immer stärker an allen Enden. Beispiel: Eines Nachts kamen ein Kollege und ich zusammen bei ihr vorbei wegen eines dringenden Anrufs. Zusammen saßen wir an ihrem Bett. Sie litt unter schweren Schmerzen. Wir wußten beide sehr genau warum. Der Tumor war in die Metastasierung vorangeschritten. Was taten wir in dieser Nacht? Wir sagten kein Wort über Metastasen, nichts von der dringenden Klinikeinweisung, von Aussichtslosigkeit und Sterben. Nein, wir redeten herum, spielten uns die differentialdiagnostischen Überlegungen wie Bälle zu, und unsere Patientin beteiligte sich an unserem Spiel, in das sie ihre eigenen Bemerkungen einwarf. Die Schmerzen hatten aufgrund der Medikamente nachgelassen, das Spiel kam zum Stillstand, und als wir gingen, rauchte sie eine Zigarette. Diese Zigarette zusammen mit den glatten Gesichtszügen stand kraß gegen mein Gefühl, daß sie diesmal tatsächlich »umgefallen« war, das heißt, daß die Angst und die Erkenntnis der Wahrheit sie eingeholt haben mußten. Aber das wurde totgeschwiegen. Keiner sprach das aus, was wirklich los war. Die Chance, zu ihr durchzudringen, gab es, wenn sie je bestanden hat, in diesem kurzen Augenblick des Abschieds.

Wieso habe ich meiner Intuition nicht getraut? Ihre Tochter sprach mit mir ein Jahr nach den Ereignissen, daß sie sich klar war, wie stark sich ihre Mutter zu kontrollieren wußte. Sie sei nachts von ihren Ängsten und Phantasien heimgesucht worden. Bei Tageslicht schwanden die Schatten der Nacht, und so gelang es ihr, das Gesicht zu wahren und ihre Angst für sich zu behalten.
Hat außer der Tochter und Ihnen noch jemand ihre Isolation bemerkt?
Wie kann ich das wissen? Ihr Mann war dem Geschehen nicht gewachsen und mehr ab- als anwesend. Am Thema Isolation erkenne ich, wie verschieden ihre und meine Lebensauffassung waren. Für meine Person ist Isolation etwas Negatives. Sie dagegen betrachtete sich als Einzelkämpferin, und somit hatte Isolation etwas Heroisches. »Ich stehe meine Angelegenheiten allein durch«, heißt es für mich. Selbstisolation. Sie hätte es wahrscheinlich Autarkie genannt.

Ich entkomme dem scheußlichen Gefühl nicht, das in mir hochkommt, wenn ich an sie denke.
Ich versuche die positive Seite mitzusehen, die Sie übergangen haben. Sie waren über Jahre in Rufbereitschaft und zuverlässig erreichbar für die Bedürfnisse dieser Frau und haben sich nicht zurückgezogen, als die Belastungen stiegen. Für mich ist es beeindruckend zu sehen, wie sehr Sie ihr unbewußtes Schutzbedürfnis berücksichtigt haben.
Worin liegt der wirkliche Schutz? Was wäre erreichbar gewesen, wenn ich von Anfang an rigoroser durchgegriffen hätte? Die Operation wäre sicherlich beträchtlich früher vorgenommen worden. Statt eines mandaringroßen Tumors neun Monate nach der Erstdiagnose wäre eventuell sofort ein Tumor von zwei Zentimeter Durchmesser zu operieren gewesen. Das macht einen Riesenunterschied. In dieser Größenordnung ist der Tumor durchaus operabel.

Was hätte das für die Patientin bedeutet?
Bei frühzeitiger Operation ist die Überlebenschance größer. Ich würde schätzen, bei der zweiten Diagnosestellung war die statistische Überlebenschance weniger als 30 Prozent. Es ist schwer zu sagen, wo sie zur Zeit der ersten Diagnose lag. Etwa bei 60 bis 70 Prozent, wenn ich von einer Überlebenszeit von fünf Jahren ausgehe.

Was mich am stärksten betrifft, ist die Art unserer ärztlichen Kooperation. Was ihr fehlt, ist ein Stück Menschlichkeit in der Übermittlungskette. Um sie zu verwirklichen, müßten wir seelisch und praktisch in der Lage sein, einen Leidenden über das, was vorliegt, nicht im unklaren zu lassen, um Auseinandersetzung möglich zu machen und Isolation aufzuheben. Warum dieses Lügen, warum Fakten fälschen? Wir sind auf der Flucht vor der Angst und vor dem Dastehen mit leeren Händen. Unsere Ausbildungsmaxime, wir besäßen die Macht, Schicksal wettzumachen, ist falsch. Die unglaublich hohe Barriere, gebildet vom Mangel an Aufrichtigkeit, ist von der Angst gespeist. Wir haben täglich mit diesen Ängsten zu tun. Aber wann stellen wir uns ihnen? Wie lange wollen wir uns weigern anzuerkennen, daß wir nicht alles heilen können? Es gibt Krankheiten, gegen die wir machtlos sind, was die medizinischen Mittel angeht. Mit Menschlichkeit würden wir aber noch etwas zu bieten haben. Ich denke, diese Patientin hat mich an meine Grenzen gebracht, und ich bin um einige Illusionen ärmer, dafür um wichtige Erfahrungen reicher.

Zu gleicher Zeit behandelte ich eine andere Patientin mit der Diagnose Krebs. Beide Frauen hatten ungefähr das gleiche Alter, beide waren schwer erkrankt, aber als Menschen und in ihrer Haltung verschieden. Der stärkste Unterschied, was die Behandlung angeht, war zwischen ihnen: In der Endphase saß am Bett dieser Patientin immer jemand. Die Kranke war nie allein. Sie durfte zu Hause sterben. Sie starb im vollen Bewußtsein, daß sie sterben würde. In ihrer Familie war der Tod nicht eine undenkbare Bedrohung, sondern ein Element, das zum Leben gehört.

Diese Familie, diese Frau boten mir eine beeindruckende kontrastierende Erfahrung. Allerdings war es auch für mich das erste Mal, daß ich erleben durfte, wie jemand innerhalb der Fa-

milie ganz bewußt stirbt, dort versorgt wird und den Tod akzeptiert. Für mich war es ein Geschenk, das miterleben zu dürfen. Zwischen mir als Arzt und der Patientin ergaben sich soweit keine Probleme, weder pflegerische noch medikamentöse, noch im Gespräch. Es mag ein Zufall gewesen sein, aber ich glaube schon, daß das Sterben in der Integration der Familie besser bewältigt wird.
Ihr Wunsch, mit dem wir begonnen haben, lautete, sich über Ihr Verhältnis zu einer schwierigen Patientin klarer zu werden. Wollen Sie ihr noch Adieu sagen? Stellen Sie sich diese Frau vor Ihrem geistigen Auge vor, und wenn Sie sie vor sich sehen, denken Sie nach, was Sie ihr noch zu sagen haben. Lassen Sie sich ruhig Zeit dazu, ich warte gern, bis Sie alles gefunden haben.
Ich habe lange geschwiegen, und es hindert mich etwas am Sprechen... Jetzt spüre ich es deutlicher. Ach ja, das ist es. Sie ist mir etwas schuldig geblieben, das will ich ihr noch sagen.
Sprechen Sie sie ruhig an, als sei sie hier.
Vieles, was ich für Sie tun wollte, haben Sie nicht erlaubt. In all den Jahren, in denen ich Sie aufsuchte, haben Sie nur zweimal anerkennende Worte an mich gerichtet. Nein, Anerkennung ist übertrieben. Ich will es Rückmeldung nennen. Ich hatte manchmal den Wunsch zu hören, daß Sie mit mir zufrieden sind. So habe ich Sie nicht in mein Herz schließen können, ich blieb in der Pflichterfüllung stecken. Es hängt an mir wie ein Stein, daß Sie mir die Erlaubnis nicht gegeben haben, mit Ihnen aufrichtig zu sprechen.
Sie sind noch wütend auf sie?
Jetzt weniger. An diesem Punkt wird es innerlich klarer. Meine Gedanken waren bislang diffus, jetzt werden sie klarer. Ich verlange keine Resultate, aber meine Hoffnung wächst, daß ich mein Verhältnis zu ihr zu einem runden Abschluß bringen werde.

Unversehens zählt die Zeit sich selbst

Ein Arzt über sich und seine Beziehung zu krebserkrankten Menschen

Ich bin oft vor der Frage gestanden, was von meinen Patienten an Wünschen und Erwartungen an mich herangetragen wird, wenn das rein Medizinische erledigt ist. Die Krise, in die Menschen durch die Diagnose Krebs geraten, ist kaum mit den übrigen Diagnosen, die man als innerer Mediziner stellt, zu vergleichen, weil sich die Bedrohung schockartig, unmittelbarer und unausweichlicher zeigt. Gefragt ist mehr. Wenn mich Krebspatienten aufsuchen, spüre ich ihren unausgesprochenen Wunsch nach Schutz. Sie treten ein, das Gesicht voll angstgespannter Aufmerksamkeit, ihre Nerven reagieren wie freigelegt auf jeden feinsten Luftzug, und wie von selbst entsteht eine besondere Behutsamkeit auf meiner Seite.

Man kann die medizinische Seite für sich sehen, aber mit diesen Menschen haben die Einzelheiten des medizinischen Vorgehens, ihre Reihenfolge ihre eigene Betonung, ihre eigene Wichtigkeit. Die medizinischen Handlungen sind nicht mehr etwas Funktionales, sie bekommen Beweischarakter für Vermutungen, ob der Zustand sich verschlechtert hat oder eine Besserung eingetreten ist. Behutsamkeit, die mir helfen soll, mich ruhig zu stellen im Auftreten, darum geht es mir. Man ist als Arzt gegen die Ansteckung durch Angst nicht gefeit. Wenn es mir gelingt, ruhiger zu werden, mache ich mich sensibler. Zum Beispiel wird eine Ultraschalluntersuchung gemacht. Während ich beschreibe, was als nächstes getan wird, und meine Beobachtungen mitteile, bekommen wir Kontakt. Für die Durchführung der Diagnose muß ich mich sensibler für das zu untersuchende Organ machen, und die Behutsamkeit ist meine Art, sensibler zu werden.

Bin ich intakt? Kaum auszuschalten die von Anfang an gestellte stumme Frage. Jedes Zeichen von Sorge und Anspannung in meinem Gesicht würden sie aufgreifen und sogleich nachfragen. Ich bin kein Verfechter der objektiven Sachlichkeit, und mir ist nicht daran gelegen, mich hinter meinem weißen Kittel zu verbergen. Behutsamkeit heißt, schrittweise in neue Erkenntnisse einzuführen und langsam Kraft und Einsicht wachsen zu lassen, bis die Wahrheit ausgesprochen werden kann. Oft aber läßt einem die ängstliche Spannung wenig Raum, lange nach dem richtigen Vorgehen zu suchen, wenn es hier überhaupt so etwas gäbe wie das absolut Richtige.

Oft bedeutet die Krebsdiagnose unmittelbare Behandlung und baldige Heilung. In der Nachsorge erscheint uns das wie eine gemeinsam durchstandene Sturmfahrt. Ich verlasse mich dabei gern auf mein Gespür für Nöte und Bedürfnisse und für das Unausgesprochene.

Viele Mediziner meiner Generation wurden allerdings noch in der Haltung ausgebildet, sich an die Fakten zu halten und dem Belastenden auszuweichen. Davon habe ich niemals etwas gehalten. Ich habe mich bemüht, mehr wahrzunehmen, was die Patienten im gegebenen Augenblick wollen und was sie nicht wollen. Mal ist es Offenheit, mal Schweigen zur gleichen Sache, das ist ganz verschieden von Besuch zu Besuch. Wesentlich finde ich die Bereitschaft des Arztes, Schutz zu geben. Schutz brauchen sie stetig. Es gibt eine Reihe von Erfahrungen zu diesem Thema, die mich zu der Überzeugung gebracht haben, der Schutz sei in mindestens vier Punkten anzubieten: Schutz vor Selbstanklagen, Schutz vor seelischem und körperlichem Schmerz, Schutz vor der Hoffnungslosigkeit und die Erlaubnis, sich gegen den Schicksalsschlag aufzulehnen und ihn mit Zorn zu beantworten.

Ich verstehe unter ärztlicher Anteilnahme Verbrüderung mit dem Leidenden, Annehmen des Menschen, wie er sich selbst versteht. Es gelingt mir nicht mit allen Patienten gleich gut, mich in ihre Situation einzuleben, aber ich probiere es. Mit den Krebspatienten gibt es kaum Hindernisse, und es geht mir selbst gut dabei, herauszufinden, was ihnen frischen Wind gibt oder Anlaß zu neuer Hoffnung vermittelt. Er geht mir – und ich übertreibe nicht – sogar gut dabei, wenn sie aggressiv werden und ich mich ihrer Aggression nicht zu verweigern brauche. Indem ich sie aufnehme, kreuzen wir uns. Durch Neutralität wäre es leicht durchzusetzen, daß sie den Mund gar nicht aufmachen, und dieses Mittel wird leider zu häufig eingesetzt mit Schädigungen für das Patient-Arzt-Verhältnis.

Bitte freimachen

Antwort

An
Kreuz Verlag
Postfach 80 06 69

D-70506 Stuttgart

❏ Bitte informieren Sie mich regelmäßig über die Bücher aus dem KREUZ Verlag

Folgende Themen interessieren mich besonders:

- 01 ❏ Religion und Spiritualität
- 02 ❏ Psychologie und Lebenshilfe
- 03 ❏ Tod und Sterben
- 04 ❏ Märchen, Mythen, Symbole
- 05 ❏ Frauenthemen
- 06 ❏ Bücher zum Verschenken
- 07 ❏ Die Bücher aus der Edition Schaffer
- 08 ❏ Gesamtprogramm/Neuerscheinungen
- 09 ❏ Medizin und Gesundheit
- 10 ❏ Ratgeber
- 11 ❏ Musik
- 00 ❏ Bitte informieren Sie mich auch über die religiösen Zeitschriften aus dem KREUZ Verlag

Vorname/Name oder Institution

Straße, Nr.

PLZ/Wohnort

Beruf

Diese Karte entnahm ich dem Buch:

Liebe Leserin, lieber Leser,

wir informieren Sie gerne über weitere Bücher und die Zeitschriften aus dem Kreuz Verlag. Schicken Sie einfach diese Karte ausgefüllt zurück. Übrigens: Wenn Sie gerade Zeit und Lust haben, beantworten Sie doch die nebenstehenden Fragen. Ihre Antworten würden uns helfen, unsere Arbeit effektiver zu machen und noch besser auf die Wünsche unserer Leserinnen und Leser abzustimmen. Herzlichen Dank!

Es grüßt Sie

Ihr
Kreuz Verlag

Dieter Breitsohl
Verleger

Hier meine Antworten:

Haben Sie dieses Buch
☐ gekauft ☐ geschenkt bekommen?

Sind Sie auf dieses Buch aufmerksam geworden durch
☐ Ihren Buchhändler ☐ Empfehlung
☐ Werbung; Besprechung in ☐ Funk ☐ TV
☐ Zeitung/Zeitschrift

Wie hat Ihnen dieses Buch gefallen?
☐ sehr gut ☐ geht so ☐ gar nicht

Kannten Sie den KREUZ Verlag bereits?
☐ ja ☐ nein

Welche Themen vermissen Sie bei KREUZ
☐ Familie, Eltern, Kinder
☐ Selbsterfahrung, Therapie
☐ Bibel und Gemeinde
☐ Postkarten, Poster, Bildbände ☐ Musik
☐ Kinder- und Jugendbücher ☐ Umwelt, Natur
☐ Politik, Alltag ☐ Populäre Wissenschaft
☐ Management, Führung

Wo kaufen Sie Ihre Bücher?
☐ Bei meinem Buchhändler ☐ Bahnhofsbuchhandel ☐ Versandbuchhandel ☐ Kaufhaus

Wie viele Bücher kaufen Sie wohl pro Jahr?
☐ 1 bis 2 ☐ ca. fünf ☐ ca. zehn ☐ mehr

Verschenken Sie Bücher?
☐ ja ☐ nein

Welche Zeitschriften lesen Sie regelmäßig?

Verraten Sie uns Ihr Alter? _____ Jahre.

Unter anderem umfaßt mein Aufgabenbereich Patienten, die zur Erstuntersuchung kommen, Nachbehandlungen, Überwachung und die Betreuung von Bettlägerigen. Die Selbstverständlichkeit der Versorgung, die Basisversorgung ist zu sichern. Alle ernsthaft Erkrankten wissen, sie können mich zu jeder Tages- und Nachtzeit erreichen, wenn sie mich unter der Privatnummer anrufen. Freitags ist Hausbesuchstag, wenn sie liegen müssen, sonst haben wir regelmäßige Treffen in meiner Praxis. Aber beginnen wir am Anfang.

Liegt eine Diagnose mit Befund vor, gebe ich detaillierte Auskunft über die Maßnahmen, die als nächstes unternommen werden, was die Patienten vorbereitet und eine Einstellung zur Mitarbeit schafft. Wird eine Operation und/oder ein Klinikaufenthalt notwendig, nehme ich mir in Anwesenheit des Patienten die Zeit, die Einweisung telefonisch abzustützen, und spreche mit dem onkologischen Kollegen. Der Zweck, den ich mit dem Telefonat verfolge, ist die Entanonymisierung. Ich möchte meinen Patienten namhaft machen und klarlegen, daß er, auch wenn er in eine andere Behandlung überwechselt, die Verbindung zu mir behält. Die Wirkungen sind verheerend, die entstehen, wenn Patienten sich abgeschoben fühlen. Wir haben zahlreiche Mittel, dem zuvorzukommen.

In der Nachbehandlung informiere ich die Familie über die pflegerischen Aufgaben, gebe praktische Anleitungen für Tagesverlauf, Ernährung und die Einnahme von Medikamenten sowie Maßnahmen gegen Schmerzen.

Die Überwachung betrifft kontinuierliche Untersuchungen, ich habe Daten zu erheben und zu interpretieren. Hier steckt eine Gefahrenquelle, die ich nicht übergehen möchte. Man gerät in Versuchung, den Patienten in Daten zu zerlegen. Es scheint eine Regel der onkologischen Behandlung zu sein, die Erhebung von Daten immer weiter ins Detail zu treiben, je unheilvoller die Erkrankung ist. Als sei mit der Häufung von Daten etwas Einschneidendes gegen das Unabwendbare geschehen.

Die Leidenschaft am »Zerlegen« des Patienten in Daten zeigt sich gerade bei Krebsdiagnosen. Wenn ein Mensch krebsverdächtig ist, kommen zwei Dinge heraus bei dieser Zerlegung: einmal der Krebs, der ist behandelbar, zweitens der Mensch, der bleibt sozusagen übrig. Sollte die Geschwulst weiter wachsen, wird – ich sage es einmal vergröbernd – der Fall uninteressant. Fälle, bei denen sich nichts mehr erreichen läßt, werden medizinisch uninteressant. Und was bleibt übrig? Der »Restmensch« mit seinem Anspruch auf Verständnis und mitmenschlichen Kontakt. Es wundert mich nicht, wenn Patienten sich als Menschen abgeschoben vorkommen. Wir müssen alles einsetzen, um gegen diese Art von Abschieben anzugehen. Wir, das sind Ärzte, Pfleger, die Angehörigen und die Patienten selbst.

Patienten wehren sich mit Recht gegen diese Auffassung von Behandlung. Was können sie tun gegen ihre Zerlegung in Daten und Mensch? Eine oft vorkommende Alternative sehen sie darin, daß sie eine Nachbehandlung oder Weiterbehandlung trotz ihrer Dringlichkeit abbrechen, weil sie erst gegen den Stil und dann gegen die Behandlung überhaupt sind nach all ihren schlechten Erfahrungen. Das kann ich aus meiner Praxis vielfach belegen.

Eine Frau Ende Vierzig, meine Patientin seit mehr als zehn Jahren, brach die Chemotherapie, die nach einer Brustamputation angeordnet worden war, nach zwei Monaten ab. Sie saß bei mir, und ich sagte nach ihrem Geständnis: »Sie haben recht, wenn Sie das so sehen.«

Von mir fordert die Onkologie eine gewisse medizinische Auffassung. In diesem Fall wäre die geforderte Auffassung, die Chemotherapie zu verteidigen und auf Wiederaufnahme zu drängen. Aber ich stehe gegen das von mir offiziell Geforderte, weil ich überzeugt bin von der Richtigkeit von persönlichen Entscheidungen. Der ungeheure Gewinn, den meine Patientin aus meinem Respekt für ihre Entscheidung zieht, ist das Risiko nach meiner Meinung wert. Sie gewinnt die Freiheit, menschenwürdiger zu leben.

Mit Menschenwürde verbinde ich den Versuch, Passivität abzulegen und die Zukunft in Angriff zu nehmen. Man gewinnt Würde, wenn man zu gestalten und mit seiner Zeit etwas Sinnvolles anzufangen weiß. Meinen Anteil an dieser Sache sehe ich darin, Impulse der Behauptung der Person gegen das Unzumutbare zu bestätigen und zu bestärken. Meine Zustimmung soll dieser Patientin zeigen, daß ich ihre Impulse, ihre Auffassung durchzusetzen, ernst nehme.

Man hat es als Patient und als Arzt persönlich zu verantworten, wenn man den Entschluß bejaht, medizinisch nichts weiter Zerstörendes zu unternehmen. Ist der Entschluß gefaßt, stabilisiert sich die gemeinsame Klammer zwischen mir und dem Patienten außerordentlich. Er fängt an, mich auf seiner Seite und auf der Seite seiner Menschenwürde zu sehen. Ich habe ein tiefes Empfinden für diese Patienten, die wissen, daß es um einen und nur einen Punkt geht: den Tod. Unser Geheimnis heißt: Es gibt ein gemeinsames Handeln in der verbleibenden Zeit. Uns sind Momente der Gemeinsamkeit wichtiger; sie zählen stärker als alles, was an medizinischen Kunstgriffen einsetzbar wäre.

Man braucht kein inspirierter Mensch zu sein, um zu erraten, daß es für schwierige Situationen unendlich viele Spielmöglichkeiten geben muß. Ein Schlüssel kann nicht in alle möglichen Schlösser passen. Ich spreche also nur für mich und meine Arbeit.

Mit den bettlägerigen Patienten habe ich tiefe und ergreifende Begegnungen. Sie bringen mir noch mehr Wesentliches entgegen in ihrer Radikalität und Direktheit. Unversehens zählt sich die Zeit selbst. Ich betrete das Haus, man hat auf mich gewartet. Die Atmospäre im Krankenzimmer ist etwas Besonderes. Ich erlebe sie intensiv, unwiederholbare Augenblicke. Wir wissen es beide, es kommt auf jede Stunde an. Aber es ist selten, daß diese Atmosphäre mich bedrückt. Bevor ich eintrat, war ich schon vorbereitet, wachgemacht von der Unmöglichkeit, mich im medizinischen Sinne präparieren zu können, und vom Gedanken, was Lebendürfen heißt. Wir sprechen wenig, und doch ist Geborgenheit spürbar. Augenblicklich geschieht dieses Bemerkenswerte in meinem Inneren: Ich weiß, diesen Kranken kann ich bergen. Der Arzt tritt hinter den Menschen zurück. Arzt sein wird zur Zugabe, es wird vorausgesetzt. Der Kranke braucht von mir die Erfahrung als Mitmensch, meine Achtung für sein Leiden und Verbundensein, weil das Verlorensein in der Einsamkeit das ist, was er am meisten fürchtet.

Brustkrebs in der Akutphase

Eine Soziologin über sich als Krebspatientin

Die folgende Darstellung handelt von der medizinischen Versorgung bei einer Brustkrebsdiagnose in der Akutphase. Das Besondere an ihr ist, daß hier fachmännische Äußerungen über eigene Erfahrungen als Krebspatientin zusammengetragen sind. Im Unterschied zu den bisherigen Fallgeschichten, die im Tiefeninterview mit den Autoren entstanden sind, spricht Jutta Brusis direkt zu den Leserinnen und Lesern dieses Buches. Sie möchte zeigen, wie sich der Ablauf ihrer Behandlung aus der Sicht einer Frau, einer Wissenschaftlerin und Therapeutin, die in Beobachtung geübt ist, darstellt. Die Autoren glauben, die Klarheit dieser Aussage könne dazu verhelfen, die Interaktion zwischen Patient und dem versorgenden Umfeld noch anschaulicher zu machen.

Die im folgenden geschilderten Probleme * beziehen sich auf die zum Teil subjektiven Erfahrungen einer Brustkrebspatientin, die ich – zwiegespalten durch meine eigene Betroffenheit und mein Fachwissen auf dem Gebiet der psychosozialen Krebsrehabilitation – während eines Krankenhausaufenthaltes machte. Sie werden ergänzt durch Erfahrungen, die aus Gesprächen mit anderen (Brust-)Krebspatientinnen stammen. Einige der genannten Probleme gelten ganz allgemein für stationäre Krankenhauspatientinnen, die an einer lebensbedrohenden Krankheit leiden, andere Probleme sind krebs- bzw. brustkrebsspezifisch.

Die Vielzahl der Probleme, denen sich eine Krebspatientin in der Akutphase gegenübersieht, beginnend mit einer Verdachtsdiagnose bis hin zur Primärtherapie im Krankenhaus, kann in vier große Problembereiche zusammengefaßt werden, und zwar in zwei äußere Problembereiche, die sich auf von außen

---

* Wir danken Frau Jutta Brusis, daß sie uns die Niederschrift ihrer Erfahrungen für dieses Buch zur Verfügung stellt.

auf die Krebspatientin zukommende Probleme beziehen, und in zwei innere Problembereiche, die in der Person bzw. Persönlichkeit der Krebspatientin liegen.

Die beiden *äußeren Problembereiche* hängen zum einen mit der Institution Krankenhaus sowie dem medizinischen Personal, insbesondere den Ärzten, zusammen. Zum anderen entstehen »äußere« Probleme durch das soziale Umfeld der Patientin, zum Beispiel durch Partner und Angehörige sowie Freunde, Bekannte, Berufskolleginnen und auch Mitpatientinnen.

Die zwei *inneren Problembereiche* ergeben sich aus der Person der Krebspatientin und beziehen sich einmal auf die Konfrontation mit der Krankheit Krebs, auf das Krankheitserlebnis und die daraus folgende Krankheitssituation. Zum anderen sind die Wurzeln »innerer« Probleme in der Persönlichkeit der Krebspatientin zu suchen, da die Betroffene, auch biografisch bedingt, mit bestimmten Verhaltensweisen und Bewältigungsstilen auf diese Problemsituation reagiert.

Die Wurzeln der meisten äußeren und inneren Probleme von Krebspatientinnen liegen in der Diagnostikzeit, die von vielen als die schlimmste Zeit der Unsicherheit, des Bangens und vagen Hoffens erlebt wird. Diese qualvolle Wartezeit mit vielen Tiefs und gelegentlichen kleinen hoffnungsvollen Hochs, nach denen man um so tiefer abstürzt, ist im allgemeinen ein langer und banger Weg durch unpersönliche medizinische Institutionen mit einem häufigen Wechsel der medizinischen »Ansprechpartner« und deren oftmals diskrepanten Auskünften – und einer Endstation, die in vielen Fällen Krankenhaus und Operation bedeutet.

Die Institution Krankenhaus und das medizinische Personal

Da das *Krankenhaus* als medizinisch-technische Institution und bürokratische Organisation nach ökonomischen und verwaltungstechnischen Gesichtspunkten arbeitet und üblicherweise primär nach den Bedürfnissen des Personals ausgerichtet ist, wird das Einzelschicksal zu einem *Fall*, der an Krebs erkrankt ist.

Durch die stationäre Aufnahme wird die nunmehr zur Krebspatientin gewordene Frau zwangsläufig unbekannten Organisationsabläufen unterworfen, die für Außenstehende nach undurchschaubaren Mechanismen ablaufen, die mit Hilfe von mündlichen und schriftlichen Anweisungen (z. B. für Labor- und Röntgenuntersuchungen) funktionieren und außerdem mit langen Wartezeiten verbunden sind. Die aus ihrem normalen Lebensablauf herausgerissene Krebspatientin fühlt sich in diesem System desorientiert und läßt die medizinischen Prozeduren hilflos über sich ergehen.

Die »klinisch reine«, kalte Apparatewelt eines Krankenhauses und die fremden, in Weiß gekleideten Menschen, die viel fragen und wenig antworten, die viele Anweisungen, jedoch wenig Informationen geben, rufen Verlassenheits- und Angstgefühle hervor. In langen Wartezeiten vor verschiedenen Untersuchungszimmern beginnt die Krebspatientin zu begreifen, daß sie in der Krankenhaushierarchie das letzte Glied in der Kette ist, und sie verfällt ins Grübeln, das sich wie ein roter Faden durch ihre Krebskrankenkarriere ziehen wird. Andererseits muß sie wiederum gegen ihre Aggressionen ankämpfen, die durch den üblicherweise vorherrschenden autoritären Umgangsstil entstehen: So schwanken die Stimmungen auf der Grundlage von diffusen Ängsten zwischen Ohnmachts- und Wutgefühlen.

Die zwischen Krebspatientinnen und dem *medizinischen Personal,* insbesondere den *Ärzten,* auftretenden Probleme liegen vornehmlich auf der Kommunikationsebene und betreffen im Einzelfall mit unterschiedlicher Gewichtung sowohl die Beziehungs- als auch die Informationsebene. Die gesamte Kommunikation zwischen Arzt und Krebspatientin unterliegt der ärztlichen Zeitnot, die zwar bei chirurgischen Fällen systemimmanent ist, aber wohl auch etwas mit der Tatsache zu tun hat, daß es sich um eine an Krebs erkrankte Person handelt, der gegenüber man vorsichtshalber Distanz walten läßt.

Gleichgültig, welche Gründe ärztlicherseits für den Zeitmangel vorliegen, die Krebspatientin spürt, daß der Arzt sich nicht auf eine Beziehung mit ihr einlassen will oder kann, und sie fühlt sich menschlich im Stich gelassen. Somit fällt es schwer, vertrauensvoll einem nach dem Stand der Wissenschaft und

Technik erforderlichen therapeutischen Eingriff (z. B. einer Mastektomie) zuzustimmen, zumal die ärztlichen Informationen durch das Schockerlebnis der Diagnose Krebs innerlich vorerst gar nicht aufgenommen werden können.

Die sogenannten Aufklärungsgespräche sowie die späteren Informationen über die Prognose sind für die Krebspatientin oft unverständlich und werden von den Ärzten zum Teil auch unvollständig übermittelt. Sie erfolgen in einer (naturwissenschaftlichen) Sprache, die der Patientin fremd ist und die sie in ihrer Schocksituation gar nicht verstehen kann, denn die Angst verschließt ihr die Ohren und schnürt ihr den Hals zu. Vielleicht fällt ihr dann nachträglich ein, daß weder von alternativen Behandlungsmethoden noch von der Möglichkeit, zum Beispiel nicht zu operieren, auch nur andeutungsweise gesprochen wurde, wobei es doch eigentlich in jeder Lebenssituation – außer bei Sterben und Tod – Alternativen gibt!

Unwissenheit und Verständnislosigkeit seitens der Krebspatientin gegenüber den ärztlichen Informationen und der nunmehr nach Abschluß einer oftmals langen Diagnostikzeit ärztlicherseits einsetzende Zeitdruck, der einen Therapiebeginn forciert, stürzen die Krebspatientin in Panik und in Angstvorstellungen, in denen sie sich lebensbedrohlich gefährdet sehen. Die Angst vor Schmerzen, qualvollem Sterben und einem vorzeitigen Tod tut sich wie ein großes, schwarzes, den Menschen verschlingendes Loch auf. Es kommen Zweifel auf, ob die vorgeschlagene Therapie richtig und die einzig mögliche ist – aber man hat Angst, bei Fortschreiten der Krankheit aus dem medizinischen System »herauszufallen« und dann eventuell keine schmerzlindernden Hilfen zu bekommen. Daher stimmt man unter dieser massiven Bedrohung einer radikalen Brustamputation zu oder erklärt sich mit einem »einseitigen« Schnellschnittverfahren einverstanden.

Mir fiel in dieser Situation nach einer in meinem Beisein geführten heftigen Diskussion zwischen dem »Diagnostiker« und dem Chirurgen über die Radikalität des Eingriffs auf, daß ich nach erzieltem Konsens der Ärzte möglichst vorbehaltlos und umgehend einer modifizierten radikalen Mastektomie zustimmen sollte. Menschlich fast rührend kamen mir die Versuche vor, mir die Angst vor der Brustamputation, vor der Verstümmelung meines Körpers, durch den Hinweis auf die Möglichkeit einer Wiederaufbauplastik zu nehmen. Mich jedoch plagten die Angst vor der Krankheit Krebs und die damit nun sehr plötzlich konkret gewordene Tatsache der Endlichkeit meines Lebens sowie die vielleicht nur noch kurz verbleibende Zeitspanne bis zum Sterben und zum Tod. Diese Problemverschiebung zeigt, daß das männliche Rollenklischee von der Frau und ihrem Selbstverständnis auch für Ärzte (Gynäkologen) ein Boden ist für existentielle Ängste hinsichtlich der Endlichkeit des menschlichen Lebens – vielleicht weil letztendlich alle von dieser Endlichkeit betroffen sind.

Die fehlende personale Kontinuität belastet zusätzlich die Kommunikation zwischen Arzt und Krebspatientin und kann wegen unterschiedlicher Informationen der häufig wechselnden medizinischen Ansprechpartner weitere Verwirrung bei den Patientinnen stiften, wodurch Ängste und Hilflosigkeit verstärkt werden.

Da sich wegen der häufigen Kontakte mit dem *Pflegepersonal* im Rahmen der alltäglichen Pflegearbeit zwischen Schwestern und Krebspatientin im Verlauf eines Krankenhausaufenthalts oftmals eine persönliche Beziehung entwickelt, die auch eine gewisse Intimität beinhaltet, werden Störungen auf der Informationsebene von der Patientin um so schmerzlicher empfunden. Wenn beispielsweise auf Fragen nicht die erhofften verständlichen Informationen erfolgen oder wenn bei Klagen auf andere, viel schwerere Krankheitsfälle verwiesen wird, entstehen bei der Patientin Mißtrauen und das Gefühl, auch von diesen vermeintlichen Bezugspersonen zurückgewiesen zu werden. Das Wissen um das Kompetenzgefälle zwischen Ärzten und dem Pflegepersonal kann der Krebspatientin in dieser Situation wenig helfen. Sie zieht sich zurück – ein weiterer Anlaß zu verzweifeltem Grübeln.

Daß seitens der Ärzte und des Pflegepersonals häufig versäumt wird, auf die Möglichkeiten einer psychosozialen Beratung und Betreuung (Kliniksozialdienst) oder auf Selbsthilfegruppen sowie auf andere (soziale) Hilfen (Prothesenberatung, Krankengymnastik und Lymphdrainage, Genesungskuren) hinzuweisen, daß ärztliche Abschlußberichte erst mit wochenlanger Verspätung bei den nachbehandelnden Ärzten eintreffen oder auch gelegentlich verlorengehen, sei hier nur am Rande vermerkt. Diese Versäumnisse bilden neben der medizinischen Prognose die Grundlage für »das Loch danach«, in das viele Krebspatientinnen in der Zeit nach ihrer Krankenhausentlassung fallen.

Das soziale Umfeld

Die Interaktion zwischen Krebspatientin und ihrem sozialen Umfeld kann durch das Verhalten der Betroffenen sowie durch die Reaktionen der ihr nahestehenden Menschen gestört und damit problematisch werden. Erschwert wird die Krankheitssituation außerdem noch durch allgemein verbreitete Vorurteile gegenüber der Krankheit Krebs und der von Krebs befallenen Person, der ein biografisch bedingtes Mitverschulden oder bestimmte krebsauslösende Persönlichkeitsmerkmale unterstellt werden. Das heißt, Krebs als eine vielfach immer noch gesellschaftlich tabuisierte Krankheit führt zur Stigmatisierung der von Krebs Betroffenen und schließt sie dadurch aus der »normalen« Gesellschaft der »Gesunden« aus.

Diesen gesellschaftlich verankerten Mechanismen fühlt sich die Krebspatientin hilflos ausgesetzt, zumal sie im allgemeinen bis zu ihrer eigenen Erkrankung denselben Vorurteilen unterlegen war. Angstvoll und mißtrauisch wartet sie auf die Reaktionen ihrer Umwelt und zieht sich mehr oder weniger in sich zurück.

Der Schock und die daraus häufig folgende Hilflosigkeit, denen die Familie, Freunde und Bekannte durch die Diagnose Krebs ausgesetzt werden, verunsichert alle, und es fällt meistens schwer, die richtige Mischung von Hilfsbereitschaft, Mitgefühl und Fürsorglichkeit gegenüber der Betroffenen zu finden. Bei einer an Brustkrebs erkrankten Frau kommen außerdem Probleme in bezug auf die Verstümmelung ihres Körpers bzw. hinsichtlich des Verlustes eines wichtigen Symbols ihrer Weiblichkeit hinzu. Die Ängste, die sie nach einer Brustamputation vor dem ersten Blick in den Spiegel hat, überträgt sich automatisch auch auf ihren Partner: Ist dieser unästhetische Anblick überhaupt zu ertragen? Wie lebt man als »einbusige« Frau weiter, und wie kleidet sich ein »Einhorn«?

Falsche Rücksichtnahme und Überfürsorglichkeit des sozialen Umfeldes aus Angst, die Betroffene zu verletzen, oder aus Verhaltensunsicherheit gegenüber Kranken bzw. Behinderten können die Krebspatientin zwingen, Wohlbefinden und Tapferkeit an den Tag zu legen und ihr Leiden und ihre Zukunftsängste zu bagatellisieren oder zu unterdrücken.

Oftmals tritt bei allen Beteiligten eine allgemeine Sprachlosigkeit ein, denn viele Menschen haben es verlernt oder waren dazu noch nie in der Lage, aus sich herauszugehen und miteinander über Probleme und Ängste zu reden. Unsicherheit, Hilflosigkeit, Angst und Schuldgefühle lassen die Kontakte der Angehörigen und Freunde zu Pflichtbesuchen werden. Die Krebspatientin gerät im Getto des Krankenhauses langsam in die Lage öffentlicher Emigration. Als alleiniger Aufenthalts- und Fluchtort bleibt ihr das Krankenbett. Und auch dorthin kann sie sich häufig nicht ungestört zurückziehen, denn bei einem Krankenhausaufenthalt gehören Mitpatientinnen – zumindest vorübergehend – üblicherweise sehr hautnah zum alltäglichen sozialen Umfeld. Allzu rege Besuchstätigkeit rund um die Uhr erweckt vor allem bei bettlägerigen Krebspatientinnen, insbesondere wenn die Besuche anderen gelten, den Wunsch, sich in ein Mauseloch verkriechen zu können. Dasselbe gilt für die Lärmbelästigung durch Radiomusik und Fernsehen, falls man sich selbst davor nicht durch Kopfhörer schützen kann.

Mitpatientinnen, die eigene und längere, aber auch durch andere vermittelte Erfahrungen mit der Krebserkrankung haben, besitzen als Leidensgenossinnen eine Art Expertentum oder beanspruchen dieses aufgrund ihres (angeblichen) Wissens. Dieses Laienexpertentum ist nicht immer hilfreich, oftmals eher zusätzlich verunsichernd, zumal wenn es mit Schwarzmalerei verbunden ist oder unbegründete, falsche Hoffnungen erweckt.

Fehlendes Taktgefühl, Neugier und Distanzlosigkeit gegenüber anderen (Krebs-)Kranken und ihrem individuellen Leiden sowie Klagsamkeit und Geschwätzigkeit können den Umgang mit Mitpatientinnen vor allem in Mehrbettzimmern sehr erschweren.

Die Konfrontation mit der Krankheit Krebs:
Krankheitserlebnis und (chronisches) Kranksein

Mit Fortschreiten der diagnostischen Maßnahmen nehmen die Ängste vor einer möglichen Krebserkrankung und die Zweifel gegenüber den ärztlichen Handlungen eher zu als ab. Das ganze Leben scheint sich zunehmend um die Frage zu drehen: Warum gerade ich? Man wehrt sich und denkt: Nein, ich nicht! – bis man dann, von tiefem Mißtrauen geplagt, im Krankenhaus landet und die verschiedenen Untersuchungen zur Vorbereitung der Operation über sich ergehen lassen muß. Man unterschreibt ein Formular, daß man mit der Operation einverstanden ist, über eventuell auftretende Komplikationen informiert wurde, und hat den Eindruck, daß man selbst an allem schuld ist: an der Krebserkrankung sowie deren Folgen und der Möglichkeit, daß bei der bevorstehenden Operation etwas schiefgehen kann. Endlich wird man hilflos und verwirrt, des inneren Kampfes und der äußeren Betriebsamkeit müde, zum Operationssaal gefahren.

Mit abgrundtiefer Angst vor einer Fehldiagnose oder irgendwelchen Komplikationen versinkt man dumpf in die Narkose, aus der man gequält von dem Gefühl, nun ein Krüppel zu sein, wieder erwacht. Durch die Brustamputation, deren Realität man nicht einmal bei Blindheit verdrängen kann, gräbt sich die Tatsache, daß man nun wirklich und unwiderruflich krebskrank ist, tief ins Bewußtsein ein.

Nach der Operation beginnt die manchmal länger als eine Woche dauernde Folterzeit, in der man auf den histologischen Befund – Lymphknotenbefall: ja oder nein? – wartet, sich in sein Schicksal zu fügen versucht, aufbegehrt, Zukunftspläne zu schmieden versucht, um dann in Suizidgedanken zu verfallen, falls...

Das leider im allgemeinen übliche lange Warten auf den histologischen Befund bringt verstärkt Assoziationen zu Sterben und Tod mit sich, denn diese Wartezeit wird von der Krebspatientin, die ihr individuelles Schicksal sieht und nicht an die Laborroutine denkt – mißtrauisch gegenüber ärztlichen Informationen (geworden) –, als eine schlechte Prognose ausgelegt.

Die durch die Krebserkrankung real gewordene eigene

Sterblichkeit verkürzt die zeitliche Distanz zum eigenen Tod und schließt dadurch häufig Zukunftsperspektiven aus. Das bislang vorherrschende Gefühl, noch viel Zeit vor sich zu haben, eigentlich »unendlich« zu sein, ist plötzlich verlorengegangen. Das in der Gegenwart wirklich gewordene Krankheitserlebnis zeigt der Krebskranken deutlich, daß sie endlich ist und daß es Zeit wird, sich mit den Problemen von Krebskranksein, Schmerzen sowie Sterben und Tod auseinanderzusetzen.

So langsam dämmert es der Krebskranken, auch wenn sie innerlich hofft, durch die erfolgte Therapie geheilt zu sein, daß Krebs – auch bei günstiger Prognose – ein nicht nur lebensbedrohendes, sondern auch ein »lebenslanges« Schicksal ist. Und man grübelt: Kann man überhaupt einer statistischen Aussage in bezug auf die Überlebenszeit trauen? Gibt es nicht Ausreißer aus dem statistischen Durchschnitt, der eine abstrakte Norm, aber kein (noch) lebendiger, wenn auch krebskranker Mensch ist?

Ob mit oder ohne an die Primärtherapie anschließende Zusatztherapien (Bestrahlungen, Chemotherapien) beginnt nun ein Leben »auf einem Vulkan«, ein unheimliches und angst machendes Gefühl, das auch bei guter »Verdrängung« spätestens vor jedem Nachkontrolltermin immer wieder virulent wird. Auch die Versuche, wie andere (chronisch) Kranke mit Krebs als einer chronischen Krankheit zu leben, geraten meistens beim Auftreten irgendwelcher Symptome – denn man ist hellhörig geworden – ins Wanken. Mit der Angst, im (noch) verbliebenen Busen einen nicht ganz erloschenen Vulkan zu besitzen, hört man in sich hinein – und das Gras wachsen. Das ist ein großes Problem des ersten, des zweiten und auch der folgenden Jahre nach einer Brustkrebsoperation.

Wie die Brustkrebspatientin nach der Ersttherapie und eventuellen Zusatztherapien mit ihren immer wiederkehrenden Angstgefühlen lebt, ob sie die Angst bändigt, ihr ausgeliefert bleibt oder ob sie sich mit Schuldgefühlen und Grübeln den Kopf zermartert, hängt sehr von ihren erlernten persönlichen Reaktionen auf allgemeine Problemsituationen ab. Große Hilfen sind das Verständnis der ihr nahestehenden Menschen und Sorgfalt der ärztlichen und/oder psychosozialen Nachbetreuung.

Persönliche Reaktionsmuster und Bewältigungsstile

Je nach Persönlichkeitsstruktur, dem biografischen Werdegang, aber auch durch frühere Erfahrungen im Umgang mit Lebenskrisen geprägt, sind die Reaktionen auf eine (Brust-)Krebserkrankung und das folgende Bewältigungsverhalten unterschiedlich.

Generell ist zwischen zwei entgegengesetzten Bewältigungsstilen zu unterscheiden: aktives Verhalten, das Konfrontation mit und Kampf gegen eine Problemsituation beinhaltet, und defensive Verhaltensweisen, die einer (lebens-)bedrohlichen Situation ausweichen, sie verneinen oder von vornherein zum Aufgeben veranlassen.

Üblicherweise werden auch bei einer Krebserkrankung die bislang vertrauten, persönlichkeitsspezifischen Bewältigungsstrategien eingesetzt, wobei passive, resignierende Verhaltensweisen für eine Krankheitsbewältigung sicherlich problematischer sind als aktive. Andererseits kann ein zu forscher (aggressiver) Umgang mit der Problemsituation Krebserkrankung, einem »Überlebenstraining« entsprechend, zu dem Mißverständnis führen, man habe sich und die Krankheit im Griff, alles sei wieder wie vorher, und das Leben laufe nach den gewohnten Mustern weiter.

Problematisch wird es für die Krebspatientin, wenn in der »Lebenskrise Krebs« die bewährten Bewältigungsmuster nicht (mehr) funktionieren und sich neue Bewältigungsmöglichkeiten in der Auseinandersetzung mit der Krankheit erst entwickeln müssen. Dieser Entwicklungsprozeß in einer Schocksituation von bisher nicht bekanntem Ausmaß ist mit ein Grund für das erwähnte »Loch danach«, aus dem manche Krebspatientin nur mühsam wieder herauskommt – und sich dann oftmals ganz anders als vorher (be-)findet.

Selbstverständlich gibt es auch im Krankenhaus wie im »richtigen« Leben positive Erlebnisse, vorausgesetzt, man hat dafür offene Augen und Ohren und ist nicht nur mit seiner Innenschau beschäftigt. Viele Probleme entstehen institutionsgebunden und sind (Krankenhaus-)systemimmanent. In meinem Fall haben sich trotz vieler innerer und äußerer Probleme Ärzte wie Schwestern, Sozialarbeiterin und Krankengymnastin in den verschiedensten Situationen sehr um mich als Mensch und als Patientin bemüht und mir zahlreiche positive Erlebnisse vermittelt. Dafür bin ich ihnen verbunden und dankbar.

Teil III
Das Tiefeninterview

Vorbemerkungen zum Interviewleitfaden

Anders als in Gesprächen zwischen zwei Menschen, die sich vorgenommen haben, ein schmerzliches Thema zu besprechen und einander zu vertrauen, bestehen in einem Tiefeninterview von vornherein klare Ziele über das, was erreicht werden soll. Wir wollten uns nicht mit den Fakten über den Verlauf der Krankheit begnügen. Unsere Ziele gingen viel weiter. Wir wollten die Erlebnisse selbst, ihre Wiederbelebung im Gespräch. Danach wünschten wir eine Besinnung, eine klare Sicht und eine Reintegration des Erlebten in der gesamten Lebensspanne. Das Gespräch wollte Hilfen geben, die Krankheit nicht als etwas Isoliertes zu betrachten, sondern sie in ihren Zusammenhängen und Bezügen zum ganzen Leben zu erfassen. Das mag einer der Gründe für die Aufrichtigkeit und die Mitteilungsbereitschaft dieser Frauen sein. Sie haben lange Stunden mit uns weitergesprochen und berichten am Ende der Interviews, daß sie das Gefühl von Weichsein, Fließen und Ganzheitlichkeit hatten.

Wir wollten die Erlebnisse der erkrankten Frauen kennenlernen. Was unsere Gesprächspartnerinnen hier sagen, bestätigt unsere Auffassung von den Erfordernissen, denen ein Leitfaden zu einem Tiefeninterview genügen muß, wenn er einen Selbsterfahrungsprozeß von mittlerer Tiefe einleiten, begleiten und zu einem einsichtigen Abschluß bringen will. Um es mit anderen Worten zu sagen: Wir fassen die Gespräche auf als einen stark abgekürzten therapeutischen Prozeß mittlerer Tiefe. Allerdings hat sich im Verlauf der Gespräche oft gezeigt, daß die mittlere Tiefe weit überschritten wurde, weil Gefühlsanteile explosionsartig an die Oberfläche drangen. Unsere ursprüngliche Erwartung bei der Erstellung des Interviewleitfadens war gewesen, psychische Fakten zusammenzutragen, die für die Entwicklung der Erkrankung nach heutigem wissenschaftlichen Erkenntnisstand belangvoll sein konnten. Zu unseren anfänglichen Absichten gehörte auch, unseren Gesprächspartnern Zusammenhänge aufzuzeigen und für ihre Wahrnehmung nachvollziehbar zu machen, um ihren persönlichen Sinnfindungsprozeß sichtbar werden zu lassen. Da wir uns der Möglichkeit nicht verschließen konnten, daß tiefere emotionale Schichten in Mitschwingung gerieten, erhielt das Gespräch eine Struktur in der Art, daß die Chronologie der psychischen Verarbeitungsprozesse, die wir aus der Gestalttherapie kennen, gewahrt bleibt. Vergangenheit, Gegenwart und Zukunft bildeten einen Ordnungsgesichtspunkt. Wir wollten uns vorsichtig an die Ereignisse herantasten, niemals ohne vorher Vertrauen und Kontakt zum Fragenden aufzubauen, denn psychische Fakten sind um so ursprünglicher und direkter, je mehr sie vom aktuellen Erlebnisprozeß getragen werden. Unvermeidbar war, und das war eine unserer Sorgen, daß manche Punkte angerissen werden mußten, die nicht aufgefangen und eingearbeitet werden konnten. Diese Sorge erwies sich allerdings als unbegründet, weil wir es mit Patienten zu tun hatten, die die kleinsten Anregungen zur Konsolidierung, die wir zu geben vermochten, auch verwerten konnten.

Die Gespräche dauerten ca. fünf Stunden. Sie wurden ohne Unterbrechung in der vertrauten Umgebung der Patienten geführt und auf Tonband protokolliert. Wenn man mehrere Stunden in dieser Konzentration miteinander spricht, bleibt eine Minderung der kognitiven Kontrolle, die Abwehrfunktion hat, nicht aus. Aber das sehen wir nicht als das Eigentliche. Uns kam es darauf an, eine Suche nach Zusammenhängen, nach Bedeutungen in Gang zu setzen, was wir im Existentialismus die Suche nach Sinn, den beschwerlichen Weg der Sinnfindung nennen. Diesmal ist es eine Suche zu zweit, mit einer Begleitung, die Sicherheit und Geborgenheit vermittelt. Viele thematische Fäden, welche die Gesprächspartnerinnen schon selbst in ihrer Auseinandersetzung mit sich aufgenommen und liegengelassen hatten, weil ihre Kräfte nicht ausreichten oder weil sie von Ängsten oder von ihrer Umgebung blockiert wurden, nahmen sie nun mit Leichtigkeit und mit einer neuen inneren Sicherheit wieder auf, um sie weiterzuspinnen und neue Verknüpfungen zu finden. Durchweg durften wir die Beobachtung machen, wie Vertrauen, Kontakt zu sich selbst, wie Offenheit und Selbstunterstützung im Gesprächsverlauf zunahmen.

Natürlich war es eines unserer Anliegen, an bisher wenig beachtete Erlebnisse heranzukommen. Das ist uns auch, soweit wir sehen können, gelungen. Wichtig sind weitere Ergebnisse, die wir erwähnen wollen, weil sie für die Gesprächspartnerinnen so außerordentlich befreiend wirkten:

– Sie konnten Erlebnisse, die wegen ihrer Bedrohlichkeit bisher beiseite gelegt worden waren, in Ruhe anschauen und im Zusammenhang, das heißt einschließlich der dazugehörigen Gefühle, durchgehen.

– Sie konnten bislang unbewußt gebliebene Erlebnisanteile, oft auch aus der Kindheit, erinnern und in Verbindungen mit dem, was hier und jetzt geschieht, anerkennen.

– Sie konnten die Wechselbeziehung zwischen Krankheit, Biografie und gegenwärtiger Situation für sich einsichtig machen.

– Der integrierte Rückblick auf diese Zusammenhänge bahnte unverhoffte neue Wege für ihr künftiges Dasein.

Es geschah mehr als Katharsis und anschließende Bilanz, es entstand für unsere Gesprächspartnerinnen eine Umdeutung ins Wesentlichere von dem, was bisher war. Die Änderung zeigte sich in einer mehr oder weniger ausgeprägten Versöhnlichkeit mit sich selbst und mit der Erkrankung. Es war, als wollten sie zum Ausdruck bringen: »Ich kann und möchte für mich sorgen.« Vielleicht ist es nicht übertrieben, wenn man sagt, sie haben einen neuen Sinn gefunden, die Fähigkeit, ein reicheres, ausgefüllteres, aber auch stilleres Leben zu führen. Diese therapeutisch zu nennenden Ergebnisse unserer Gespräche kommen nicht zufällig zustande. In dem Interviewleitfaden waren therapeutische Überlegungen aus der Gestaltmethode eingearbeitet. Sie richteten sich auf die Stärkung der Selbstakzeptanz, auf die Erhöhung des Gewahrseins und auf die Hervorhebung der spontan eingetretenen Bewältigungstechniken, die immer ein Hinweis auf Ich-Stärke sind.

Die durch das Interview in Gang gesetzte psychische Dynamik umfaßt alle Gefühle, die auftreten, wenn ein Mensch mit ungelebten Anteilen in Berührung gebracht wird, wie Trauer, Schmerz, Ängste, Zweifel, einschließlich der Versuche, die Gefühlszustände zu regulieren. Wir halten diese Gefühlszustände für eine natürliche Reaktion auf Verlust von etwas Geliebtem, das Wirklichkeit gewesen ist, aber auch auf Verlust von Erwartungen, Illusionen, Sehnsüchten. Unsere Gesprächspartnerinnen hatten durchweg zu trauern um die Vorstellung, ein gesunder Mensch zu sein, sie hatten zu trauern um Lebensjahre, um verlorene Körperteile. Wir können die Trauer als einen ganzheitlichen Verarbeitungsprozeß von Verlusten ansehen, in dem man sich psychisch von dem trennt, was in Wirklichkeit schon nicht mehr existiert. Das Gespräch vollzieht sich also auf dem Hintergrund einer aktualisierten, bisher nicht voll ausgelebten Trauer.

Integratives Tiefeninterview: Liste der Fragen

Erstkontakt

(Fragen zur Wahrnehmung der Situation)
Wie fühlst du dich heute?
Was hat dich bewogen, zu dem Interview ja zu sagen?
Was erwartest du?
Wie stellst du dir dieses Gespräch vor?
Wie fühlst du dich mit mir, jetzt am Anfang?
Ist im Moment etwas da, was dich stören könnte?

Biografie und Lebenszeit vor der Diagnose

Wie hast du gelebt, als du von deiner Diagnose noch nichts wußtest?
(Szene etablieren: Wo bist du? Wer ist bei dir? Welche Atmosphäre ist da?)
Welche sozialen Beziehungen hast du gehabt?
Welcher Arbeit bist du nachgegangen?
Was für materielle Sicherheiten hast du gehabt?
Welche Erwartungen hattest du in dieser Zeit?
Wie ging man mit dir um?
Wie bist du mit deinen Gefühlen umgegangen?
Was lag dir am Herzen? Welche Bedürfnisse und Wünsche hast du gehabt? Was konntest du verwirklichen, was nicht?
Welche Verluste, Trennungen und Abschiede mußtest du hinnehmen? Wie bist du damit umgegangen? Welche Defizite sind daraus entstanden?
Gibt es ein Ereignis aus dieser frühen Zeit, an das du dich besonders gern erinnerst?
Wie war die Entwicklung deiner Sexualität bis heute? Gab es ein oder mehrere Erlebnisse, die deine Sexualität besonders geprägt haben?

Diagnose und Folgen

Was ist vorausgegangen? Hattest du das Gefühl, etwas falsch gemacht zu haben?
Wie hast du erfahren, was mit dir ist? (Ruf dir den Augenblick ins Gedächtnis: Wo bist du, wer ist bei dir, welche Atmosphäre ist da?) Was hat es bei dir ausgelöst?
Welche Gefühle haben dich danach überflutet? Was sind deine Befürchtungen und Erwartungen gewesen?
Welche Bedeutung hatte die Diagnose zu der Zeit für dich?
Wie ging es dir vor und während der Operation? Wie fühltest du dich in der Zeit danach?
Wie gingen und gehen Ärzte, Schwestern und deine Mitmenschen danach mit dir um? Welche Erlebnisse sind dir noch sehr lebendig?
Wie behandelten dich deine Angehörigen und Freunde während dieser Zeit (bis heute)?
Wie erlebtest oder erlebst du die medizinische Behandlung? Welche Bedeutung hat sie für dich?
Wie erlebtest du die Stütze des sozialen Umfeldes?
Welche Möglichkeiten zum emotionalen Ausdruck hat es für dich gegeben?
Was ändert sich in den mitmenschlichen Beziehungen?
Was hat sich in deinem Körper- und Selbstbild, in deiner Sexualität verändert? Welche Bedeutung haben diese Veränderungen?
Wie war deine Einstellung zu dir, zu deiner Krankheit und der Institution Krankenhaus?
Was hältst du nachträglich von der Behandlung und Nachsorge?
Was löst die Beschäftigung mit der Möglichkeit eines Rezidivs oder von Metastasen bei dir aus?
Wie war deine Einstellung zu Tod und Trauer während dieser Zeit? Wie hat sie sich verändert?
Welche Mechanismen hast du zur Bewältigung deiner Situation angewendet? Hast du auch mit kreativen Ausdrucksmitteln gearbeitet?

Aktuelle Situation

Wie sieht dein Leben heute aus?
Was ist jetzt anders als damals?
Was hat sich wodurch bei dir geändert?
Wie gehst du mit der permanenten Bedrohung um?
Was hast du gelernt oder eingesehen?
Wie siehst du dich heute?
Was löst die Betrachtung von Mißlungenem und Geglücktem heute bei dir aus? Wie beurteilst du es im nachhinein?
Wie steht es mit der Übernahme von »Verantwortung« für deine Gesundheit? Gibt es Veränderungen im Lebensstil?
Welche neuen Aufgaben sind für dich entstanden?
Welches sind heute deine Stützen und Ressourcen? Wer oder was gibt dir Halt?
Wie ist jetzt deine Einstellung zum Tod?
Wie gehst du mit dem medizinischen System um? Welche Abhängigkeiten fühlst du?

Reflexion

(Bilanz und Rückblick)
Was hast du richtig gemacht?
Was wäre dir möglich gewesen, wenn es anders verlaufen wäre?
Was hätte anders laufen müssen?
Was, meinst du, sollte in der Behandlung anders werden, was in der Nachsorge?
Welche Lebenslinien, also Gewohnheiten, Verhaltensweisen, Auffassungen, Ideen usw. hast du mit in die Gegenwart genommen, welche werden dich in der Zukunft begleiten?

Gedanken über negative Einflüsse

Was für Einflüsse, glaubst du, haben zu deiner Erkrankung beigetragen?
Welche Faktoren spielen deiner Meinung nach eine besondere Rolle bei Entstehung, Ausbruch und Verlauf der Krankheit?

Lebenswille

Wie möchtest du leben?
Welchen Sinn findest du im Leben?
Wie ist dein Lebenwille?

Kraftquellen

Was gab und gibt dir Lebenskraft?

Zukunftsperspektiven

Wie siehst du deine Zukunft (Entwurf einer Phantasie)?
Wie stellst du dir deine Zukunft vor? Was sind deine Ziele und Aufgaben?
Was möchtest du in deinem Leben noch tun und verändern?
Welche Erwartungen und Bereitschaften sind bei dir vorhanden?

Mögliche Unterlassung von Themen

Fällt dir etwas ein, was du vorher bewußt oder unbewußt vermieden hast (Tod, Trauer, Wut, Schuldgefühle, Selbstbestrafung oder ähnliches)?
Wenn ja, möchtest du dich dem noch einmal widmen?

Anregungen zur Versorgung von Krebskranken in der Zukunft

Was würde den Erkrankten guttun?
Welche Veränderungen in der Behandlung und Nachsorge könnten Verbesserungen bringen?
Welche Bedeutung hätten diese Veränderungen deiner Meinung nach für den Verlauf der Krankheit?

Abschluß

Wie fühlst du dich jetzt nach dem Gespräch?
Was hat dir das Gespräch gebracht?
Möchtest du noch irgend etwas, das dir wichtig ist, hinzufügen?

Teil IV
Wege zum Heilbleiben im Umgang mit Krebs

Den Krebs verstehen lernen

Laß uns Bilanz ziehen

Liebe Leserin, lieber Leser, wir möchten versuchen, in diesem Buch Anregungen zu einer – wie wir meinen – effektiveren und kreativeren Auseinandersetzung mit der Krankheit Krebs zu geben, als gemeinhin üblich ist. Wir möchten gerne mit dir eine Bilanz über deine Krankheit und dein Leben ziehen, so daß du dich mit den von uns vorgeschlagenen Schritten besser auseinandersetzen kannst.

Wir vermuten, daß es dir nicht so gut geht, wie du es dir wünschst, und daß du bisher vieles probiert hast, daß alles vielleicht nicht gereicht hat und du auf der Suche nach etwas Neuem bist. Wir können nachempfinden, daß es oft Momente der Angst und der Verzweiflung gibt, die dich in deinem Leben unsicher machen und dich am Leben hindern. Wir wollen einiges über deine Ziele erfahren, so daß wir mit dir gemeinsam einige Vorschläge erkunden können, die du dann selbst ausprobieren kannst.

Die Krankheit in größeren Lebenszusammenhängen sehen

Es ist für uns sicher, daß sich für deine Erkrankung vieles zusammengetragen hat; deine bisherige Lebensgeschichte und die Erfahrungen, die du bis jetzt gemacht hast, haben dich für diese Krankheit empfindsam gemacht. Das heißt, dein Organismus war bereit, so auf dein Leben zu antworten. Dazu kamen äußere und innere Konflikte und Auseinandersetzungen, die dir einen Dauerstreß bereiteten, so daß sich dein Körper in einer dauernden inneren Anspannung befand. Dein Organismus wurde mit viel Unerledigtem geschwächt. Es spielt eine erhebliche Rolle, ob deine Lebensbedingungen und Gewohnheiten sowie Umwelteinflüsse deinen Organismus gefährlich belastet haben. Wichtig ist auch zu schauen, ob du dein Leben ohne Perspektiven, ohne Orientierung, ohne Sinn gelebt hast; ob du in deinem Beruf unzufrieden warst, ob du Illusionen nachgejagt hast, die nie zu erreichen waren, und ob du damit immer im Minus geblieben ist, was dein Leben angeht. Von Bedeutung ist, wie du bisher mit deinem Körper umgegangen bist und ob sich vielleicht mit der Zeit Entfremdungstendenzen eingeschlichen haben. Sich im Kriegszustand mit dem eigenen Körper zu befinden, Gefühle zu unterdrücken, Empfindungen nicht zuzulassen, körperlichen, seelischen und geistigen Äußerungen keinen Ausdruck zu verleihen, das kann eine große Belastung für den Körper sein und die körpereigenen Abwehrkräfte sehr schwächen.

Gefährlich wird es auch, wenn du dein Inneres zu einem Abfallplatz machst und alles Unausgedrückte zur Ablagerung aufbewahrst, es gären läßt, bis sich das Ganze früher oder später zu einer inneren giftigen Umgebung entwickelt hat. Genauso gefährlich kann es werden, wenn innere Energie, die auf ihrem Weg nach außen gebremst und zurückgehalten wird (Wut, Enttäuschung, Trauer, Protest, Verzweiflung usw.), zu einem inneren Stau kommt. Die Folgen sind, daß der Körper mit einer verselbständigten, bösen Ausdrucksform den Weg nach außen erzwingt – entweder plötzlich, unerwartet und explosiv, oder sich langsam chronisch entwickelnd. Solche »unverständlichen« Ausdrucksformen unseres Organismus und unserer ganzen Persönlichkeit sind besonders hartnäckig. Schließlich ist noch zu fragen, ob du lustvolle Gefühle kennst, deren Genuß du dir erlaubst, und ob du dir Freude am Leben gönnst. Vielleicht könnten wir herausfinden, ob dich etwas daran hindert, überhaupt Lust oder Genuß zu erleben.

Aufmerksamkeit sollten wir negativen alten Botschaften schenken, die uns immer daran erinnern, daß wir schlecht sind, nicht gut genug, es nicht schaffen werden, daß es uns nicht gutgehen darf oder daß wir gar etwas büßen müssen. Solche Gedanken schwächen unsere Lebensenergien, vergrößern die Angst vor dem Leben und machen es letztlich sinn-los.

Und als letzten Teil der größeren Zusammenhänge, die zu deiner Krankheit geführt haben könnten, müssen wir erkennen und anerkennen, daß du möglicherweise sensibler bist als andere. Vielleicht ist dir deine besondere Sensibilität bis jetzt noch nicht aufgefallen. Vielleicht hat sie dich auch gewarnt und aufmerksam gemacht, daß mit deinem Leben etwas nicht stimmte.

Als dein Organismus plötzlich mit Krankheit reagierte, warst du womöglich schockiert, hilflos und ausgeliefert. Du hast in deiner Ohnmacht, in dem Gefühl, schachmatt zu sein, verlernt, deine Sensibilität wahrzunehmen und zu nutzen. Wir meinen, daß du diese Empfindsamkeit durch geeignete Wahrnehmungsübungen wiederentdecken kannst, denn sie kann dir bei der Auseinandersetzung mit deiner Krankheit lebenswichtige Dienste leisten. Laß uns also nach den Kräften forschen, die dich krank werden ließen, die dir aber auch helfen können, wieder gesund zu werden.

Verantwortung übernehmen: Der Krankheit eine Antwort geben

Für dein Kranksein – manche sprechen von Schicksalsschlag – hast du weder gesorgt, noch bist du dafür bestraft worden oder trägst die Verantwortung dafür. Solltest du irgendwelche Schuldgefühle empfinden, müßte man nach alten Gefühlen suchen, die irgendwann nach außen gerichtet waren, aber frühzeitig behindert wurden, zum Beispiel Wut und Zorn gegen Personen, von denen man abhängig war oder bei denen man Angst hatte, durch Verletzung ihre Zuwendung oder gar sie selbst zu verlieren. Diese Gefühle haben sich dann mit der Zeit gegen dich selber gerichtet. Ihre Verdrängung bringt Schuldgefühle und Tendenzen der Selbstbestrafung mit sich. Wir können dies verhindern, wenn wir unsere Aufmerksamkeit auf die Krankheit richten, in der sie auf sich hingewiesen haben. Unsere Antwort ist, die Krankheit selber als »Antwort« zu verstehen, sich dem Schmerz nicht zu verweigern und das Geschehen so anzunehmen, wie es ist. Wenn wir uns verweigern, belasten wir unseren Organismus und werden blind für die in ihm ablaufenden Prozesse.

Wir können sicher sein, daß sich unser Organismus die richtige Reaktion ausgesucht hat. Wut, Trauer, Rebellion, Verzweiflung, alles das macht uns vielleicht aufmerksamer für das, was wirklich ist, macht uns weich. Die aufkommenden Gefühle, welcher Art sie auch sind, zeigen, daß wir lebendig sind.

Der Krankheit Aufmerksamkeit schenken, aber ihr keine weitere Chance einräumen

Verschenken sollten wir an den Krebs gar nichts, denn das würde bedeuten, Leben zu verschenken. Was wir aber der Krebskrankheit schenken sollten, sind Aufmerksamkeit, Achtsamkeit und Verstehen. Dieses wird uns auf einem von der naturwissenschaftlichen Medizin beherrschten Schlachtfeld schwerfallen. Auf diesem Schlachtfeld finden unerbittliche Kämpfe statt: die apparative und verdinglichende Medizin gegen die Krankheit Krebs. Auch in unserem Körper toben solche Kämpfe. Der »Körperinhaber« erlebt seinen Leib als Schmerz- und Leidensquelle, kann die Kränkung durch die verheerende Krankheit nicht ertragen und beginnt, den eigenen Körper zunehmend als Feind zu betrachten. Von außen wird der krebskranke Patient durch modernste Apparaturen und computergefertigte Behandlungssettings, durch eine invasive Diagnostik und durch tiefe Spuren von Behandlungsfolgen zu einem Kriegszustand mit dem eigenen Leib geführt.

Die chronischen Züge dieses einseitigen Ansatzes, der den Krebs mit allen zur Verfügung stehenden Gift-, Strahl- und Stahlmitteln »bekriegt«, haben bittere Konsequenzen für den Krebspatienten. Er selber wird als kranke Person fast völlig übersehen. Wir wollen aber dieses Kriegsvokabular verlassen, weil es negative leibseelische Wirkungen haben und den Genesungsprozeß behindern könnte. Die Aussagen vieler unserer Patienten, die sprachsensibel waren, bestätigen solche negativen Wirkungen.

Daß wir an den Krebs nichts zu verschenken brauchen, erfahren wir aus den Berichten unserer Interview-Partnerinnen, aus unseren Erfahrungen und unserer langjährigen Arbeit mit Krebspatienten und aus Gesprächen mit kompetenten Kollegen. Daraus ist ein Modell entstanden, das ein Gesamtverständnis und einen ganzheitlichen Umgang mit der eigenen Krankheit ermöglichen soll. Dieses Modell verlangt wache Aufmerksamkeit für die im Körper stattfindenden Prozesse und für unsere Gefühle, welcher Art sie auch sein mögen. Wenn du vom Krebs selber betroffen bist, wenn du Angst vor dieser Krankheit hast oder als »Gesunder« vorbeugende Maßnahmen ergreifen willst, oder wenn du dem Kreis der Behandler angehörst, wollen wir mit dir in einen Dialog treten. Wir verstehen die Unsicherheiten, die Hilflosigkeiten und die berechtigten Ängste, die den Krebs begleiten. Wir unterstützen den Zorn und die Wut und möchten gemeinsam mit dir Wege aus der Unwissenheit, der Erstarrung, der Isolation und der »chronischen« Orientierungslosigkeit suchen. Wir unterstützen die Versuche, den eigenen Körper zu spüren, die Wut und Trauer ebenso wie die Freude an erfolgreichen Fortschritten. Wir befürworten die Überschreitung von Grenzen und die Phantasien, die sich auch an dunkle Regionen des eigenen Lebens heranwagen.

Einen Mitmenschen begleiten

Rufe dir noch einmal die Geschichten unserer Interviewpartnerinnen ins Gedächtnis und erlaube dir dabei, von ihren Kindheitserinnerungen angesprochen zu werden. Vielleicht ist da etwas, was dich berührt, und du schwingst mit. Laß es zu, es ist meistens heilsam, sich diese frühen Jahre der Kindheit heute bewußtzumachen. Welche Schwierigkeiten hatten diese Frauen in ihrem Leben? Gibt es Ähnlichkeiten mit deinem Lebensverlauf, und welche sind es? Hast du ähnlich gehandelt oder anders? Wie ging es dir dabei? Was lernen diese Frauen in der Zeit der Lebenskrisen? Wie verhalten sie sich vor der Diagnose und in der Zeit danach? Was würdest du genauso machen oder ganz anders? Steckst du in einer vergleichbaren Situation wie eine der Patientinnen? Wie würdest du denken nach einer Behandlung oder Operation? Wie würdest du dein Leben gestalten? Wenn du dich in die Lektüre der Berichte einfühlsam vertiefst, wirst du erfahren, wie diese Patientinnen ihre Krankheit durchlebt und durchstanden, die Krise ihres Lebens gemeistert haben, wie sie heute ihr Leben gestalten und welche Perspektiven sie jetzt in ihrem Leben sehen.

Vielleicht fällt dir auf, daß eine unserer Interviewpartnerinnen sich das Leben schwergemacht hat, obwohl andere Möglichkeiten zur Auswahl standen. Vielleicht hast du ähnliche Situationen besser bewältigen können. Möglicherweise erkennst du für dich, daß du weder dieselben Fehler machen noch lebenswichtige Gelegenheiten ungenutzt verstreichen lassen mußt.

Um die Lektüre der Interviews zu erleichtern, haben wir sie gekürzt, Fragen weggelassen und eine Geschichte daraus geformt, ohne die Inhalte zu verändern. Aus der Lektüre können wir Wichtiges erfahren. Wir lernen die psychischen Bedingungen von der Krankheit kennen, die Wirkung der Erkrankung auf die psychische und soziale Situation. Wir erfahren, welche Formen der Wandlung von Lebensqualität durch die Krankheit in Erscheinung treten kann, schließlich die lebenswichtige Wirkung der Wandlungen auf die Erkrankung selbst. Wir meinen, daß es wichtig sein kann, sich von solchen Wandlungen anstecken zu lassen und sie mitzuempfinden. Von Bedeutung könnten auch die ständigen Ängste sein, die Trauer über den Verlust der Unversehrtheit, die Gedanken und Träume vom Tod. In diesen Berichten lesen wir auch vom Umgang zwischen Arzt und Patient, von den Schwierigkeiten, die die Behandler mit den Patienten und deren Krankheit haben, weil in ihrer Ausbildung der richtige Umgang mit Patienten in schwierigen Situationen nicht geübt wurde.

Wir sind sicher, daß es bei dir zu einem Gefühl der Sympathie kommen wird, wenn du diese Lebensberichte unter die »Lupe deines Herzens« nimmst. Die Phasen der Kindheit und Jugend, die Phasen des Verlierens und der Rettung, die Phasen der Hilf- und Orientierungslosigkeit, aber auch solche der Überwindung und der neuen Perspektiven. Auch du hast solche Entwicklungsabschnitte erlebt, und du kannst aus diesen Weisen der Selbstbehinderung, aber auch der Selbstunterstützung lernen.

Ein offenes Ohr und ein verstehendes Herz schenken

Uns ist in den letzten Jahren unserer Arbeit mit krebserkrankten Menschen oft bestätigt worden, daß nach der Diagnose und nach der Operation jeweils eine ganz entscheidende Phase anbricht. Wenn diese Phase richtig durchlebt wird, werden keine Möglichkeiten, die manchmal »lebenswichtig« sind, verschenkt. Wir meinen, daß in den meisten Fällen, in denen es noch keine Nachsorge und keine Hilfe gibt, die Patienten in das bekannte gefährliche »Loch« fallen.

Wir haben aus solchen Erfahrungen eine Reihe von Übungen und Anregungen entwickelt, die in einer Seminarreihe vermittelt werden. Den genauen Inhalt und die Form der Seminare stellen wir in einem späteren Kapitel vor. Hier aber wollen wir die Angelegenheit nutzen, anhand von Beschreibungen, Informationen, Übungsangeboten und Vorschlägen zu motivieren, die eigene Erlebnisfähigkeit zu aktivieren. Wir wissen, daß das nicht so leicht ist, weil vieles an Gefühlen und Energien blockiert ist. Du brauchst also ein offenes Ohr, ein verstehendes Herz und auch die Lust, etwas auszuprobieren. Die Ziele sind:

– eine kreative Auseinandersetzung und ein angemessener Umgang mit der Krankheit;

– Aktivierung der körpereigenen Selbstheilungskräfte und der angeborenen Fähigkeit der Selbstregulation des Organismus;

– Wege, Formen, Haltungen und Ideen, um das Leben sinnvoller und lebendiger zu gestalten.

Die Diagnose hat bewußtgemacht, daß du mit einer Begrenzung deiner Zeit lebst. Nutze also die Chancen der Krankheit, anstatt sie an den Krebs zu verschenken.

Der Organismus weiß die Antwort auch

Die Zeit vor dem Ausbruch der Krankheit war ungewöhnlich. Bei vielen war es eine Zeit der Ruhe, wo man dachte: »Gott sei Dank, vieles ist vorbei, und jetzt könnte es mir gutgehen.« Eine sonderbare Stille, wie die Ruhe vor einem Sturm. Um so unerwarteter ist das, was kommt, um so schockierender die Wirkung. Plötzlich bricht die Krankheit aus. Untersuchungen, Ungewißheit, Entscheidung, schlimmste Phantasien, Operation, dann wieder Leere und Ungewißheit.

Dieses Ineinandergreifen aller Lebenszusammenhänge war zuviel für den Organismus. Er konnte nicht fertig werden mit so viel Belastendem innen und außen, mit so viel Neuem, Unerledigtem, Verdrängtem und Kränkendem. Die geeignete Form, alles das zum Ausdruck zu bringen, stand leider nicht zur Verfügung.

Der Bereitschaftsdienst deines Selbst fand keine Antwort auf so viele Reizpfeile, die von außen nach innen drangen. Und in dem Moment, als der Ausdruck des Organismus einer »gesunden« Form entbehrte und nicht mehr warten konnte, hat er sich verselbständigt. Diese verselbständigte Energie, abgespalten aus der fließenden Ganzheit des Organismus, suchte nach Ausdruck und spielte dabei verrückt: *Krebs als Ausdruck.* Wer soll eine solche Expression verstehen? Krebs ist die Energie, die unter dem Mantel der Kreativität dem wachsamen Auge des Organismus entgleitet, um sich dann zusammenhanglos, form- und hemmungslos, ohne Rücksicht auf Raum und Nachbarschaft zu vermehren. Sie produziert Wachstum ohne erkennbaren Sinn. Wollen wir den Krebs begreifen, müssen wir hinter die Kulissen schauen. Es gibt diesen Sinn nämlich durchaus, auch wenn er zunächst nur in der Destruktivität zu liegen scheint. Diese ungebetene Formung von festgehaltener, ungehaltener Energie hat sich tatsächlich ein sehr subtiles, schwer faßbares Ventil geschaffen.

Wie findet man einen Weg aus diesem sumpfigen Gelände, wo jeder Schritt uns tiefer sinken läßt? Kann man das Geschehen rückgängig machen? Kann man diesen Ausdruck zum Verschwinden bringen?

Wir glauben, daß man nichts rückgängig machen kann, »was ist«. Man kann es erst einmal zulassen, wenn es schon da ist. Man kann es anschauen, einen Kontakt herstellen, einen Dialog versuchen, um damit langsam an die Quelle der Energie zu gelangen. Erst dann kann man versuchen, eine Umwandlung und Umformung dieser Energie zu erreichen. Mit umgewandelter Energie lassen sich dann auch neue Formen des Ausdrucks ausprobieren. Sie sind eine gute Alternative zu dem verselbständigten Ausdruck des von alleingelassenen, nicht gehörten, nicht ernst genommenen und unangenehmen Wirkungen überfluteten Organismus.

Es besteht die berechtigte Hoffnung, daß sich die verselbständigte Ausdrucksform »Krebs«, die sich pseudo-kreativ verhält, durch unser ausdrucksförderndes Eingreifen allmählich überflüssig vorkommt. Wir können unseren Gefühlen durch bewußten Ausdruck Expansion verschaffen. Wir können körperliche Empfindungen und Phantasien zur freien, ungehinderten Ausformung bringen und somit sinnvolles, kreatives Wachstum aktivieren und unterstützen.

In vertrauensvoller Einstellung zu sich selbst kann jeder mit der Zeit Zugang zur eigenen Energiequelle finden, einen versöhnlichen Dialog mit sich beginnen, in Kontakt mit sich bleiben. Wir haben dann einen lebenswichtigen Schatz entdeckt.

Es ist diese selten angerührte und reichbestückte »innere Apotheke« in dir, deren Heilmittel viel heilsamer sind als alle Medikamente, die du kennst. Es sind sehr wirkungsvolle Elemente darunter, die die Fähigkeit zur Selbstregulation des Organismus und die Kräfte zur Selbstgesundung wieder ankurbeln können. Damit würde vieles, das seit langem aus dem Gleichgewicht geraten ist, wieder ins Lot gebracht.

Woher die Energie holen?

Vielleicht bist du durch die letzten Ereignisse so verunsichert und orientierungslos, daß du nicht weiter weißt. Vielleicht steckt dir der Schock der Diagnose noch in den Knochen, so daß du dich bewegungsunfähig fühlst. Vielleicht konntest du deinem berechtigten Zorn, daß diese Krankheit gerade dich traf, keinen Ausdruck verleihen, und du fühlst dich blockiert.

Vielleicht hast du auch keine geeigneten Menschen gefunden, mit denen du über deine Ängste, deine Verzweiflung reden konntest, um ein bißchen Mitgefühl, Verständnis, Solidarität und Unterstützung zu erfahren. Dazu kommt viel Unerledigtes, das du nicht verstehst und das dich bis zur Grenze der Unerträglichkeit belastet. Auch die Untersuchungen für die Diagnose, die Behandlung danach, das Gefühl, seinen Körper wie ein Objekt oder eine Maschine zu erleben, können Wunden hinterlassen.

Wenn du dich jetzt in dieser großen Lebenskrise aufgibst oder in endlosen Selbstvorwürfen und Verweigerungen aufreibst, dann machst du dich blind für die Möglichkeiten, die du ohne Zweifel hast und von denen viele gerade durch diese Krise entstanden sind. Du befindest dich in der schwierigsten Situation deines Lebens: der Konfrontation mit der eigenen Endlichkeit.

Aus dieser Situation entsteht ein unermeßliches Energiepotential, das du selbstverständlich als sehr bedrohlich erlebst, denn es ist ja ein direkter Angriff auf dein Leben. Diese Krankheit gilt als tödlich und unheilbar für viele Menschen. Daraus entsteht ganz folgerichtig viel Angst und Verweigerungsenergie. Eine kürzere Lebensspanne ist wahrscheinlich geworden, und sie ist noch durch Verschlechterung der Krankheit, durch Schmerz und Siechtum bedroht. Die befristete Zeit, die dir zur Verfügung steht, engt dich ein. Du fühlst dich unwohl in diesem »Zeitgefängnis« und möchtest es am liebsten gleich verlassen.

Deine Entwicklungsmöglichkeiten scheinen so begrenzt, daß du momentan gar nichts dafür tun möchtest und dich nur nach Ruhe sehnst. Du meinst, das einzige, das Wachstum in dir zeigt, ist nicht deine seelisch-geistige Reifung, sondern nur der Tumor mit seiner beängstigenden Tendenz zur Vergrößerung und Ausbreitung, zur Bildung von Metastasen. In dir wächst die Trauer zu einer unermeßlichen Größe des Lebens, das du, aus welchen Gründen auch immer, nicht gelebt hast, nicht hast leben dürfen, das du vielleicht nicht mehr leben wirst.

In deinem Bauch steckt Wut über die Diagnose und die Konsequenzen. »Warum gerade ich?« hättest du schreien wollen, als der Arzt es dir mitgeteilt hat. Aber auch nach der Operation und nach den ersten Behandlungen, als die ersten Nebenwirkungen sich zeigten, hättest du deinen berechtigten Zorn dem Behandlungspersonal und dem Arzt zeigen mögen. Du hättest sie packen und schütteln mögen: »Warum bin ich nicht mehr ganz? Warum fehlt mir meine Brust, meine Gebärmutter, mein Haar?« Sie hätten erfahren müssen von deinem Protest, der dir die Brust verkrampfte, weil er drinnen geblieben ist und dich schließlich von innen gefressen hast.

Diese Krise kann aber auch als Energiephase erfahren werden, wenn man sich nur entscheidet, sie zu spüren, sie zuzulassen, und wenn man sich langsam ihrer Quelle nähert, um sie von dort her umzuwandeln.

Versuche zu spüren, wie diese negativ erscheinenden Energien entstehen, weil du als Person und weil dein Organismus auf Leben und Lebendigkeit bestehen. Es sind also im Grunde »lebensfreundliche Energien«. Du kannst sie in Gang bringen und fruchtbar werden lassen. Diese Krise könnte dich jetzt veranlassen, die Situation als den richtigen Zeitpunkt zu sehen und *jetzt* einiges zu verändern. Die Krankheit ermöglicht dir, dein Leben intensiver zu leben, das jeweilige »Jetzt« ernster zu nehmen. Jetzt kannst du endlich das Wesentliche vom Unwesentlichen im Leben klar unterscheiden und dich ganz auf das erstere konzentrieren. Diese Energie, an die du ungewollt und oft ohne es zu wissen angebunden bist, wird in wissenschaftlich-medizinischen Berichten manchmal als Phänomen von Spontanremissionen, das heißt Spontanheilungen beschrieben.

Die Krisensituation kann oft durch »Zufälle« umgewandelt werden. Die gleiche Energie, die bei den meisten Krebspatienten zerstörerisch und gegen sich selbst gerichtet wird, kann bei anderen als Potential zur Selbstheilung zur Wirkung kommen.

Wir wollen durch unsere Vorschläge zu fünf Schritten Möglichkeiten aufzeigen, die keine Zufälle bleiben müssen. Wir wollen die Mechanismen, die jeder von Geburt an in sich trägt, mit Energie versorgen, damit Veränderungen in der Lebensform und Lebensqualität herbeigeführt werden können. Der Körper könnte sich wieder Eindrücken, Erlebnissen und Ausdrucksformen widmen, um Freude und Lust erneut zu erfahren. Jeder Ausdruck, der gewagt wird, kann für die Seele reinigende Wirkung bedeuten.

Im nächsten Kapitel schlagen wir also fünf Schritte vor, mit denen du die Möglichkeit hast, Klarheit über dich selber zu gewinnen. Einiges muß aufgegeben werden, um frei zu sein für neue Formen des Erlebens, aber auch um fähig zu werden, die eigenen Ressourcen zu erkunden und Lösungen für den weiteren Lebensweg zu entwickeln. Auf diesem Weg könntest du dich mit Gesundheit infizieren. Gerade weil diese Krankheit schwerwiegend und gefährlich ist, bietet sie besondere Chancen an. Wer von den sogenannten Gesunden hätte so viele Gründe, bewußt leben zu wollen, wie du? Wir sind überzeugt, daß diese Schritte helfen können, in der Auseinandersetzung mit dem Krebs »heil« zu bleiben. Heilgebliebene haben schon oft entdeckt, daß es sich zu leben lohnt. Eine solche Entdeckung wünschen wir auch dir von ganzem Herzen.

Fünf Schritte auf dem Weg zu einer kreativen Bewältigung

Sich in seiner Krankheit verstehen

DIE DIAGNOSE IST KEIN PAPPENSTIEL
Die Diagnose »Krebs« schluckt man nicht einfach hinunter. Nach einer Brustoperation vor zwei Jahren und einer Zeit wie in der »Hölle«, berichtet eine Patientin, sei sie nun in unserem Seminar, nachdem es einen Verdacht auf Metastasen im Bauchbereich gibt. Dieses Mal möchte sie es anders machen. Sie will sich mit Hilfe der Gruppe in diesem Seminar mit ihrer Krebserkrankung offen auseinandersetzen. Wir erfahren von ihr, daß es daheim für Gefühle keinen Platz gab. Wut und Trauer mußte man immer verschlucken, Konflikte und Probleme wurden nicht angepackt oder offen angesprochen. Die Methode war vielmehr, alles unter den Teppich zu kehren. »Es wurde so viel und so lang darunter gekehrt, bis ich selbst darüber gestolpert bin.« Der Stolperer »hatte leider die Gestalt eines bösartigen Tumors in meiner Brust«, sagt sie, und man erkennt die Enttäuschung im Gesicht und die zurückgehaltene Wut in der Stimme. Gleich zu Beginn des Seminars zieht Rosa, so der Vorname der Patientin, Bilanz.

DIE KRANKHEIT AUS DER TABUZONE HERAUSHOLEN
In der Krebsstation redet keiner über Krebs. Diejenigen mit Knochenkrebs sprechen von Rheumabeschwerden, die anderen mit Lungenkrebs reden von Erkältung und Bronchitis. Man redet viel über das Essen, über den erwarteten Besuch, und dann verfällt man in großes Schweigen. »Selbst wir Kranken untereinander sprechen nicht darüber. Wir haben Angst, an die Krankheit zu rühren. Schlafende Hunde weckt man nicht«, erzählt Rosa und schüttelt den Kopf, als sie sich an ihren ersten Klinikaufenthalt erinnert. Es wird ihr bewußt, wie sie den Kontakt zu ihrer Krankheit gemieden hat, und sie spürt, wie das Unausgesprochene ihr im Bauch festsitzt.

Sie versucht, ehrlich mit sich selbst zu sein, da ihre berechtigten Ängste immer größer werden, wenn sie von ihr nicht zum Ausdruck gebracht werden. Die aufkommenden Phantasien gleich nach der Diagnose hatten keine Chance, das Tageslicht zu erblicken, »weil man solche Dinge ja niemandem erzählt«. Sie blieben im Körper und wurden zu Zwangsbildern und -gedanken, die einen Tag und Nacht verfolgen. Rosa bricht dieses Tabu und berichtet der Gruppe von ihren damaligen Phantasien und Vorstellungen, als sie ihre beiden Brüste schon in der Verwesung sah. »Oft hatte ich das Gefühl, daß ich mich selber auffresse. Dann kam ich mir so eklig vor. Ich wollte nichts mehr mit mir zu tun haben.«

RAUM FÜR NEUE BEKANNTSCHAFTEN
Diesen Moment der Enttabuisierung nutzt eine andere Teilnehmerin und erzählt von ihren Phantasien vor der Unterleibsoperation: »Ich dachte, ich werde nie mehr wie eine Frau fühlen können. Ich sah mich zum Neutrum werden, das nichts spürt und nichts fühlt. Ich habe mich oft schütteln müssen, weil ich dieses Gefühl nicht ertragen konnte.« Beide Frauen berichten von ihren sexuellen Schwierigkeiten, die sie hatten, als ihre Ehemänner jede Berührung zu vermeiden suchten. Erst als es bei den beiden zu einer neuen Beziehung mit einem anderen Mann kam, entdeckten die Ehemänner, daß ihre Frauen weder von ihrer Weiblichkeit noch von ihrer Sexualität etwas eingebüßt hatten.

Rosa und viele andere Patientinnen konnten in diesen Seminaren die verschiedenen Formen des Verschweigens anschauen und durch sie hindurchgehen. Auch durch diejenigen, die unbewußt und ohne unsere Kontrolle zur Wirkung kommen. Durch die Bereitschaft, neue und ungewöhnliche Wege zu gehen, ohne Angst, daß man etwas falsch machen könnte, befähigt man sich und andere, flexiblere Haltungen einzunehmen, weniger Abwehr und mehr Verständnis für sich und seine Situation zu entwickeln.

Das Tabu, über vieles nicht sprechen zu dürfen, wird hier durchbrochen. Die Übung, in der alle Teilnehmerinnen sich mit ihrer Krankheit identifizieren und miteinander darüber reden, hilft ihnen, das ans Licht zu bringen, was lange versteckt gewesen ist. Auch Wahrnehmungsübungen, die den Kontakt zur eigenen Körperlichkeit fördern, ermöglichen manchen Dialog mit dem eigenen Leib. Dabei entdecken viele Teilnehmerinnen einen hohen Grad an Körperentfremdung und -verdinglichung. Sie sind erschrocken über die Erkenntnis, den eigenen Körper so lange wie eine Maschine betrachtet zu haben, die ohne Wenn und Aber zu funktionieren hatte.

ENTFREMDUNG ZUM EIGENEN KÖRPER HINDERT DAS VERSTÄNDNIS

Wenn man dem eigenen Körper entfremdet ist, wird man der Erkrankung genauso entfremdet sein. Man wird sich in seiner Krankheit nicht verstehen können, das heißt, man kann ihre Bedeutung nicht erkennen. Man bleibt in ständiger Angst vor einer Neuerkrankung und weiß nicht, was *in* einem geschieht. Erst wenn ein Raum existiert, in dem offen und ehrlich gesprochen werden kann, kann man sich von Unerledigtem und Ungeäußertem entlasten und befreien.

Es gibt viele Menschen, die aus verständlichen Gründen die Wahrheit über ihre Diagnose nicht erfahren möchten. Andere wollen zwar informiert werden, hören aber im richtigen Moment gar nicht genau hin. Sie folgen ihren Phantasien und bleiben in ihnen gefangen, statt durch konzentriertes Hinhören und nochmaliges Nachfragen das Wissen über den Stand ihrer Krankheit zu verbessern. Sie machen sich damit zum Opfer medizinischer Aussagen, die zudem oft unverständlich bleiben, weil sie in einer Fachsprache gemacht werden. Sie wissen weder, was gemeint ist, noch was sie begreifen müssen, um aktiv zu werden. Aber selbst diejenigen, die alles verstanden haben, treffen in ihrer Umgebung immer einige, die mit gutgemeinten Vermeidungsstrategien für neue Verwirrungen sorgen. Viele Voraussetzungen für das richtige Selbst-Verständnis in der eigenen Krankheit sind notwendig: die eigene Wahrheitswilligkeit, geeignete Wahrheitsmilieus (Klinik, Heim, Arbeitsplatz usw.) und wahrheitswillige Bezugspersonen, aber auch die Fähigkeit, Wahrheit zu erkennen, um dann den richtigen Weg mit den richtigen Mitteln beschreiten zu können. Der Arzt hilft zu verstehen durch die Art, wie er aufklärt. Aber auch er kann sich nicht auf die immer gleiche Wirkung einer bestimmten Strategie verlassen. Wenn er auf die Frage »Welche Chancen habe ich?«

antwortet: »Ungefähr 20 Prozent überleben die Krankheit in diesem Stadium«, können wir davon ausgehen, daß der Betroffene darüber grübeln wird, ob er es wert ist, zu diesen 20 Prozent zu gehören, oder ob er bis jetzt alles falsch gemacht und damit kein Recht hat, gesund zu werden. Entweder wird der Streß des Patienten gefördert, oder der Patient packt sein Leben optimistisch neu an, oder er wiegt sich in trügerischer Sicherheit und tut so, als wenn nichts geschehen wäre. Wir sehen also, daß die gleiche Art der Mitteilung oder des Verschweigens, daß der gleiche Umgang mit den Patienten unterschiedliche Konsequenzen haben kann. Dem einen hilft es, für den anderen kann der Weg der Aufklärung ein großes Hindernis bedeuten, mit sich ins reine zu kommen. Auf alle Fälle ist die Kommunikation zwischen Arzt und Patient von großer Wichtigkeit und muß auf die individuelle Situation und deren Erfordernisse abgestimmt werden.

LASS UNS DEN ERSTEN SCHRITT NÄHER ANSCHAUEN

Liebe Leserin, lieber Leser, laß uns jetzt die Phasen dieses Schrittes anschauen, so daß du selber die Richtung deines Weges erkennen und entscheiden kannst, was du jeweils brauchst.

Natürlich ist es anfangs ungewöhnlich, mit dir selber auch in dieser schwierigen Situation in Kontakt zu kommen und dich mit der Krankheit ernsthaft, ehrlich und offen zu befassen. Zunächst ist deine Entscheidung fällig, den Weg wirklich zu gehen. Wenn du das Leben liebst und durch dieses Ereignis vielleicht neugieriger auf das Erleben deiner selbst geworden bist, wirst du diese Entscheidung treffen können.

Anfangs wäre es gut, erst bei dir selber zu bleiben. Mit der Zeit brauchst du gute Freunde, mit denen du offen über deine Ängste, Phantasien und Hemmungen reden kannst. Später wäre eine Gruppe von Menschen sinnvoll und nützlich, die ähnliche Probleme haben wie du und darüber unter Supervision oder Begleitung eines guten Therapeuten sprechen.

Um dich in deiner Krankheit zu verstehen, brauchst du anfangs viel Ruhe, um mit dir in Kontakt zu treten. Du brauchst einen Raum, wo du dir in Ruhe begegnen kannst, ohne Angst zu haben, daß dich jemand stören könnte. Setz dich an einen bequemen Platz, richte deine Aufmerksamkeit auf einen Punkt, der sich ein paar Meter vor dir befindet, und verweile einige Zeit in dieser Position, bis die Umgebung und alles, was dich stören könnte, verschwindet. Wenn du Schwierigkeiten mit der Konzentration hast, probiere etwas anderes. Zwinge dich nicht zu etwas. Vielleicht ist der Moment nicht geeignet oder deine Stimmung paßt jetzt nicht für diese Aufgabe. Nimm dir Zeit, habe Geduld und Verständnis mit dir. Diese Übungen wollen, daß du versöhnlicher mit dir wirst, sie wollen dich nicht »dressieren«. Versuche, dich einfach sicher in deiner Umgebung zu fühlen. Spüre deinen Körper, so wie er ist, als Ganzes. Konzentriere dich auf deinen Atem und bleibe ein aufmerksamer und wohlwollender Beobachter, bis du ruhiger und konzentrierter wirst.

Solche Anfangsübungen kannst du immer machen, wenn du unsere Schritte ab und zu üben möchtest. Du wirst dich in solch kleinen »Versenkungen« sicherer und besser fühlen, und es wird dir leichterfallen, mit dir ins »reine« zu kommen. Durch die Diagnose Krebs bist du in ein »kritisches Ereignis« deines Lebens eingetreten. Es war eine Erschütterung, die ganz unerwartet dein Leben getroffen hat. Du befindest dich in der Nachwirkung. Manchen gelingt es, allmählich ruhiger zu werden, manchen steckt der Schock noch in den Knochen. Obwohl der Satz des Arztes nach der Operation noch in ihren Ohren klingen mag: »Leben Sie weiter, so wie Sie es gewohnt waren«, wissen sie die Ratlosigkeit nicht aufzulösen. Du hast es vielleicht versucht, aber mit dem Resultat, daß du dich wie hypnotisiert empfandest. Oder du sahst dich wie in einer inneren Leere gefangen, selbst wenn es dir gelang, das Kommende aus deinem Blickfeld zu verdrängen. Oder du fühltest dich in deinem Erleben wie gelähmt aus Angst vor Metastasen, vor einem Rezidiv oder vor einer Verschlechterung deiner momentanen Situation. Wie weit ist es dir bei alledem inzwischen gelungen, Punkte innerer Ruhe zu finden? Wir sind überzeugt, daß die Beruhigung nach solchen Erlebnissen nicht von selbst eintritt.

Jetzt wäre es bedeutsam, dein Schweigen zu brechen. Es wäre wichtig, alle Impulse aus dir herauszulassen, ohne Rücksicht auf die Vorurteile anderer. Laß alles, was dir auf der Zunge und auf dem Herzen liegt, was in der Faust und in den Beinen steckt, heraus und laß es die Richtung und Intensität nehmen, die es braucht. Du mußt nicht mehr den Tapferen spielen und die

Zähne zusammenbeißen. Du könntest jetzt aussprechen, was du empfindest, und gegen alles Schlimme protestieren, was bis jetzt mit dir geschah.

Vielleicht haben die medizinischen Maßnahmen deinen Körper so geschwächt und vielleicht auch verunstaltet, daß du Zweifel hegst, wirklich derselbe Mensch zu sein, der du vor der Krankheit warst. Ruf deinen Namen laut, sprich aus, daß du leben möchtest und daß du dich und deinen Körper, so wie du bist, magst. Versuche, den inneren Krieg in dir zu beenden und ihn nach draußen zu transportieren. Richte deine berechtigte Wut nach außen. Trau dich, so etwas zu tun, so daß dein Organismus wieder merkt, daß es einen Weg nach außen gibt. Drück ruhig aus, was du in vielen Jahren in dich »hineingedrückt« hast. Laß alles heraus, was durch die Stimme den Weg nach außen findet. Vertraue dir. Du brauchst es nicht mit Gewalt zu versuchen. Wenn deine Stimme ertönt, ist ja ein Kanal offen, und vieles – Angst, Wut, Zorn, Trauer, Liebevolles und Zärtliches – kann endlich nach außen. Du wirst bald merken, wie du dich danach im ganzen Körper gereinigt und lebendiger fühlst. Die Stimme ist ein guter Reinigungskanal für alles, was zwangsweise nach innen geleitet worden ist und nicht mehr den Weg nach draußen finden durfte.

Versuche, deinen Namen in allen Facetten der Stimme und des musikalischen Ausdrucks erklingen zu lassen, hell, dunkel, tief, hoch, laut, leise, schnell, weich, hart, grell, wild. Wichtig ist, deinem Körper zu erlauben, alles auszudrücken, was er möchte. Du kannst symbolisch jemanden abweisen, treten, zu dir ziehen oder in die Arme nehmen. Du wirst schon wissen, was du brauchst, oder besser: was dein Körper braucht. Am Ende solcher Übungen, nachdem du warm geworden bist, laß deine Bewegungen rund werden. Mach mit deinen Armen und Beinen kreisende Bewegungen. Werde rund und wieder ganz, nachdem du vieles Störende und Raumnehmende herausgelassen hast. Probiere auch, dich nach allen Richtungen zu strecken, dann versuche das Gegenteil. Stell dir vor, du wärst ganz klein, daumengroß. Verweile in dieser Stellung, bis du es nicht mehr möchtest. Dann befreie dich aus der Situation und laß deinen Körper mit seiner eigenen Weisheit die Dimensionen suchen und finden, die er möchte. Setz dich auf einen Stuhl, so bequem wie möglich, und spüre, wie du vom Stuhl getragen wirst. Wenn dir dieses »Getragenwerden« gefällt, laß deinen Körper los, damit er es genießen kann.

Nimm dir Zeit, besinne dich anschließend auf das, was mit dir geschehen ist und wie du es erlebt hast. Schaffe dir Einklang mit den Gefühlen, die im Moment da sind, und mit den Gedanken, die in dir aufsteigen. Erlaube dir, so zu sein. Nur das, was im Moment ist, existiert wirklich. Du bist jetzt so und fühlst dich so. Erlaube dir, so zu sein, wie du bist. Dein Körper wird dir mit Wohlgefühl antworten, wenn du ihn so akzeptierst, wie er ist.

Ja, nimm einen Moment lang auch deine Ängste, deine Unsicherheit, deine schrecklichen Phantasien an. Du bist in der Krise, und vielleicht hast du in diesem Augenblick auch unangenehme Schmerzen. Wende dich liebevoll deinem schmerzenden Körper zu. Laß den warmen Atem wandern, stell dir vor, wie die Wärme und der zärtliche Hauch »die Stelle dort« berührt.

Versuche es einmal mit einer solchen akzeptierenden Einstellung zu dir selbst. Verändere deine Ziele: Du willst nicht mehr etwas loswerden, du willst deinen Schmerzen und Ängsten Zuwendung schenken.

Wir meinen nicht, daß du deine Erwartungshaltung nun zu hoch schrauben solltest. Doch das Ergebnis dieses anderen Umgangs mit dir und deinen Gefühlen könnte dich erstaunen. Vielleicht wird es zu einer neuen Kontaktaufnahme, zur Begegnung mit dir selbst kommen. Dies könnte man als den ersten Schritt auf dem Weg zur Gesundung bezeichnen. Du könntest gestärkt daraus hervorgehen und dich besser in dieser Krise verstehen. Du wirst leichter mit deinen Freunden und deiner Familie über die Schwere der Erkrankung sprechen können. Es ist nicht mehr nötig, so viel von dir zu verstecken. Der gute Kontakt mit dir selber wird dir ermöglichen, auch mit anderen gut umzugehen.

Du kannst dich nicht gesund machen, indem du versuchst, die Krankheit »loszuwerden«, sondern nur, indem du dich ihr liebevoll zuwendest. Also laß uns zum Schluß die Aussagen dieses Kapitels zusammenfassen:

– Verbessere die Beziehung zu dir und zu deinem Körper.

– Finde zu deinen Gefühlen zurück, welcher Art sie auch sein mögen.

– Suche Wege des Ausdrucks mit Körper, Stimme, Bewegung, Malen usw.

– Stehe zu deiner Krankheit und sprich mit anderen offen darüber.
– Du mußt nicht immer gut, perfekt, strahlend und angepaßt sein.
– Entspannungs- und Bewegungsversuche tragen mehr zur inneren Genesung bei, als du dir vorstellen magst.
– Isoliere dich nicht von anderen Menschen. Du brauchst die anderen, wie sie auch dich brauchen. Nur in Kontakt, Nähe, Begegnung und Beziehung zu anderen wirst du auch dich finden können. Sehen kannst du dich nur im Spiegel der anderen.

Dein Globalziel sollte sein, ein »gesunder Krebskranker« zu werden. Du erreichst dieses Ziel, wenn du
– dir vertraust und dich so läßt, wie du bist;
– mit deinen Lebenslügen und dem überlieferten Rollenverhalten aufräumst, mit dem man dich »angesteckt« hat;
– für inneres Heilbleiben im Kranksein sorgst;
– den Umgang mit deiner Krankheit änderst.

Nur der Dialog und die Bereitschaft zum gegenseitigen Verständnis erlauben es dir, Frieden zu schließen. Gesundheit kann nur darin gedeihen. Es hat wenig Sinn und hilft nicht, nach Ursachen, Schuld und falschem Verhalten zu suchen. Grübeln nimmt viel von deiner Energie weg. Diese Krankheit hat dein Leben erschüttert und es durcheinandergebracht. Jetzt hast du einen Anlaß, wirklich aufzuräumen und dich deinen Gefühlen zu stellen. In deinem Gefühlschaos spürst du auch die Stärke, die in dir steckt. Du kannst in einen lebendigen Kontakt mit deinen inneren Energien treten.

Begegnung mit Endlichkeit und Verlust

Vom Wert der Trauer

In diesem Kapitel wollen wir auf die Bedeutung, den Wert und die Möglichkeit des Trauergefühls aufmerksam machen. Auch der richtige Umgang mit Trauer kann dazu beitragen, im Krebs »heil« zu bleiben. Zu betrauern ist nicht nur der Abschied vom Traum dauernder Gesundheit und bis zum Alter anhaltender Unversehrtheit. Es geht auch um die alte Trauer, die aus der Kindheit stammt. Es geht auch darum, Abschied von vielen Hoffnungen und Illusionen zu nehmen, von nicht gelebtem und nicht zu lebendem Leben. Für keinen von uns führt der Weg an der Trauer vorbei. Wir müssen alle hindurch, sonst ruiniert sie unsere Gesundheit. Auf dem Weg zum Ziel, ein »gesunder Krebskranker« zu werden, würde die nicht ausgedrückte Trauer verheerende Wirkungen zeigen und den Prozeß des Gesundens erheblich behindern.

Ungelebte Trauer kann ein bedeutender Streßfaktor bei der Entstehung und im Verlauf der Krebserkrankung sein. Wir sind in unseren Gesprächen mit Krebspatienten immer wieder auf Gelegenheiten gestoßen, in denen sie schwere Verluste erlitten, aber nicht betrauert hatten. Psychologische Forschungen in vielen Ländern der Erde weisen aus, daß ungelebte Trauer bei den meisten Krebspatienten zu finden ist. Wir wissen, daß das Thema Trauer schon vor der Tür steht, wenn die ersten körperlichen Beschwerden in der Zeit vor der Diagnose eintreten und erste Ahnungen und Befürchtungen zu erkranken aufkeimen.

In unserer westlichen Gesellschaft sind Leiden und Tod tabuisiert. Die Tabuisierung des Todes ist so weit gediehen, daß man kaum noch über ihn spricht, selbst wenn er für alle sichtbar geschieht. Als Folge dieses Tabus besteht bei den meisten Menschen eine tiefe Unwissenheit über Verlust und Trauern. So fremd sind diese natürlichen Tatsachen des menschlichen Lebens geworden, daß sie Ängste auslösen, die in ihrer Ausprägung täglich zu beobachten sind. Der eine glaubt, er würde in Depression verfallen, der andere fürchtet Hilflosigkeit. Befürchtungen einer endlosen Verzweiflung und Resignation sind oft zu finden. Bei manchen mag es als beschämend gelten, sich in Trauer der Beobachtung anderer auszusetzen.

Der Trauernde wird in unserer Gesellschaft sich selbst überlassen. Man möchte ihn nicht stören. Wenn man einen Menschen, den man sehr gemocht hat, verloren hat, oder wenn man von etwas, was man liebgewonnen hat, Abschied nehmen muß, reagiert man ganz natürlich mit Trauer. Kinder sind dafür gute Modelle. Sie zeigen ihre Trauer und weinen, wenn sie auf Liebgewonnenes verzichten müssen. Die Trauer ist um so tiefer und heftiger, je geliebter das Verlorengegangene war. Im Fließen der Trauer und der Tränen bereitet die Person sich innerlich vor, den Verlust anzuerkennen und die Trennung wirklich vorzunehmen.

So einfach aber macht man es sich in unserer Gesellschaft

nicht. Trauerreaktionen kann man in der Öffentlichkeit kaum noch sehen. Keiner traut sich, seine Trauer zu zeigen – die Männer nicht, weil ein Mann nicht weint, die Frauen nicht, weil sie sonst als Heulsusen abqualifiziert werden. Vor anderen in Tränen auszubrechen gilt als Schwäche oder doch zumindest als Zumutung, die man seiner Umgebung zu ersparen hat. Man nimmt sich zusammen, bleibt gefaßt und läßt keinen Seufzer heraus. Selbst wenn man das Trauern für sich persönlich akzeptieren würde, so darf man die Umgebung nicht vergessen. Man will nicht, daß die Umgebung sich belästigt fühlt und sich zurückzieht oder daß man Mitleid weckt. Am allerwenigsten möchte man wegen falschen Benehmens im Stich gelassen werden.

Trauer drängt nach außen, sobald ein Verlust erlitten wurde. Statt sie jedoch zum Ausdruck zu bringen, wird sie mit allen Mitteln, die dem Körper zur Verfügung stehen, zurückgehalten und verhindert. Der Trauernde gewöhnt sich an, den Atem zurückzuhalten, die Brust zusammenzuziehen, den Hals zuzuschnüren, die Zähne zusammenzubeißen und die Lippen aufeinanderzupressen. Der Ausdruck des Körpers für die vorhandene Trauer ist erstickt, sie kann sich nicht lösen und bleibt als psychosomatische Spannung weiter erhalten. Aber mit dieser Zurückhaltung ist die Trauer nicht erledigt. Es kann vorkommen, daß man in Tränen ausbricht, obwohl nicht der geringste Anlaß zur Trauer gegeben ist. Die Trauerreaktion hat sich dann verselbständigt.

Eine Lehrerin, die vor sechs Monaten ihren Mann verlor, erhielt eine Partyeinladung. Ihre Freunde wünschten, sie dabeizuhaben, um ein wenig Sonnenschein in ihren depressiven Zustand zu bringen. Seit seinem Tod war sie sehr sicher und kontrolliert aufgetreten. Inmitten der gelösten Atmosphäre und dem unbeschwerten Lachen brach sie überraschend in Tränen aus, was ihr derart peinlich war, daß sie die nächsten Jahre keine Gesellschaft mehr besuchte.

Wenn alle Strategien der Unterdrückung versagen, geht der Trauernde dazu über, sich gefühllos zu machen. Er hegt die verständliche Hoffnung, sich den Trauerschmerz zu ersparen und der Auseinandersetzung mit dem Verlust zu entgehen. Solche mißlungene Trauerreaktion finden wir wieder bei Krebspatienten zu verschiedenen Zeitpunkten. Besonders ausgeprägt ist dieses Phänomen vor und nach der Diagnose zu finden.

In ihrer Lebensgeschichte finden sich viele Verlustsituationen und irgendwie mißlungene Trauer. Das Fehlen der Trauer in der Nachsorgezeit, in der die körperlichen Einbußen nicht mehr zu übersehen sind, der Verlust an Lebensmöglichkeiten zur Kenntnis genommen werden sollte, ist auffällig. Der Trauer wird aus dem Weg gegangen. Unsere Beobachtungen von Krebspatienten in der Nachsorgezeit lassen uns zu der Erkenntnis kommen, daß solche mißlungene Trauer negative Auswirkungen auf die Lebensqualität des Patienten hat. Vor und nach dem medizinischen Eingriff steht der Krebspatient in einer außergewöhnlichen Situation mit seiner Trauer. Er muß nicht von einer geliebten Person Abschied nehmen, was seine Trauer möglicherweise leichter machen würde. Er muß um sich selbst trauern, weil er etwas Persönliches verloren hat, das ihn zwingen wird, seine Lebenseinstellung zu verändern, auf Bewegungsfreiheit zu verzichten. Ihm wird klar, daß er schwerlich in der gleichen Weise leben kann wie bisher. Er hat eine Daseinsform verloren und steht unter dem Eindruck der körperlichen Einbußen.

Unter diesen Voraussetzungen und bei der Aufgabe, vorwegnehmend mit Verlusten fertig zu werden, gibt es einige Schwierigkeiten, die man nur bei Krebspatienten antrifft. Sie erfahren die Sehnsucht nach dem Tod oder heftige und impulsive Gefühlsreaktionen, ihr Leben gewaltsam und vorzeitig zu beenden, oder sie erleben eine unaufhörliche Hektik mit der Neigung, alles innerhalb kürzester Zeit nachzuholen, was sie sich im Leben bislang versagt haben, weil sie nicht acht darauf gegeben und ihre persönlichen Bedürfnisse vernachlässigt hatten. Angst zu haben, nicht mehr genügend aufnehmen und leben zu können, die Befürchtung, zu wenig verbleibende Zeit zu haben, und die Ungeduld, Pläne zu Ende zu führen, alle diese Erlebnisse begleiten den Krebspatienten in der Zeit nach dem medizinischen Eingriff.

Die Diagnose führt unter derartigen Voraussetzungen den Betreffenden mitten in seine schon bestehende emotionale Blockade, und er fühlt sich zurückgeworfen. Aus unserer therapeutischen Erfahrung und in den Gesprächen mit unseren Interviewpartnerinnen konnten wir leicht beobachten, daß sie in der Mehrzahl Schwierigkeiten haben, wenn es um Zulassen,

Akzeptieren und Ausdrücken von Gefühlen geht. Dies wird durch die Forschung über die Emotionalität von Krebserkrankten eindeutig gestützt. Offenbar leistet die Gefühlsblockade ihren Beitrag zur Daueranstrengung, in der sich die Personen vor der eigentlichen Diagnose schon seit Jahren befinden, und sie wird durch die Krebserkennung und die Krise nicht aufgehoben, sondern verstärkt. Der Erkrankte greift auf seine bewährten Muster der Gefühlsunterdrückung und der Verleugnung zurück. Wir können hier von einer Grundstimmung sprechen, die sich zusammensetzt aus Gefühlsunterdrückung und Ausdruckshemmung.

Viele Faktoren treffen zusammen. Zu den persönlichen Schwierigkeiten im gefühlsmäßigen Ausdruck kommen die gesellschaftlichen Tabus im Umgang mit Trauer und die unzutreffenden Meinungen, die Krebs mit Sterben gleichsetzen. Zu den persönlichen Schwierigkeiten rechnen wir die jeweilige aktuelle Situation des Krebskranken in Familie und Beruf, seine Geschichte im Umgang mit Trauer, in der mit unbewältigter Trauer zu rechnen ist, aber auch die schlechten Erfahrungen, die man bisher mit anderen Menschen und deren Art zu trauern oder nicht zu trauern gemacht hat.

WAS VERSTEHEN WIR UNTER EINEM NORMALEN TRAUERPROZESS?
Gleich zu Anfang muß man sagen, daß Trauer eine tiefe, intensive und schmerzvolle Erfahrung für jeden sein wird. Sie trifft ihn nicht nur in seinen Gefühlen, sondern auch körperlich, in seinen Gedankengängen und sogar in seinen sozialen Bezügen, falls jemand beispielsweise in Isolation geht oder von seiner Umgebung gemieden wird, weil er eben diese Diagnose hat und nicht tapfer genug den kontrollierten Menschen spielt, der ein Idealbild in unserer Gesellschaft zu sein scheint.

Trauer sehen wir in den meisten Verlustsituationen als eine ganz normale Antwort des Organismus. Sie ist in allen ihren Ausdrucksvariationen, in Tränen, Schreien, Seufzen, Schimpfen, Schluchzen, Fluchen vollkommen natürlich. Trauer braucht, um zum Ausdruck zu gelangen, die eigene und fremde Erlaubnis. Wenn sie abläuft, erkennen wir sie als eine kontinuierliche gefühlsmäßige Entwicklung, die sich in Phasen darstellt.

EINE FRAU WEIGERT SICH ZU TRAUERN
In der therapeutischen Arbeit mit Krebspatienten begegnet man oft der verleugneten Trauer. Sie beruht auf der irrigen Annahme, die Zeit heile von allein. Wie häufig hört der Trauernde: »Warte, bis es vorbei ist. Bald wirst du vergessen haben, und dann hast du nichts mehr damit zu tun.« In den Trauerseminaren, die sich die psychotherapeutische Trauerarbeit zum Ziel gesetzt haben, finden Menschen zusammen, die die schmerzliche Erfahrung machen mußten, daß die Zeit allein nicht heilt. Oft, nachdem ihnen über Jahre die Verleugnung ihrer Trauer gelungen ist, erkennen sie den Preis, den sie, ohne es gewollt zu haben, zahlen. Verleugnung anstehender Trauer schädigt das Lebensgefühl und die Lebensfreude. Die Trauerseminare sehen vor, Trauer zum Ausdruck und zum Fließen zu bringen, wenn Verleugnung und andere Formen pathologischer Trauerverarbeitung vorliegen. Die folgende Falldarstellung gibt Rechenschaft von einer therapeutischen Begegnung in einem dieser Trauerseminare, in deren Verlauf eine krebskranke Frau die Verleugnung des Verlusts eines nahen Menschen aufgibt und sich durch Erleben ihrer steckengebliebenen Trauer von Unwirklichkeit und Isolation befreit.

Der Anlaß für ihre Teilnahme ist nicht ein persönlicher Verlust, sondern der Verlust, den eine Freundin durch das Absterben ihrer Ehe erlitten hatte. Der Mann der Freundin hatte begonnen, eine andere Frau zu lieben und seine Ehe für seine neue Liebe im Stich zu lassen. Was diese Frau überraschte und nicht verstehen konnte, war ihre Reaktion starken Mitgenommenseins vom Verlust ihrer Freundin, so als hätte sie selbst ihr Schicksal durchzumachen. Es irritierte sie, in beliebigen Situationen, selbst in Situationen, in denen Tränen unpassend waren, unkontrollierbar in Weinen ausbrechen zu müssen. Im Trauerseminar wollte sie nach einer Erklärung für ihr eigenartiges Verhalten suchen.

Zehn Jahre zuvor hatte sie durch einen Autounfall ihren eigenen Mann verloren. Gelähmt nahm sie die Nachricht seines Todes am Telefon entgegen. Sie besorgte alle Erledigungen für die Bestattung, die sie so stark in Anspruch nahmen, daß sie weder Zeit hatte, ihre Gefühle zuzulassen, noch den Wunsch spürte, ihren toten Mann ein letztes Mal zu sehen, um sich von ihm zu verabschieden. Sie weiß nicht, warum sie den Abschied vermied. Ihre nachträgliche Erklärung ist, sie habe die Entstellungen seines Körpers und Gesichts gefürchtet. Tapfer überstand sie die ersten Jahre der Witwenschaft, wie Verwandte und Nachbarn bestätigten, hoffte sie doch, mit der Zeit werde alles besser werden.

Warum mußte sie nur um den Verlust ihrer Freundin ungehalten trauern? Dabei hielt sie, ehrlich gestanden, ihr freundschaftliches Verhältnis für nicht besonders befriedigend. Oft war sie neidisch gewesen auf den Status der verheirateten Frau, den sie selbst verloren hatte und den ihre Freundin weiterhin besaß. Ihr standen mehr Möglichkeiten offen als einer Witwe. Ihre Art mochte sie außerdem nicht besonders leiden. Warum war sie nur so traurig?

In der persönlichen Arbeit mit dem Therapeuten gewann sie trotz der Anwesenheit aller übrigen Seminarteilnehmer das Vertrauen, mehr über sich mitzuteilen. Sie gestand die Unfähigkeit, ihren Mann zu vergessen. In ihrer Phantasie teilte er weiter ihr Leben.

Abends bereitete sie ihm manchmal das Bett und wünschte ihm eine gute Nacht. Zum Frühstück deckte sie für ihn und goß Kaffee für ihn ein. Über zehn Jahre hinweg führte sie das phantastische Leben zu zweit in ständigem Dialog mit ihm, als sei er wirklich lebendig. »Oft bin ich von ihm enttäuscht gewesen, weil er nicht verfügbar war, wenn ich ihn brauchte. Das war schon so, als er noch lebte. Er hat seine enttäuschende Art nach seinem Tod beibehalten.«

Halbtags arbeitete sie in einem Büro, nachmittags aber bevorzugte sie ihr Zuhause. Froh, wieder daheim zu sein, mied sie den Rest des Tages die Menschen. Sie wollte die Isolation. Ihr Lebensradius und ihr Lebensgefühl verkümmerten. »Ich war verbittert und gezwungen, mich zu verstecken.« Nach zwei Jahren erkrankte sie an Brustkrebs. Eine Brustamputation war nicht zu umgehen.

Ihre Verbitterung steigerte sich noch, als sie herausbekam, daß hinter dem Klatsch von einem Liebesverhältnis zwischen ihrem verstorbenen Mann und seiner Sekretärin etwas Wahres steckte. »In unseren geheimen Dialogen traute ich mich nicht, ihm seine Untreue vorzuhalten, aus Angst, ich würde ihn verlieren.« Nach zwei weiteren Jahren ereilte sie eine neue Krebsdiagnose, diesmal war es der Unterleib. Der Arzt beruhigte sie, die Operation sei rechtzeitig vorgenommen worden. Nach dieser Auskunft brauchte sie sich keine Sorgen zu machen. Sexuell verzichtete sie, mied den Kontakt zu Männern, selbst vor männlichen Blicken wandte sie ihre Blicke ab, überzeugt, sie würde ihrem Mann untreu.

Wie sich herausstellte, trug diese junge Frau, ohne es zu wissen, einen ungeheuren Zorn auf ihren Mann in sich, der sie bei seinem Tod hinderte, in Trauer und Versöhnung Abschied zu nehmen, um die psychische Trennung herzustellen. Aber bis sie diese unerläßliche Trennung vollziehen konnte, durchlief sie intensiven Schreck, Enttäuschung und äußerste Wut. Schon kurz nach der Heirat, als ihre Hoffnungen auf ihr Zusammenleben sich als romantische Illusionen entpuppten, war die Wut aufgetaucht. Obwohl er ihr unzählige Enttäuschungen bereitete, blieb sie bei ihm. Ihr strenger Katholizismus hinderte sie, die Ehe aufzugeben. Eine Kette von Wut, Vorwurf, Groll, Trauer und Selbstverurteilung lief ab, nachdem der erste seelische Schmerz zugelassen wurde. Dazwischen erlebte sie Phasen der Erleichterung und Befreiung.

Sie begriff schließlich, wie sie an dem Toten festhalten wollte. Ihre unpassende Trauerreaktion, die sie zu klären suchte, bewies, daß ungelebte und verleugnete Trauer sie erfüllte. Noch konnte sie Trauer nur in Stellvertretung und Verfremdung erleben. Nun führte die Trauerarbeit sie an den Ursprung ihrer Gefühle zurück. Wenn sie zum Ausdruck kommen und erlebt werden, kommen die dazugehörigen Erinnerungen ebenfalls an die Oberfläche. Der Therapeut weiß um diesen Prozeß der Wiederkehr von Erinnerungen. Aus diesem Grund hält er die Gruppe an, jegliches Gefühl zu akzeptieren, eingeschlossen diejenigen, die normalerweise heftig abgelehnt werden. Die Frau fühlte sich von der Akzeptanz der Gruppe so weit gestützt, daß sie die vollständige Kette ihrer schrecklichen Gefühle durchstand. In dem Augenblick, in dem sie auf die Rachegefühle stieß, die sie in den ersten Wochen der Ehe bewogen hatten, ihrem Mann insgeheim Böses zu wünschen, stand ihr die Einsicht offen, daß ihr Schuldgefühl sie an dem Toten festhalten ließ. Endlich ist klar, sie wird ihre phantastische Beziehung zu ihm aufgeben müssen. Den ersten Abschnitt ihrer Trauerarbeit schließt sie ab und sagt: »Ich fühle mich, als ob ein tonnenschwerer Felsbrokken von meiner Brust genommen ist. Ich kann wieder atmen.«

Nach einer Erholungspause wird die Arbeit fortgesetzt. Erinnerungen werden an die Oberfläche gespült und spiegeln die Gefahren ihrer Krebsdiagnose, die Versehrtheit ihres Körpers und ihre seelischen Verletzungen. Nun ist sie in der Lage zu sehen, wieviel sie nicht wahrhaben wollte. Die letzten zehn Jahre ihres Lebens stehen wie ein Alptraum vor ihr. Sie gerät in ein Schluchzen ähnlich dem eines ungerecht behandelten Kindes. »Ich fühle meine Zerschundenheit«, meinte sie, langsam und zart mit ihren Händen über ihre Brust streichend, »mein Körper weint. Er ist mein Zeuge, mein Bewußtsein wollte nicht wissen.«

Während der nächsten Tage bringt sie ihre Gefühle und ihre Trauer durch Musik, Malen und Bewegung immer neu und gewandelt zum Ausdruck. Wiederholungen und verschiedene Medien machen die Gefühle ausdrückbar und lebbar. Fünf Tage braucht sie dafür. Dann, am letzten Tag unserer therapeutischen Zusammenarbeit, brechen ihre Kraft und ihre Hoffnung durch. Als sie den Wunsch äußert, die anderen mögen sie mit ihrer Stimme begleiten, während sie lauthals um mehr Zeit, um die Verlängerung ihrer Zeit bittet, wird ihr von der Gruppe gern der Wunsch erfüllt. Laute Rufe erfüllen den Raum: »Ich will leben, ich will leben, ich will leben!«

Zwei Jahre sind seit dem Trauerseminar verstrichen. Ihr Abschied vom Phantastischen machte Resignation und Isolation überflüssig. Sie hat ihr Leben umgestellt. »Nachdem ich mehr weiß von Trauer und Tod, bin ich beschäftigt, zu leben und das zu genießen, worüber ich verfügen kann.«

Um die Geschichte dieser gelungenen Trauerarbeit abzuschließen, ist zu erwähnen, daß die Teilnehmer des Trauerseminars sich nicht nach sechs Tagen in alle Winde zerstreuten, sondern den Beschluß faßten, sich als Selbsthilfegruppe regelmäßig wieder zu treffen.

TRAUER UND KREBS

In dieser Trauerarbeit lernen wir eine Frau kennen, die einen Verlust erleidet und anschließend in eine seelische Krise gerät, der sie sich nicht gewachsen fühlt. Sie ist zur Trauer nicht bereit, obschon beim Verlust ihres Mannes die Gelegenheit gegeben war und ihr das Durchleben von Verlustschmerz und Trauer eine Anpassung an ihre neue Lebenswirklichkeit verschafft hätte. Sie wählt unbewußt einen Ersatz in ihrer Phantasie, der sich als eine Barriere zum Leben entpuppt. Die anfängliche Ratlosigkeit und Verwirrung führen nicht in das Wagnis, den Schmerz zuzulassen und den Verlust geistig anzuerkennen, sondern sie gibt ihrem Bedürfnis und ihrer Sehnsucht nach, die verlorene Vergangenheit zu erhalten. Es kostet sie viel Kraft, so zu tun, als ob sie nichts verloren hätte, bis sie in einen abnormen seelischen Zustand gerät, der sie für ihre Umgebung unverständlich und unannehmbar machen muß. Auf diese Art gerät sie in eine unaufhebbare Isolation. Bei näherem Hinsehen entdecken wir in ihrer früheren Lebensgeschichte schon die Vorläufer einer fehlangepaßten Trauerreaktion zum Zeitpunkt des Absterbens ihrer Ideale und Illusionen in der harten und unbefriedigenden Ehewirklichkeit. Damals schon war sie emotional verstopft, denn sie wurde weder wütend noch traurig. Wir sind der Auffassung, ein Trauerprozeß hätte damals eine Versöhnung und Neuanpassung an ihren Mann mit sich gebracht.

Die Fehlanpassung wurde durch den uneinsichtigen ärztlichen Ratschlag, ihr Leben wie gewohnt weiterzuführen, verstärkt. Die unwiederbringlichen Einbußen im körperlichen Bereich, welche die Brustoperation für sie brachten, hätten wahrscheinlich die Wucht besessen, sie endlich zum Trauerprozeß zu bringen. Das Gegenteil geschah. Sie setzte ihr Dasein unverändert fort und schadete sich, ohne es zu wissen, zutiefst. Die fatale Wiederholung der Krebserkrankung erst ist in der Lage, sie aus ihrer Lethargie zu reißen. Sie hatte ihre Brust verloren, jetzt mußte sie auch ihre Gebärmutter und die Eierstöcke verlieren, bis sie dazu überging, ihre bisherige Haltung in Frage zu stellen. Wäre jedoch nicht das einschneidende Erlebnis mit ihrer Freundin dazugekommen, das auf sie modellmäßig wirkte, wäre möglicherweise ihr Mißtrauen niemals endgültig geweckt worden. Im Trauerseminar für Krebskranke erfährt sie eine solche Erschütterung, daß der Trauerprozeß in Gang kommt und die Trauer verschiedene Formen findet, nach außen zu drängen und sich Ausdruck zu verschaffen. Ihre Trauer wird schließlich mitteilbar und von anderen nachvollziehbar.

In den letzten Jahren unserer therapeutischen Arbeit mit Krebspatienten haben wir zahlreiche Protokolle von ähnlichen Beispielen gesammelt. Für die meisten ist es charakteristisch, daß man sich um Vergessen des Verlustes bemüht und auf den Gang der Zeit vertraut, die alles heilt. Das verewigt die Trauer, anstatt sie aufzulösen. Lösung ist stets mit innerer Befreiung von den psychosomatischen Spannungen verbunden und öffnet die Person für die Gegenwart und für zukünftige Aufgaben. Die durch die Verleugnung gebundenen Kräfte stehen wieder für produktive Aufgaben zur Verfügung. Wir warnen unsere Patienten, indem wir ihnen mitteilen, daß mißlungene Trauerreaktionen zwar dazu führen, daß das Aktuelle des Trauerprozesses nicht mehr wahrgenommen wird und vielleicht in Vergessenheit fällt, daß damit aber nicht das Gewünschte, nämlich der innere Frieden, erreicht wird. Das Unbewältigte gewinnt mit der Zeit an Gewicht und zieht andere gute und wichtige Gefühle mit sich. Es ist nur eine Frage der Gelegenheit, wann uns die mißlungene Trauer einholt und uns dann mit verstärkter Macht überflutet. Wir versprechen den Krebspatienten aber auch, daß sie im Trauerprozeß, wenn sie sich entscheiden, ihn durchzustehen, nicht steckenbleiben werden, daß ihre Befürchtungen sich als unhaltbar herausstellen werden und daß sie mit einem befreiten, gelösten und versöhnten Gefühl abschließen werden, wie es sich stets einzustellen pflegt, wenn der Mensch mit seinen wahren Gefühlen Kontakt aufnimmt und mit ihnen aushält.

Zusammenfassend läßt sich sagen:
– Trauer ist ein sehr wichtiges Gefühl, das lebensnotwendig ist.
– Die Trauerfähigkeit ist uns angeboren und kann später durch Erziehung, Gesellschaft, Kirche und Kultur blockiert werden.
– Wenn man Trauer vermeidet oder nicht trauern darf, kann es zu der unglücklichen Situation kommen, daß man es nicht mehr *kann*.
– Trauer läßt sich mit Hilfe gewisser Voraussetzungen zu kreativer Energie umwandeln.
– Trauer kann man nicht vergessen. Sie kehrt immer wieder zurück und verlangt um so heftiger nach Formen des Ausdrucks.
– Trauern sollte man nicht allein im stillen Kämmerlein. Wir brauchen andere, die uns verstehen und unterstützen, die unsere Trauer nicht »wegtrösten«.

– Ohne Trauer gibt es keinen Abschied. Die erwartete Hoffnung nach einem Abschied kann erst nach der Trauer kommen.*

Kontakt zu ungelebten Kräften

SICH IM GEFÜHL DER SELBSTAUSROTTUNG VERLIEREN
Heidi steht keuchend vor der Gruppe, hat ein rotes Gesicht, steht mit beiden Beinen fest auf dem Boden. Ihre Arme und Hände sind ausgebreitet, als ob sie eine körperliche Konfrontation mit einem Gegenüber aufnehmen wollte. Sie zeigt sich offen und bereit für eine Auseinandersetzung.

Zuvor hatte sie anfangs leise, dann laut und schließlich schreiend ihre unbändige Wut gegenüber ihren Eltern, ihrer Schwiegermutter und ihrem Chef geäußert. Heidi kam zu diesem Seminar für Krebskranke vor ungefähr einem halben Jahr, genau zwölf Monate nach ihrer Unterleibsoperation. Sie hielt sich ruhig in einer Ecke, wollte es allen recht machen, mied Auseinandersetzungen und Konflikte. Ihre Tendenz war auf Harmonie ausgerichtet. Wenn jemand während der therapeutischen Arbeit tiefere Gefühle zum Ausdruck brachte, wenn heftige Emotionen zutage kamen, hielt sie sich in sicherer Entfernung zum Geschehen, zusammengekauert auf dem Boden sitzend, bei lauten Geräuschen zusammenzuckend.

Doch dieses Mal hat sie es geschafft, aus sich herauszugehen. Ihre Worte waren klar, und ihr Ton war forsch genug, um die »Adressaten« zu erreichen. Die »Adressaten« waren diejenigen, die ihr in der Kindheit Verletzungen zugefügt haben, wie auch Menschen, die heute ähnlich mit ihr verfahren. »Die Kränkungen, die ich in meinem Leben einstecken mußte, brodeln noch heute in mir«, sagt sie wütend, als wir sie mit erstaunten Gesichtern anschauen.

»Nichts hat meinen Eltern an mir gepaßt«, sagt sie, »ich sollte ein Sohn werden, um das Geschäft übernehmen zu können. Meine Mutter machte mich sehr früh auf ihren ›Opfer-

---

* Näheres im Buch von Jorgos Canacakis, Ich sehe deine Tränen. Trauern, klagen, leben können, Stuttgart 1987 (Kreuz Verlag).

gang‹ aufmerksam: Meinetwegen habe sie ihre Karriere als Schauspielerin aufgeben müssen. Daraus entstand ich, das Opferlamm«, sagt Heidi weinend. »Ich mußte immer dankbar sein, daß ich leben durfte. Ich strenge mich so sehr an, verzichtete auf alles, um ab und zu das Vorzeigekind sein zu dürfen. Nie habe ich das Recht gehabt, leben zu dürfen. Alles Spontane, Eigene, das mit dem für mich entworfenen Lebensplan meiner Eltern nicht im Einklang war, mußte ich aufgeben. Erst nach der Krebsoperation merkte ich, daß ich mich sehr früh aufgegeben hatte. Der einzige Grund zum Leben war nur das Überleben. Dieses Brodeln in mir, das ich jetzt spüre, habe ich schon damals empfunden. Aber es war unmöglich, ich durfte nicht wütend sein. Ich mußte ewig nur dankbar sein. Die Wut darüber, nicht leben zu dürfen, nicht die Richtige zu sein, ewig dankbar sein zu müssen, durfte nicht raus. Ja sie durfte nicht einmal in mir existieren. Ich fühlte aber diese berechtigte Wut deutlich in mir; sie wandelte sich oft in Rachephantasien und Todeswünsche um, und ich bekam Angst davor. Obwohl solche Phantasien kurzzeitig Entlastung brachten, dauerte es nicht lange, bis sie sich zu unerträglichen Schuldgefühlen umformten.

Schließlich fand ich mich unausstehlich, häßlich, wertlos, unbrauchbar. Ich haßte mich. Ja, das Gefühl, nicht gut genug zu sein, nicht gewollt, innerlich böse und schlecht zu sein, einen unanständigen und schlechten Charakter zu haben, verdichtete sich zu der Einstellung, bestraft werden zu müssen.«

Anfangs sind es kleine Selbstbestrafungen, die automatisiert werden. Man merkt es am groben Umgang mit dem eigenen Körper und an der Unfähigkeit, sich etwas Angenehmes zu gönnen. Dann folgt die Erwartung und bald die Erwartungsangst: Wann tritt die Strafe ein? »Bewußt wurde es mir gleich nach der Diagnose«, berichtete Heidi, »jetzt hatte ich endlich die Strafe für mein inneres Böse-Sein. Tief in mir war ich irgendwie froh, daß es endlich zutraf. Die Erwartungsangst war plötzlich weg, ich fühlte mich entlastet. Der Platz war frei für neue Ängste über den Ausgang der anstehenden Operation und über die künftigen Überlebenschancen. Solche Schuldgefühle und Selbstbestrafungstendenzen zeigten sich natürlich auch bei den Auseinandersetzungen mit meiner Schwiegermutter, meinem Mann und meinem Chef. Ich war innerlich von chaotischen Gefühlen überflutet, die selbstzerstörerisch wurden. Ich war verloren in einem ungebändigten ›Selbstausrottungsgefühl‹. Dieses bekam bald eine Gestalt, die den Namen ›Krebs‹ trug. Die Unterleibsoperation tat das Ihre in dem heimlichen Vernichtungskampf, den ich gegen mich führte. Als Frau hatte ich mich noch nie sonderlich gefühlt; nach der Operation fühlte ich mich – mit einem Organ weniger – dann noch schlechter, nur als halber Mensch.«

DIE AUSDRUCKSFORM DER KRANKHEIT »ÜBERFLÜSSIG« WERDEN LASSEN

Heidi hat es durch ihre Arbeit in der Gruppe schließlich geschafft, Zugang zu ihren Gefühlen zu finden. Diese im Zusammenhang mit ihrer unglücklichen Lebenskarriere wahrzunehmen, sie zuzugestehen, aufkommen und damit faßbar werden zu lassen, ließ sie sie endlich auch verstehen. Die ersten Schritte waren möglich durch das Arbeiten mit dem Körper (Bewegung und Stimme), mit Atem- und Imaginationsübungen, die die alten unerledigten Erlebnisse aktivierten.

In der darauffolgenden Phase war es möglich, die geeignete Ausdrucksform für das Herauslassen der zurückgehaltenen Energie zu finden. Dies konnte nur in einem geschützten Raum und Rahmen geschehen, mit einer solidarischen, unterstützenden Gruppe sowie dem guten Vertrauen zu uns als Leiter. Die Wiederaneignung ihrer Gefühle hat zu einer klaren Übersicht ihrer Lebensgeschichte und zu einem Verständnis ihrer Krankheit geführt.

In der Gruppenarbeit, die während der nächsten Monate folgte, war es ihr möglich, viel Altes hochkommen zu lassen und es zu »reinigen«. Durch die Unterstützung der anderen gelang es ihr, Abschied zu nehmen, vor allem von dem Traum, ohne Krankheit alt werden zu dürfen. Auch die anderen konnten ihr helfen, Selbstvertrauen zu gewinnen, sich als wertvoll zu betrachten.

Heidi hat gelernt, in allen wesentlichen Situationen ihres Lebens mit den richtigen Mitteln zu »antworten«, das heißt, sie übernahm die volle Verantwortung für ihr Leben.

Ungelebte Kräfte als Reservoir selbstzerstörerischer Energien

Ungelebte Kräfte binden Energien durch Muster, die man früher einmal angenommen hat, um Kränkungen von den Eltern, Abweisungen durch die Mitschüler, Unerledigtes mit den Geschwistern zu bewältigen. Diese Energien fehlen dem Organismus der Person, die dieses Kraftpotential dringend und notwendig braucht, um die Selbstregulation wiederherzustellen und das Immunsystem zu unterstützen. »Ungelebte Kräfte« ist ein anderer Ausdruck für Selbstzerstörung. Ungelebte Kraft ist diejenige, die im Widerstand verbraucht wird. Widerstand gegenüber dem Erleben und damit dem Leben. Die Kraft, für sich selbst zu sorgen, wird gebremst.

Vielleicht kannst du Bilanz ziehen, um herauszufinden, welche Blockierungen in deinem Gefühlsbereich dich bisher abgehalten haben, Lebensziele zu erreichen, Wünsche zu erfüllen, Erwartungen aufkommen zu lassen und Genuß zu wagen. Es könnte sein, daß du dahinterkommst, was deine chronische Entschlußlosigkeit so lange aufrechterhalten konnte. Dann wirst du verstehen, daß du aus Angst vor den eigenen unbekannten und entfremdeten Gefühlen unfähig warst, Entscheidungen zu treffen. Welche Erfahrung könntest du machen, die dir fehlt, welche Zuwendung suchen, die nicht da war, als du sie gebraucht hättest? Auf dem sicheren Boden des »Ich hab mich gern« wirst du wichtige Dinge, Aufgaben und Ziele von unwichtigen Fragen unterscheiden lernen. Suche nicht nach einem Gewinn, der außerhalb deiner Möglichkeiten und heutigen Bedürfnisse liegt. Die fehlende emotionale Nahrung, die dein Wachstum erschwert hat, kann mit Strategien wie der vom Opferlamm nicht nachgeholt werden.

Besondere Aufmerksamkeit müßtest du den mühevoll versteckten Schattenseiten deiner Persönlichkeit widmen. Dazu gehört alles, was du nicht sein und sagen durftest, alles Verbotene, Unanständige und Häßliche, alles, was andere als negativ bewertet haben. Zu solchen Schattenseiten gehören auch negative Botschaften, zum Beispiel: Du bist nicht gut, du schaffst es nie.

Von der Schwierigkeit des Kontakts zu ungelebten Kräften

Viele Menschen haben Schwierigkeiten, mit den ungelebten Kräften, die in ihnen stecken, umzugehen, ja sie überhaupt erst kennenzulernen. Wie sollen sie an sie gelangen? Es ist nicht einfach, Kontakt zu den verborgenen Gefühlen herzustellen. Wenn man solche Gefühle so lange verbannt und im inneren Sicherheitstrakt eingesperrt hat, gerät man leicht in Angst, diesen Gefühlen zu begegnen, weil die Entfremdung von ihnen möglicherweise schon weit vorangeschritten ist. Viele wissen nicht einmal sicher, ob sie diese Gefühle überhaupt noch haben.

Wir können den Kontakt wiederherstellen, wenn wir unserem Körper tagsüber oder auch abends vor dem Schlafengehen Aufmerksamkeit schenken. Was fällt dir dabei auf? Bist du oft verspannt? Fühlst du dich wie in einem Käfig eingesperrt? Merkst du, daß du manchmal nicht die Kraft hast, weiterzumachen, als wenn dir die Puste ausgegangen wäre? Fühlst du dich in deinen Bewegungen, deinem Fühlen, deinem Denken oft blockiert? Was hast du versucht, um dich davon zu befreien? Ist es dir gelungen mit Entspannungsübungen, mit Laufen oder Tanzen?

Die Voraussetzungen, Kontakt zu ungelebten Gefühlen zu bekommen, sind die folgenden:
– dir ein wenig Zeit zu schenken;
– einen ruhigen Raum und einen bequemen Platz zu suchen, wo du ungestört sein kannst;
– Schreibzeug, Farbstifte, Papier bereitzulegen.

Setz dich bequem hin und stell dir vor, die Sonne geht auf und das Licht und die Strahlen beleuchten den Teil deines Körpers, der der Sonne zugewendet ist. Spüre die Wärme und die Leuchtkraft. Die Seite deines Körpers, die der Sonne abgewandt ist, fühlt sich dunkel und kühl an. Stell dir den Schatten vor, der hinter deinem Körper auf den Boden geworfen wird.

Du kannst dir jetzt alles vorstellen, was sich in diesem Schatten aus der Zeit der Kindheit befindet. Es können häßliche Gefühle sein, Schreie, Wut, alles, was von allein hervorkommt. Deine Aufgabe wäre jetzt, das zu sehen, zu beschreiben, aufzu-

malen, was sichtbar geworden ist. Wenn du Geduld hast und dich gut konzentrierst, kommen einige Motive zum Vorschein. Laß alle spontanen Schreib- und Maleinfälle gelten. Wenn du fertig bist, laß ein paar Minuten verstreichen und schau dir deine kreativen Produkte an. Spüre, was sie bei dir auslösen. Versuche, mit den Bildern zu sprechen. Vielleicht entsteht ein Dialog. Aber erwarte keine Wunder. Die Wirkung wird sich langsam und unmerklich einstellen. Das Ziel ist ja, Kontakt herzustellen mit der Schattenseite, also:
– Verständnis und Versöhnung zu versuchen;
– Ungesagtes zum Ausdruck zu bringen;
– das Verdrängte und Abgespaltene in deinem Körper, die Gedanken und Gefühle wieder zu integrieren.

Konzentriere dich auf das Wichtigste. Laß deinem Körper Zuwendung zukommen. Lerne dich kennen, wo du dich selbst blockierst. Das Ungelebte beansprucht sein Recht. Auch deine Schattenseiten sind liebenswert.

Von der Isolation zur Verbundenheit

DU FÜHLST DICH OFT ALLEIN UND ISOLIERT
Viele ziehen sich, nachdem sie die Diagnose Krebs gehört haben, in ihr Schneckenhaus zurück. Wer will denn etwas von Krebs hören, denken sie. Sie bekommen einen großen Schrecken, bemitleiden sich oder trösten sich im stillen damit, daß alles wieder gut wird und das Leben weitergeht.

Die Tendenz zur Isolation wird von allen und überall begünstigt. Du traust dich nicht, die Gefühle der Trauer, der Verzweiflung und des Schmerzes zu äußern. In deinem Schneckenhaus aber ist nur für einen Platz, und du bist es, der ihn besetzt hält. Die anderen, die dich sehen, können nicht raten, was du möchtest. Das Zurückhalten von Schmerz, Wut und Anklage verändert dein Gesicht zur bitteren, harten und versteinerten Maske: Solch ein Gesicht gibt wenig Informationen preis. Dein Schweigen, deine tapfere Haltung treiben dich in die Isolation. Du willst es allein schaffen, willst die anderen nicht belasten: Solche unangenehmen Dinge und die dazugehörigen negativen Gefühle soll man nicht zeigen!

Wenn du dich nicht entschließt, Kontakt zu anderen herzustellen, wirst du automatisch deinen Aufenthalt im Schneckenhaus verlängern. Dein Schweigen jedoch bringt dir nichts. Du sprichst, ohne es zu wissen, nach innen, und die Wirkung dieses unbemerkten Sprechens nach innen wird zum chronischen Jammern, das dich depressiv macht und deinen Antrieb schwächt.

Du brauchst andere Menschen, die dich in deinem Schmerz verstehen und dir bestätigen, daß sie dich genauso mögen wie vorher. Sag den anderen, wie es im Moment mit dir ist. Sprich über deine Ängste, deine Schmerzen. Im Dialog mit anderen wirst du zumindest bei guten Freunden spüren, daß sie dich trotz ihrer Angst vor der Krankheit in deiner Lebendigkeit nicht verlieren wollen. Alles andere ist Demontage: Wenn du dein Selbstbild in Frage stellst, dich selbst bezichtigst, dich beschuldigst, nicht gut zu sein und nicht das Richtige gemacht zu haben, demontierst du einen wichtigen Teil deiner Identität. Auch dein geschundener Leib, deine Gefühlshemmungen, deine gebremste Sexualität vergrößern diese Demontage. Vielleicht hast du auch deine Arbeit verloren. Man erkennt dir einen gewissen »Behinderungsgrad« zu, oder dein Arbeitgeber versucht, dir den Weggang zu erleichtern, weil du ja so oft wegen Behandlungsterminen fehlst oder einige Mitarbeiter sich schon beschweren – oder man geht dir aus Angst vor Ansteckung aus dem Weg: Alles das trägt zur Demontage von Kranken erheblich bei.

Alte Botschaften, die deinen Selbstwert mindern, müssen entwertet werden, da die Gefahr besteht, daß sie dein »Heilbleiben« in der Krankheit erschweren. Suche dir deshalb gute Freunde, eine Selbsthilfegruppe oder Seminare, die solche Botschaften als »Papiertiger« entlarven können. Einerseits machen sie dich klein und blockieren dein Wachstum; andererseits begünstigen sie die Vermeidung, sich mit der Krankheit offen und ehrlich auseinanderzusetzen.

Ein 45jähriger Kaufmann sprach von seinem chronischen Husten und entschuldigte sich dafür, da er glaubte, die Gruppenarbeit damit gestört zu haben. Er hatte Lungenkrebs mit schlechter Prognose. Dieser Mann wollte nicht seine Krankheit verleugnen, sondern er fand einfach nicht die richtigen Worte, um das, was ihn bedrückte, zu äußern. Wer in einer solch schweren Problematik steckt, muß fast eine neue Sprache lernen.

Du lernst sie, indem du versuchst, mit der Krankheit in ein Gespräch zu kommen. Setze die Krankheit auf einen Stuhl dir gegenüber. Wenn deine Krankheit mit Hilfe deiner Stimme zu dir sprich, erfährst du einiges von ihr über sie. Sie sagt zu dir: »Versuche, manches in deinem Leben zu ändern, was dich chronisch bedrückt.« Versucht dann gemeinsam, alle Möglichkeiten durchzusprechen und die Veränderungen in eurer Vorstellung durchzuspielen. Es entsteht auf diese Weise eine Brücke zwischen dir und deinem Selbst. Die Entfremdung zu dir hebt sich langsam auf. Du widmest dich mehr deinen privaten Dingen, du erledigst Sachen, die du lange mit dir herumgeschleppt hast und die deine leib-seelische Entwicklung erschwert haben.

Verbundenheit ist mühsam, aber es lohnt sich

Anerkennung, Vertrauen und Verständnis kann ich nur bei anderen Menschen finden. Kontakt zu anderen ist immer verbunden mit einem gewissen Maß an Verantwortung. Oft muß man etwas aushalten an Kritik, an Widerspruch, was auch unangenehm ist. Doch lerne, die anderen zu verstehen. Sie haben nicht selten plötzlich Angst vor dir und deiner Krankheit, vermeiden es, deinen Körper anzuschauen. Es sind Reaktionen der Unsicherheit, des Unwissens, und du kannst dir und anderen nur helfen, wenn du über solche Sachen sprichst und mit der Mitteilung deiner Bedürfnisse den ersten Schritt zu einer Verständigung machst.

Entdecke die Solidarität in deiner Umgebung

Wenn du zu dir stehst und durch deine Krankheit das Leben schätzen und lieben gelernt hast, wirst du Lebenswillen und Lebendigkeit ausstrahlen, die andere anziehen. Einen solchen »gesunden Krebskranken« mögen alle, und sie solidarisieren sich mit ihm oder bewundern ihn sogar. Das aber setzt voraus, daß du zu deiner Krankheit, deiner Endlichkeit, deiner Angst und deinem Schmerz stehst. Damit hast du vielleicht das Leben lieben gelernt. Manche lieben es allerdings nur aus Angst vor dem Tod. Deine Liebe soll jedoch auf der Erkenntnis beruhen, daß jedes Leben, auch das deine, begrenzt ist.

Solidarität wirst du dann bei deinem Partner und bei deiner Familie finden, wenn ihr kein Verstecken mit deiner Krankheit spielt. Durch deine Situation erhalten die anderen eine Möglichkeit, ihr Leben mit dir gerade jetzt lebendig zu gestalten.

Solidarität findest du bestimmt auch in einer Selbsthilfegruppe, bei deinen Berufskollegen oder bei deiner religiösen Gemeinde, wenn du dich mit deiner Krankheit nicht versteckst, sondern offen identifizierst. Wir haben eine unserer Patientinnen aus unseren Seminargruppen bei einem Klinikaufenthalt erlebt. Sie mußte wegen einer chemotherapeutischen Behandlung ein paar Wochen dort bleiben. Durch die vorhergehende Arbeit mit uns war sie natürlich zu einer »unbequemen Patientin« geworden, die ihre Bedürfnisse dem Personal gegenüber offen und bestimmt zu vertreten wußte, die den Arzt nach der Menge und Wirkung von Medikamenten ausfragte und die ganz klar und unmißverständlich nein sagen konnte. Das Klinikpersonal lernte jedoch gerade diese Patientin bald schätzen und sogar mögen. Es scheint, daß man im Krankenhaus schließlich solche Offenheit und Echtheit dem gefährlichen Schweigen, dem Klagen und Jammern und dem Vorgespielten vorzieht. Wir waren erfreut zu entdecken, daß eine solche Patientenhaltung doch angenommen und wertgeschätzt wird.

PROBE DEN RÜCKZUG, UM DICH ZU ERHOLEN
Kontakt, Begegnung, Beziehung und Solidarität werden erst möglich, wenn du auch fähig bist, dich in Situationen, wo du es brauchst, zurückziehen zu können. Gute Abgrenzungsmöglichkeiten schaffen erst gute Kontakte. Nur klare Abgrenzung ermöglicht unproblematischen Rückzug zur Erholung und Erfüllung von aktuellen Bedürfnissen. Du brauchst solche Erholungsphasen zur Besinnung und zur Selbstfindung. Bei dir zu sein heißt, für dich selbst zu sorgen. Ziehe dich in die Natur zurück, meditiere, spüre deinen Körper. Lies Bücher, geh privaten Hobbies nach, mache besinnliche Spaziergänge. In Ruhe und wohltuender Einsamkeit kannst du liebevoll mit deinem Körper umgehen.

DIE SCHNECKE STRECKT IHRE FÜHLER AUS
Innerlich erholt und aus der Sicherheit deines Schneckenhäus-

chens kannst du deine Fühler nach außen in die Welt hinausstrecken. Vielleicht ist dir bewußt geworden, daß ein Schneckenhäuschen auch zum Gefängnis werden kann. In der Welt und mit der Welt kann man erst sein, wenn man die Fühler nach außen streckt. Dein schmerzender Körper, deine niedergedrückten Gefühle und deine angstauslösenden Phantasien brauchen jetzt Luft, Sonne und andere Menschen, die dich in deinem Wunsch, so leben zu wollen, bestätigen und sich mit dir verbinden. Menschen können dir Aufmerksamkeit und Zuwendung schenken, wenn sie dich lebendig – klagend, freudig, protestierend, wütend, liebend – erleben.

Achte auf deine Fühler. Fühlen kannst du die anderen, wenn du weich bleibst und für ein kontinuierliches inneres Fließen sorgst. Strecke deine Fühler nach außen, um die klirrende Kälte des Winters zu spüren, wenn du mit deinen Händen im Schnee wühlst und einen Schneemann formst. Um die Erde nach einem Regensturm zu riechen. Um den Saft einer reifen Frucht in deinem Mund zu schmecken. Um im Wald die Vögel singen zu hören. Wenn du für einige Momente innehältst, könntest du an dieser Schwingung einer kosmischen Symphonie teilnehmen und dich mit ihren Klängen verbinden. Steig auf einen hohen Felsen irgendwo in der freien Natur und betrachte die Welt von oben. Oder geh ans Meer, fasse mit beiden Händen hinein, spüre das Fließen zwischen deinen Fingern und werde dir bewußt, daß dieses die Urmaterie ist, aus der auch du stammst. Schau in das Weite und Blaue und laß deinen Blick sich in der Unendlichkeit verlieren.

Sorge für sich selbst

Den Vortritt hat der Körper

Die Sorge um dich selbst fängt bei deinem Körper und dessen Wohlbefinden an. Deine Energien können zum Aufbau deiner Gesundheit eingesetzt werden. Die Versöhnung mit dir selber wird sich stabilisieren, wenn du dich öfters am Tag hinsetzt und deinen Körper spürend durchgehst, alle Körperteile und Empfindungen wahrnimmst. Mit der Zeit wirst du deinen Leib als etwas Ganzes erleben und dich darin wohler fühlen. Du kannst die krisenhaften Momente deiner Krankheit besser verstehen und die Versehrtheit leichter akzeptieren.

Dein Körper wird dir dankbar sein, wenn du dich auf eine gesunde Ernährung umstellst, die ihn stärkt und nicht belastet. Du unterstützt deinen Organismus damit in seiner Aufgabe, die gestörte Selbstregulation, die nach der Diagnose und der Behandlung eingetreten ist, wiederherzustellen. Vermeide, soweit es geht, den Streß; eine entlastende Organisation deines Alltags wird dir auch ruhigen Schlaf ermöglichen.

Von der Identitätsdemontage zur Identitätssanierung
Die Sorge um deinen Körper bedeutet, den ersten Sanierungsschritt bei der Wiederherstellung deiner Identität bereits getan zu haben. Da eine intakte Identität von vielen Faktoren abhängig ist, müßtest du in verschiedenen Situationen andere Verhaltensweisen ausprobieren, um allmählich zu einer Umorientierung deines Lebens zu gelangen.

Von entscheidender Bedeutung ist es, das soziale Netz neu zu knüpfen. Du brauchst ein Netz, das dich in Krisensituationen auffangen kann. Du kannst aber auch andere unterstützen und sie mittragen. Sorge für klare Kontakte, trau dich in Beziehungen hinein, ohne Angst vor Verlust und Trennung. Halte dir aber auch Möglichkeiten des Rückzugs offen. Deine Beziehungsfähigkeit und dein Beziehungsnetz tragen zu einer umfassenden Sorge für dich wesentlich bei.

Wenn der Zustand deiner Gesundheit es erlaubt, einem Beruf nachzugehen, ohne in Karrierestreß und zuviel Leistungsdruck zu geraten, möchten wir dich darin bestärken. Arbeit kann uns viele Kontakte mit Menschen, Dialog mit Gleichgesinnten, Zuwendung und Sympathie schenken. Die Sicherheit im Materiellen, die aus deiner Arbeit kommt, spielt auch für deine weitere Entwicklung eine wichtige Rolle. Arbeitslosigkeit und materielle Unsicherheit sind belastende Faktoren bei der Sanierung, die du dir vorgenommen hast. Meistens genügt die Gewißheit, einen bestimmten selbsterarbeiteten Betrag zur freien Verfügung zu haben, ohne jemandem Rechenschaft ablegen zu müssen.

Eine wichtige Stellung in deinem Vorwärtskommen nehmen dein religiöser Glaube, deine Weltanschauung und deine Lebensphilosophie ein. Die Suche nach Sinn sollte deinen Weg begleiten. Versiegte Sinnquellen lassen das Leben vertrocknen und sinnlos erscheinen. Zum Fließen gebracht werden deine Sinnquellen durch »sinnlichen Kontakt«, durch die Annahme deines Körpers und durch Verbundenheit zu anderen Menschen und zur Natur. Wenn diese Erfahrungen angenehm und positiv sind, kannst du mit der Zeit neues Grundvertrauen entwickeln. Es ist die Voraussetzung, um Quellen zu entdecken, die ganz neu sind oder nur verschüttet. Lerne, deine Talente zu entwickeln und möglicherweise noch unbekannte Energien zu finden.

Eine unserer Patientinnen, deren Leben durch eine unerwartete, positive Umwandlung verändert wurde, riet anderen Frauen in der therapeutischen Gruppe, sich oft »Verrücktheiten« zu erlauben. Verrücktheit nannte sie alles, was nicht paßt, ungewöhnlich, nicht vornehm, nicht logisch, provozierend ist. Verrücktheiten helfen uns, expansiv nach außen zu gehen, die »verrückt gewordene« Energie der Krebszellen, sich grenzenlos zu vermehren, mit der Zeit »nach außen« zu lenken.

Wichtig für die Sorge um sich selbst bleibt der Dialog mit der Krankheit. Sprich sie direkt an: »Ich erkenne dich als meine Krankheit. Du bist der Krebs. Ich möchte in Kontakt mit dir bleiben. Was verlangst du von mir? Ich möchte dich zu meinem Verbündeten machen.« Höre hin, was deine Krankheit dir sagt. Überlege dir dann, was du jetzt alles machen kannst, was dir früher ohne die Krankheit nicht möglich gewesen ist. Was kannst du mit ihrer Hilfe erreichen, was du dir früher nicht gestattet hättest? Verbünde dich mit der Krankheit, dann kannst du auch ihre »Vorteile« klarer erkennen: mehr Rücksicht und Zuwendung, mehr Verständnis, mehr Zeit und Ruhe. Es wäre unklug, vieles davon nicht in Anspruch zu nehmen.

Viele Energien zu deiner Selbstheilung liegen brach. Nimm die dir angebotenen Gelegenheiten wahr. Dein Organismus hat zwar die Krankheit hervorgebracht, aber er besitzt auch die Fähigkeit zur Selbstregulation. Hab Vertrauen zu dir und deinem Inneren, das immer weiß, was gut für dich ist. Du kannst es stärken, wenn du ihm Glauben schenkst und damit zu einer echten Sorge und Verantwortung für dich selbst gelangst.

Bilanzfragen zur eigenen Situation und zum Buch

Zum Schluß möchten wir gerne den Kontakt zu dir aufnehmen, und dies hoffen wir auf diesem Wege zu erreichen.

Wir möchten gerne von dir erfahren, wie du bis heute mit deiner Krankheit umgegangen bist, welche unüberwindlichen Schwierigkeiten du hattest und wie du sie schließlich bewältigt hast.

Mit diesem Buch möchten wir einerseits erreichen, daß du möglichst viel für dich und dein Leben lernen kannst, andererseits hoffen wir auch von dir etwas zu erfahren, was für unsere Forschung und die praktische Hilfe durch unsere psychotherapeutische Arbeit mit an Krebs erkrankten Menschen, die Lösungen und neue Wege suchen, wertvoll sein kann.

Du trägst deinen Teil bei, wenn du uns deine Antworten wissen läßt. Anhand der Fragen, die wir hier auflisten, könntest du eine Art Erfahrungs- und Erlebnisbericht schreiben.

Schütze dich vor der überflüssigen Anstrengung, einen wissenschaftlichen Text oder sogar ein literarisches Stück verfassen zu wollen. Wenn du mit deinen eigenen einfachen und schlichten Worten Erlebnisse und Erfahrungen mit dir, mit der Krankheit und mit den anderen erzählst und beschreibst, dann triffst du unsere Erwartungen vollständig.

Wenn du es nicht unbedingt möchtest, ist es nicht nötig, uns deinen Namen zu nennen. Vielleicht möchtest du ein Pseudonym verwenden. Wenn deine Krankheit und die ganze Situation dich sprachlos macht, versuche es, indem du deine Gefühle und deine Gedanken in einem von dir gemalten Bild anders zum Ausdruck kommen läßt. Ähnliches könntest du vielleicht erreichen durch ein kleines Gedicht.

Mit deinen Worten hilfst du unserer Forschung und damit anderen Mitmenschen, die sich in einer schwierigen Phase ihres Lebens befinden. Deine Informationen werden von uns deinem Wunsch entsprechend geschützt.

Wir bedanken uns im voraus für deine Mitarbeit und die Mühe, uns zu schreiben. Bitte erwarte von uns keine Antwort.

Solltest du aber als Betroffener Interesse haben, an unseren Seminaren teilzunehmen, bitten wir dich, einen frankierten Umschlag mit deiner Anschrift beizufügen, damit du schnell Antwort erhältst.

Fragen

Schreibe einige Begriffe (ca. 5) auf, die dir zu »Krebs« einfallen.
Welche Probleme haben sich bei dir ergeben gleich nach der Diagnose und nach der Operation?
Ist nach der Diagnose und nach der Operation etwas eingetreten, was dir deine Lebenssituation erleichtert hat?
Welche Formen der Bewältigung deiner Krankheit, die du während der letzten Zeit gefunden hast, findest du zufriedenstellend?
Welche Einflüsse könnten deiner Auffassung nach bei dir zur Erkrankung geführt haben?
Was oder wer gibt dir augenblicklich Lebenskraft?
In welchen Punkten würdest du in deinem Leben gerne etwas verändern?
Findest du, daß du über deine Erkrankung mit vertrauten Menschen sprechen kannst?
Hat sich das Familienleben oder dein Freundeskreis seit der Operation verändert?
Hast du den Eindruck, daß du selbst einen Einfluß darauf hast, dich krank oder gesund zu fühlen?
Wann spürst du Aussichtslosigkeit, wann Hoffnung in deinem Alltag?
Erlaubt dir deine Erkrankung, Wünsche zu erfüllen, auf die du sonst hättest verzichten müssen?
Welche Unterstützung erwartest du aus deiner Umgebung (zum Beispiel Familie, Ehepartner, Ärzte, medizinisches Personal, Freunde, Institutionen), um dein Verhältnis zu deiner Erkrankung verbessern zu können?

Teil V
Meditationen zum heilsamen Umgang mit sich

Einführung

Mit den Meditationen wollen wir die Leserin und den Leser unterstützen, den gewohnten Umgang mit der Krankheit zu erkennen und neue, heilsamere Wege zum Umgang mit ihr zu erschließen.

Wenn wir von Übung sprechen, verstehen wir darunter weder eine rein funktionale noch eine Schulaufgabe, die ohne Gefühle, ohne Hingabe, ja mit Widerstand abgespult wird und bei der man froh ist, wenn man sie hinter sich gebracht hat. Wir möchten auch nicht, daß die Übung mißverstanden wird als eine Pille, die man nimmt, um etwas Störendes loszuwerden. Übung hat für uns eine völlig andere Bedeutung.

Durch die Übung gräbt man einen Zugang von innen nach außen, der eine Verbindung herstellt, in der man sich geöffnet erlebt. Wir brauchen diese Öffnung, um für das Nährende von außen aufnahmefähig zu werden und es mit dem Inneren in Verbindung kommen zu lassen. Die Verbindung, die sich zwischen außen und innen ergibt, wird erlebt als Vertrauen, daß sich selbstregulierende Prozesse heilende Kräfte besitzen. Mit anderen Worten handelt es sich um Erlebnisse der Zuversicht und des Glaubens, wie wir es oft in religiösen Zusammenhängen finden. In unserem Fall aber handelt es sich um eine klare und faßbare Erlebnisform, die wir unabhängig von Glaubensinhalten als ursprüngliche religiöse Kraft, das heißt als Verbundenheit mit sich selbst und der Welt, in Anspruch nehmen.

Wer sich mit diesen Übungen befaßt, wird entdecken, daß es sich nicht darum handelt, passiv abzuwarten, daß etwas mit einem geschieht. Man geht selbst auf Suche und ist aktiv und konzentriert beim Auffinden der eigenen Kraftquellen. Bekanntlich führt Eigenaktivität, verbunden mit Konzentration, zu Gefühlen von Selbstsicherheit und Selbstvertrauen. Das bewirkt, daß wir uns weniger unserem Schicksal ausgeliefert fühlen und mehr als ein Mensch wahrnehmen, der seine Angelegenheiten selbst in die Hand nimmt, wenn auch vorsichtig prüfend, langsam und aufmerksam für die Hindernisse, die sich da und dort einstellen könnten. Das erfordert zunächst einmal gründliches Umdenken. Betroffene kennen es kaum anders, als daß sie das willenlose Objekt von Maßnahmen sind, die über sie aus nachvollziehbaren Gründen verhängt werden, die ihnen aber nicht erlauben, wirklich mitbestimmend teilzunehmen. Mit dieser verdinglichten Haltung könnten wir die Übungen gar nicht durchführen, weil wir dafür die Eigenaktivität unbedingt brauchen. Mit ihrer Hilfe können wir aus der Position des gleichberechtigten Partners mitbestimmen und selbstverantwortlich mitentscheiden über Maßnahmen und Verlauf der Behandlung.

Dieser persönliche Einsatz läßt uns dann eigene vernachlässigte oder verschüttete Ressourcen entdecken, die als Gegenpole dem Leidvollen entgegengesetzt werden. Das führt uns zu einem Ausgleich zwischen den Polaritäten, das heißt, das Leidvolle kann sich am Kraftvollen stärken und sich so aus seinem rücksichtslosen Anspruch auf unsere Aufmerksamkeit lösen.

Was bringen die Übungen?
Die Übungen sollen unangenehme Leibzustände, Erwartungsanspannung, angstauslösende Phantasien und niedergedrücktes Daseinsgefühl durch Akzeptanz mildern. Damit wirken wir den verkrampfenden und verbissenen Einstellungen entgegen, die das Unangenehme einfach loswerden wollen. Das würde uns in die Gefahr bringen, daß wir Teile von uns selbst mit über Bord werfen, die wir dringend brauchen, um vollständig zu bleiben.

Die Übungen bereiten den Boden für Ausgeglichenheit, und sei es anfangs nur für eine kurze Zeit. Mit der Zeit führen die Übungen an einen Punkt, wo man sich eingebundener und vom Leib her selbstregulierter empfindet. Mit zunehmender Erfahrung und Zutrauen in die Wirkung der Übungen kann man sich sogar wieder an Entwürfe für die eigene Zukunft wagen, wie kurz, lang oder ungewiß die verbleibende Lebenszeit auch sein mag.

Wie führt man die Übungen durch?
Wenn man die einzelnen Schritte der Übungen genau benennen kann, gibt das ein Gefühl der Sicherheit, weil man weiß,

was man tut und wo man im Augenblick ist. So verlieren wir uns nicht und können unsere Bereitschaft immer von neuem prüfen und die Ziele fest im Auge behalten. Die Kenntnis des Übungsaufbaus hilft, das Erfahrene und Gelernte zusammenzufassen und sich begreifbar zu machen.

»Transzendentale Verirrungen« werden wir durch einen klar strukturierten Ablauf vermeiden, der den Übenden fortlaufende Orientierungsmöglichkeiten bietet.

Wir sind sicher, daß es nach einigen Übungsversuchen zum Aufbau einer inneren Struktur kommen wird, so daß die Schritte natürlicher und müheloser durchlaufen werden.

Die zehn Schritte der Meditation

1. Entscheide dich klar für eine der angebotenen Meditationen.
2. Mach dir im Lesen den Hintergrund der Übung verständlich.
3. Setze dich mit den Zielen, die wir dir anbieten, gründlich auseinander.
4. Öffne dich und entscheide dich für eine klare Haltung, in der du sicher bist, daß du die Übung innerlich bejahst. Solltest du Einwände haben, die du augenblicklich nicht klären kannst, verschiebe ruhig auf ein anderes Mal, wenn du dich offener und bereiter erlebst.
5. Sorge für Ungestörtheit, einen kuscheligen, bequemen Platz in einer angenehmen Umgebung, in der es einfach ist, sich wohl zu fühlen.
6. Suche die angenehmste Sitzhaltung (bitte keine asketischen Verrenkungen!) und konzentriere dich auf dein leibliches Befinden und deine momentane Stimmung. Finde Worte für deine Befindlichkeit.
7. Formuliere ein positives, einfaches Ziel mit deinen eigenen Worten, das aus den Zielen, die wir dir angeboten haben, abgeleitet ist.
8. Verbleibe aufmerksam mit allen deinen Sinnen bei der Übung, bis du die einzelnen Schritte durchlaufen hast.
9. Laß dir Zeit, dich zu spüren und den Empfindungen nach-

zugehen. Bleibe dabei, bis du die Nachwirkungen deutlich spürst. Bringe die Wirkungen zum Ausdruck.
10. Zieh dich heraus aus dem Geschehen und betrachte stolz den von dir zurückgelegten Weg durch die Stationen der Übung. Bedanke dich und würdige dich für deinen Einsatz, durch den du dich jetzt sicherlich besser verstehst.

Wir wünschen dir einen guten Durchgang und Geduld beim Üben. Wir sagen dir, daß du dich über das jeweils Erreichte freuen darfst.

Meditation 1 – Im Leib zu Hause sein

Mach dir bewußt, daß du diese Meditation gewählt hast.

In dieser leibzentrierten Übung gehen wir von dem aus, was zu spüren und zu beobachten ist. Was gibt es außer dem Schmerzenden, Abgelehnten, Gefühllosen, Vermiedenen, Verkrampften oder Versteinerten noch in mir, was mich verletzt, kränkt und leiden macht, so daß ich es in mir hassen muß, es verachte und am liebsten loswerden oder vergessen will, weil es meinen Lebenssinn zerstört?

Wir meinen, daß es die Realität und deine Geschichte ist, die dich darauf aufmerksam machen: Es gibt dich, so wie du bist. Deine Geschichte kannst du nicht verändern. Was wir aber verändern können, ist folgendes: Es gibt auch noch anderes neben dem Leidvollen, das du als negativ bezeichnest, an das du vielleicht schon lange nicht mehr gedacht hast. Es liegt verschüttet, vergessen oder unbeachtet und verkannt in deinem Leib und wartet auf Wiederbelebung. Wir sind sicher, daß es früher, wenn du dich erinnerst, Momente in deinem Leben gegeben hat, in denen du leibhaftig spürtest, wie angenehm dein Dasein ist. Deine Wünsche gingen vielleicht in Erfüllung, oder du hattest in anderer Form eine gute Zeit und Freude im Leben. Bei gründlichem Erinnern wirst du sie sicherlich entdecken. Auch in deiner momentanen Situation wird es, da sind wir sicher, trotz der schwarzen Wolken an deinem Lebenshimmel Momente geben, in denen die Sonnenstrahlen durch die Wolkendecke dringen, dich wärmen und die Lebensfarben aufleuchten lassen.

Solche Momente will die Übung dir bewußtmachen. Das wird dich aktivieren und dich verlebendigen. Das bleibt nicht ohne Wirkung auf deinen leiblichen Mikrokosmos. Entsprechungen gibt es dann bei den Zellen, die sich stärken, beim Immunsystem, das aktiviert wird, und bei anderen Prozessen, die für den heilsamen Umgang mit deiner Erkrankung wichtig sind. Diese Geschehen sorgen wiederum für dein leibliches Wohlsein und lassen dich Lebensfreude spüren. So ergibt sich eine heilsame Koalition zwischen den seelischen, geistigen und körperlichen Vorgängen, die deine Befindlichkeit regulieren.

Der beschriebene Anteil bist du auch. Beide Teile von dir in Verbindung und ins Gleichgewicht gebracht, machen aus dir eine ganze Person. Also wird unsere Aufgabe sein, beide Teile miteinander in Verbindung zu setzen, damit das Starke und Gesunde das Leidvolle und Schwache in seiner Bedürftigkeit umsorgt. Das heißt, es lohnt sich, diesen Anteil zu entdecken und für sich nützlich zu machen.

Aus dem Gesagten werden unsere Ziele für diese Übung einsichtig. Deine Aufgabe wird sein, daß du deine körperliche Wahrnehmung verbesserst. Die Übung macht es möglich, daß du beide polaren Teile in dir spürst, dir bewußtmachst und miteinander in Kontakt bringt. Mit anderen Worten: daß du dich in dieser Verbundenheit als ganzen Menschen empfindest. Du kannst deine leibliche Lebendigkeit entdecken, die Freude am Lebendigsein. Du stärkst deine Abwehrkräfte und unterstützt aktiv die Heilungsversuche deines Leibes. Das bedeutet, daß du nicht versuchst, das Leidvolle gewaltsam loszuwerden. Im Umgang mit ihm können neugeweckte Kraftquellen zuströmen. Stelle dir eine Analogie in deinem Körperinnern vor, die du beobachten könntest, wenn du ein Elektronenmikroskop hättest. Du könntest Zeuge davon werden, wie die chaotisch wuchernden, orientierungslosen, wütenden, verformten Zellen in dem sorgenden Schoß der Milliarden Schwestern-Schutzzellen landen. Dort werden sie sanft und liebevoll aufgenommen und in der Begegnung miteinander in Elemente von Neuem und Lebensförderndem umgewandelt.

Halte einen Moment inne und frage dich: Möchte ich die Übung machen? Will ich mich für mich selbst einsetzen? Achte auf eventuelle Einwände. Wenn du dich entschieden hast, freu dich und klopf dir anerkennend auf die Schulter.

Sorge dafür, daß dich niemand stören kann, und stelle mögliche Störungsquellen ab (Fenster zu bei Straßenlärm, Telefon abstellen, Radio aus, Mitbewohnern Bescheid sagen usw.).

Jetzt bist du endlich für dich und wirst in Ruhe gelassen. Betrachte deine Umgebung, suche dir einen guten, sicheren und bequemen Platz, mit dem du rundum zufrieden bist, und finde eine kuschelige Position, wie eine Henne, die sich auf ihr Gelege setzt. Werde dir bewußt, wie gut dein gefundener Platz ist, an dem du dich wohl fühlen darfst.

Suche dir eine Sitzhaltung (bitte keinem indischen Yogi Konkurrenz machen) und spüre deine Empfindungen in verschiedenen Teilen deines Körpers. Welche Worte drücken deine Empfindungen am besten aus? Sprich es noch mal aus, damit du es genau hörst. Mit dieser Sicherheit – du weißt, wie es dir geht und wo du bist – gehst du über zum nächsten Punkt.

Spüre in dich hinein und suche einen Bereich, in dem du dich angenehmer fühlst, seitdem du begonnen hast, und laß dich von ihm dabei unterstützen, was du jetzt willst. Finde einen einfachen Satz dafür, den du genau formulierst und ein paarmal wiederholst. Orientiere dich an diesen Beispielen: Ich möchte das Lebendige in mir pulsieren lassen; oder: ich möchte meinen gesunden Kern spüren; ich möchte ins Gleichgewicht kommen; ich möchte mich erfreuen an der Lockerheit meines Körpers; ich möchte mich durchblutet fühlen. Vertraue darauf, daß du durch unsere Beispiele eine eigene Formulierung finden kannst, sonst nimm ruhig eine von den unseren.

Die eigentliche Übung fängt jetzt an. Bis jetzt haben wir für die notwendige Vorbereitung gesorgt. Bleibe aufmerksam. Wir geben dir ein belebtes Aufspürinstrument in die Hand, mit dem du überall in deinem Körper suchen kannst, so daß du ja nichts verpaßt, was in dir nach Lebendigkeit strebt. Spüre deinen Atem und vertraue, daß er nach der ersten aufregenden Annäherung von dir allmählich in seinen gewohnten, regelmäßigen Rhythmus zurückkehrt. Deinem Atem dienen ungezählte kleine Atemteilchen, die wie erfahrene indianische Kundschafter einen sechsten Sinn für das Lebendige haben, das sich versteckt hält. Wie Spürhunde, die den scheuen Hasen aus seinem Versteck vertreiben, wenn sie erst die Spur aufgenommen haben, lassen sie nicht mehr locker. Also vertrauen wir auf die Fähigkeit, die Fährte aufzunehmen und beizubehalten. Wohin führt dich dein erfahrener Kundschafter? Wo sind Spuren zu finden? Wohin führt die Fährte und was für eine könnte es sein? Führt sie nach oben oder nach unten, wenn wir vom Bauch als Spürzentrale ausgehen? Laß ihn schnuppern in jede Richtung. Dein Atem wird die Fährte sicher finden. Und wenn du den Atem noch tiefer werden läßt, bekommt dein Spüren einen noch größeren Radius. Sei aufmerksam dafür, wie du mit dem tieferen Ausatmen den Radius der Spürnase erweiterst. Folge mit deiner Ausatmung dorthin, wo dein erfahrener Kundschafter das Lebendige vermutet. Solltest du plötzlich etwas Lebendiges finden, mach dir keine Sorgen, daß dein Kundschafter aufgeregt ist. Das ist nur seine Entdeckerfreude, er wird sich wieder beruhigen. Sei großzügig mit ihm, wenn er nicht sofort etwas findet. Auch die beste Spürnase kann lange brauchen.

Bleibe weiter dabei und merke, wie der Atem überall im Körper seine Wege findet, während du aufmerksam mit ihm gehst. Am besten läßt du ihn erst frei einmal im Körper überall herumschnuppern, wo die Verstecke sein könnten. Wie duftet das Lebendige und wie spürt es sich an? Woran können seine Augen, seine Ohren, seine Hände es noch erahnen? Welche Tricks wendet er an, um sicherzugehen? Der Atemkundschafter setzt alle seine geschärften Sinne ein, damit ihm kein Versteck von Lebendigem verborgen bleibt. Spüre, wie dein Atem jede kleinste Nische aufspürt. Es werden Zellen aufgespürt, die einen, die sich strecken, dehnen, aus einem erquickenden Schlaf erwachen, sich locker schütteln und herumtanzen. Sie erfreuen sich am Jetzigen. Die anderen, die faul sind und keine Lust haben, weil sie sich lange nicht bewegt haben und noch Zeit brauchen, bis sie mitmachen wollen. Noch andere, die schon wach sind, aber noch vor sich hin träumen und sich ihren Erinnerungen hingeben. Sie scheinen die Erinnerungen zu genießen, sie sehen sich als Kinder, die herumspielen und toben, sie erinnern sich, wie sie sich etwas wünschten und ihre Wünsche erfüllt wurden, wie sie etwas Wichtiges lernen und bewundert werden. Der Kundschafter gönnt es ihnen und wird sie nicht von ihren Erinnerungen abhalten. Besonders viel los ist bei solchen lebendigen Zellen, die lange Zeit durch unüberwindliche Hindernisse voneinander getrennt leben mußten. Du kannst sehen, wie sie einander gegenseitig ganz fest in ihrer Wiedersehensfreude umarmen. Laß dich von der Freude der wiedergefundenen lebendigen Zellen anstecken, freue dich mit ihnen und mache dir klar, daß diese Lebendigkeit in dir vorhanden ist. Genieße sie als etwas ganz Besonderes und lang Entbehrtes, das dir, ohne daß du es wolltest, so lange unzugänglich oder unbewußt war. Jetzt hast du ihn wieder entdeckt und kannst dich von seiner Freude anstecken lassen. Spüre den Platz in deinem Körper und lege deine Hand auf diese Stelle. Sie bestätigt dir: Es stimmt, was du spürst. Laß die Hand dort liebevoll liegen und bleibe in Kontakt mit deiner wiederentdeckten Lebendigkeit.

Nimm die Sicherheit, die sie dir gibt, und getraue dich, dem anderen Teil in dir, der von Entbehrungen und Leid gezeichnet ist, zu begegnen. Sieh dir genau und aus sicherem Abstand an, wie die Zellen in diesem Teil von dir ihre Wunden und Verletzungen tragen. Manche gebärden sich wie wild, sind wütend und zerstörerisch, besinnungslos vor Wut. Als ob sie unzufrieden sind, weil sie nicht genug beachtet wurden. Als ob sie sich nach einem Dasein sehnen, wie es die lebendigen Zellen leben dürfen, die es so leicht haben, sich zu beschützen, füreinander dazusein, sich gegenseitig Gutes zu tun und sich aneinander zu erfreuen. Das würden sie aber nie zugeben. Deshalb nähern sich die lebendigen Zellen vorsichtig an, indem sie versichern, daß sie nicht schimpfen und kritisieren werden. Sie wollen das Leid verstehen, das so früh entstanden ist und zu einer solchen Unordnung und Wut geführt hat. Sie wollen sehen, wo Verletzungen liegen, und lassen sie sich zeigen. Sie nehmen sich der wütenden Zellen an. Diese sind durch das Verstandenwerden erschüttert. Es wird geweint und geschluchzt, Tröstung gegeben und empfangen. Schau zu, wie die beiden durch die zärtliche und verständnisvolle Zuwendung zu Kameraden werden und den Wunsch haben, gemeinsam etwas zu tun, das dir zugute kommt.

Was wird dein leidvoller Teil von dem lernen wollen? Finde heraus, was es sein könnte. Du kannst sicher sein, wenn ihr einander so begegnet, könnte aus eurem Treffen ein Freudentanz werden, bei dem deine Lebendigkeit den leidvollen Teil stützt, ansteckt, mitzieht und aufrichtet. Sie werden froh sein, endlich wieder etwas miteinander zu tun zu haben. Der leidvolle Teil wird dankbar sein für die Zuwendung und die Fürsorge, die Zärtlichkeit und die Tröstung, und dein lebendiger Teil hat reichlich, um von sich abzugeben.

Schließlich wirst du ein Gegenüber haben, das weniger leidet, weniger gekränkt und verletzt ist und sogar auf das Lebendige in dir nicht neidisch zu sein braucht. Es kann eine Kameradschaft zum Pferdestehlen werden, wenn ihr euch häufiger trefft. Vielleicht kannst du der Freundschaft gutes Gelingen wünschen, indem du beide Hände sanft gegeneinander reibst, wie beim Händewaschen. Spüre, wie sich eine Hand durch die andere getragen fühlt, wenn sie sich im Schoß der anderen fallen läßt. Deine Hände können wie die Kameraden immer wieder zueinander kommen und füreinander etwas Achtungsvolles tun.

Richte dich in deinem Sitz auf, öffne die Augen und frage dich: Was ist geschehen? Wie ist es mir dabei gegangen?

Trage die wichtigen Eindrücke zusammen und sprich sie aus. Mache dir bewußt: In einer guten Kameradschaft kann das Leidvolle vom Lebendigen nehmen und ihm erlauben, sein Dasein zu genießen. Fühle dich genährt von dieser Kameradschaft und in deinem Körper zu Hause.

Bereite dich vor für den Abschluß. Sieh dir das Geschehene noch einmal von außen an und betrachte mit Stolz deinen zurückgelegten Weg. Merkst du, zu was du fähig bist und welche Lebendigkeit in dir ist? Aber auch welches Verständnis und welche Herzlichkeit du in dir hast? Freust du dich, daß du jetzt eine ganze Person bist, die aus beiden Teilen besteht, die jetzt miteinander gut verbunden sind? Du könntest deine Lebendigkeit jetzt zum Ausdruck kommen lassen, sie hat lange genug gewartet; dehn dich, streck dich, gähne, steh auf, geh ein paar Schritte, gib Laute von dir, hoch oder tief, quietschend oder summend, so daß das Lebendige seinen berechtigten Ausdruck durch den Körper findet. Du hast schon recht damit, weil die Freude, die du empfindest, dem Neuentdeckten gilt.

Bedanke dich und schenke dir ein paar gute Worte, weil du dich sicherlich besser verstehen kannst.

Wahrscheinlich hast du entdeckt, daß man mit dieser Übung am Ende Freude empfindet. Wenn du in Zukunft öfters Freude spüren möchtest, dann weißt du, wie das geht. Wir wünschen dir viel Freude beim Üben.

Meditation 2 – Auftanken in der Natur

Ist es für dich in Ordnung, heute diese Meditation durchzugehen?

Hintergrund: In unserer Umgebung von Künstlichkeit und Plastik ist es schwierig, natürliche Kraftquellen zu finden, die verfügbar sind. Vielen Menschen fehlen die unberührte oder sinnvoll kultivierte Natur, Hügel und Berge, Wälder und Wiesen, die Weite des Meeres oder wenigstens ein großzügiger, ruhiger Park in der Nachbarschaft. Wer einen Garten besitzt, kann sich schon glücklich nennen. Wenn wir unsere Ansprüche senken, finden wir aber in einer blühenden Hecke, in einem einzelnen gut gewachsenen Baum und sogar in einer Blüte oder einem Blatt ein Naturwunder. Was an sich notwendig wäre, sind Kraftplätze in der Natur, bei denen sich Elemente verdichten, so daß sie uns auf den ersten Blick in ihren Bann ziehen. Das könnten eine Baumgruppe, ein reißender Fluß, eine einsame Bergspitze, die Klippe am Meer oder blühende Beete im Park sein. Wir gehen davon aus, daß wir mit der richtigen Bereitschaft in der Natur auftanken können, wenn wir uns öffnen und ihre Stärkung entgegennehmen. Die Natur, ihre Kraftplätze, ihre Schönheiten sind das Potential, das wir in der Begegnung mit Schmerzen, Symptomen und entmutigenden Gedanken einsetzen. Ganzheitliche Wahrnehmung ist an sich schon heilsam. Wir empfinden uns dann gesammelt, im Gleichgewicht, wachsam und gelassen zugleich. Geschieht sie aber inmitten einer Natur, der wir uns hingeben und vertrauen, vervielfacht sich die heilsame Wirkung für den wahrnehmenden Menschen. Es wäre ein Irrtum zu glauben: Ich gehe einfach spazieren und versuche, meine Probleme unterwegs loszuwerden. So einfach ist es nicht. Nur unsere besondere Aufmerksamkeit für die Einzelheiten und die Bedeutung, die sie in der aufmerksamen Haltung bekommen, erlaubt uns, etwas Heilsames aus der Natur mitzunehmen. Konzentration, Identifikation und Bezogenheit sind unsere Schlüsselworte. Für die frühesten Menschen scheint die

Natur etwas so Besonders bedeutet zu haben, daß daraus Naturreligionen entstanden sind. Noch heute sprechen wir beispielsweise vom Baum des Lebens, was auf die früheren Baumkulte zurückgeht.

Die Ziele der Meditation sind einfach. Du wirst dich auf den Weg machen, um aus dem erstarrten Abwarten herauszukommen; neugierig werden und etwas Neues für dich ausfindig machen, mit dem du dein Leben auffüllen kannst; den Blick von dir weg suchend auf etwas außerhalb richten. Das bringt dich in einen besseren Kontakt zu deiner Umwelt und hilft dir, vom Kreisen um dich selbst loszukommen. Das aufmerksame Schauen läßt dich erkennen, wo du etwas Kraftspendendes für dich finden kannst. Damit weißt du, was du willst, und du wirst zu einem Menschen, der beginnt, für sich selbst zu sorgen. Die Entscheidung, dich zu öffnen und den genauen Wunsch mit den richtigen Worten zu äußern, gibt dir Sicherheit über das, was du brauchst und was du willst. Die Konzentration auf die Natur macht dir bewußt, wieviel Schönes diese Welt dir zu bieten hat. Auch du bist ein Stück Natur, und als solches kannst du dich wieder zu empfinden lernen, wenn du dich niederläßt auf einem gewählten Platz und sie von dort in dich aufnimmst, dich mit ihr verbindest und versuchst, mit ihr zusammen zu atmen.

Halte einen Moment inne und frage dich: Möchte ich die Übung machen? Will ich mich für mich selbst einsetzen? Achte auf eventuelle Einwände. Nimm sie ernst und finde eine Antwort, die dich befriedigt. Wenn du dich entschieden hast, freue dich und gib dir Anerkennung.

Nun bist du in der gewünschten Umgebung. Bist du allein oder mit lieben Menschen hierhergekommen? Sorge für eine ungestörte Zeit, die nur für dich gedacht ist. Schaue dich in der Nähe und in der Weite um. Wo würde es dir am besten gefallen? Gehe zu den Plätzen, die dein Gefallen finden, und finde noch andere, die dir zuerst nicht aufgefallen sind. Gehe den Naturplatz ausgiebig ab. Nimm dir genügend Zeit dafür, so daß du alle anziehenden Möglichkeiten ausprobiert hast, bevor du dich so postierst, daß du dich sicher fühlst und überzeugt bist, den besten Platz gewählt zu haben. Sei dir dankbar für deine Geduld und Ausdauer.

Setze dich so hin, daß du dich mühelos im ganzen Körper spüren kannst. Du darfst nicht frieren, nicht zu starker Hitze ausgesetzt sein, und deine Sitzhaltung darf dich nicht müde machen. Verweile ruhig ein bißchen. Spüre, wie du gestimmt bist, was du empfindest, was du fühlst. Nach einiger Zeit sprich deine Empfindungen in einem oder zwei Sätzen aus, die du ein paarmal wiederholst, damit du es dir deutlich einprägst. Das ist ein guter Anfang. Du weißt jetzt, wo du bist und wie du dich fühlst.

Wenn du dich umsiehst und von deinem Stammplatz die anziehende Umgebung anschaust, was für ein Wunsch entsteht in dir? Wenn es mehrere Wünsche sind, gehe sie alle durch und wähle zuletzt den, der dir am meisten am Herzen liegt. Fasse ihn in einem einfachen Satz zusammen, an dem du erkennst, was du willst, z. B.: Ich möchte die reinigende frische Luft in mich aufnehmen; ich möchte die Kraft des Waldes auf mich einwirken lassen; ich möchte den Duft und die Farben genießen; ich möchte die Geradheit der aus dem festen Boden himmelwärts wachsenden Bäume erfassen; ich möchte mich der Sanftheit der Sonne und des Windes überlassen; ich möchte die Stärke des alleinstehenden Baumes empfinden; ich möchte mich so leicht wiegen wie die Zweige. Vertraue darauf, daß die Natur dir vielfache Anregungen für dein Ziel gibt.

Dein Hauptinstrument sind die Augen. Richte deinen Blick auf einen einzelnen oder auf eine Gruppe von Naturgegenständen und laß dich davon anziehen. Schenke auch den Spuren deiner Sorgen oder deines Unwohlseins Aufmerksamkeit, wenn sie dich beunruhigen wollen. Dann wende dich wieder der Natur zu. Was übt eine Anziehungskraft auf dich aus? Laß deine Augen, deine Ohren und deine Nase wandern. Du wirst manches finden, das du von irgendwoher kennst. Erinnere dich, woher es dir vertraut ist. Deine Erinnerungen helfen dir dabei, das Gegenwärtige tiefer zu empfinden. Laß dich von der Vielfalt der Farben, des Spiels von Licht und Schatten gefangennehmen. Die Natur lädt dich ein, in dir Sicherheit und Ruhe zu schaffen. Spüre die Faszination des Schönen, des Lebendigen und des Vollkommenen da draußen. Atme ruhig und sei aufmerksam, wie sich etwas in dir öffnet. Wenn du es zum ersten Mal machst, erwarte nicht zuviel. Es kommt nicht von selbst, erst das Üben gräbt in dir den Kanal breit und tief genug, daß es in dich einfließen kann. Spüre, wo du offen wirst und wofür. Vertraue dir, daß du bemerken wirst, was geschieht.

Nun sind deine Sicherheit und deine Ruhe so weit gewachsen, daß du den Boden bereitet hast, der dich trägt, wenn du dich deinen Befürchtungen zuwendest und Bedrohliches in kleinen Schritten auf dich zukommen läßt. Du kannst ruhig bleiben und es dir anschauen. Es sehnt sich danach, mit der Natur in Berührung zu kommen und von ihr etwas aufzunehmen, es will sich in Bann ziehen lassen und beschenkt werden. So kannst du für dich eintreten, indem du das Bedrohliche der Vielfalt, der Überfülle und der Harmonie der Natur begegnen läßt. Sei neugierig, was sie für dich tun kann. Sie hat auf dich gewartet und freut sich an deiner Neugier. Sie mag es, gesehen und bewundert zu werden. Freue auch du dich, wenn wohltuende Eindrücke auf dich warten, und erlaube ihnen, wie durch einen sich öffnenden Kanal in dich einzuströmen. Spüre die lebendigen Sprünge, die dein Herz macht, wenn es sich der Freude hingibt. Spüre das Pulsieren in deinen Adern und wie die Natur um dich herum pulsiert. Spüre, wie sie dich beschenkt und dir weitherzig von sich abgibt. Bekommst du mit, wie die frische, gesunde Luft in deine Lunge strömt und erwärmt wieder ausströmt, nachdem sie den nährenden Sauerstoff in deinen Lungen gelassen hat? Atme nicht angestrengt, sondern ganz leicht und natürlich ein. Sauge mit dem Einatmen, was von außen kommt, auf. Unterstütze das Einströmen, indem du auch mit den Augen das Lebendige aufsaugst. Sei dankbar und froh über die Brücke, die sich zwischen der Natur und dir bildet; über die Brücke kommt die Kraft der Natur zu dir herüber und verteilt sich in dir bis in die kleinsten Winkel und Nischen. Du wirst wahrscheinlich freudig entdecken, wie eine Verbundenheit entsteht und du ein Teil dessen wirst, was du dort bewunderst. Man sieht, fühlt sich hier wie dort, innen wie außen, und staunt, wie man mit der umgebenden Natur mitatmen kann und wie man ihren Puls aufnimmt. In diesem Zustand des Mitatmens und Mitpulsierens wird man zum Teil im ewigen Kreislauf von Werden und Vergehen. Die Natur beschenkt dich, sie nährt und sättigt dich. Du fühlst dich bereichert und beschirmt von ihrer mütterlichen Zuwendung, ihrer verschwenderischen Art zu geben, wenn jemand nehmen will. Du bist mit allen deinen Sinnen dabei. Versuche nicht, alles perfekt zu machen, sondern bleibe gelassen bei dem Geschehen und den kleinen Hindernissen. Auch sie gehören dazu und dürfen sein. So bist du eingebunden ins Ganze, die Erde, die dich trägt, den Himmel, der sich über dir wölbt, die Luft, die dich verlebendigt, die Düfte, die dich wach machen, die Töne und Stimmen, die zu dir dringen, die Farben und ihre Schattierungen. Je mehr du deine Sinne öffnest, desto mehr strömt in dich ein, was dich auffüllt, so daß deine Sinne wirklich satt werden, satt und zufrieden in dieser Verbundenheit. Genieße es.

Du bist aufgenommen von Mutter Natur, sie ist dein unerschütterlicher Grund und deine Hülle, und du läßt es zu, von ihr gehalten zu werden. In diesem Vertrauensverhältnis, das ihr miteinander gefunden habt, wende dich einem einzelnen Naturgegenstand zu, der dich anzieht. Er hat ja mitgeatmet und mitpulsiert und ist somit wie du ein Teil der Gesamtnatur. Nimm ihn mit den Augen genau auf und merke ihn dir. Was ist es? Ein Blatt, eine Blüte, eine Wolke, ein Laut, was auch immer: Dein gefundener Gegenstand ist Zeuge für deine Verbundenheit, die du erlebst. Jetzt bist du aufgetankt und verbunden und du bist dir dessen bewußt. Du kannst sicher und freundschaftlich mitgehen, wenn du spürst, wie die Verbundenheit sich ausbreitet bis zu jenen Teilen, deren Not dir vertraut ist. Wie können sie an dem teilhaben, was geschieht? Sie sind begierig, sich auch aufzufüllen. Die schmerzenden Teile drängen zum Pulsieren, sie möchten mitschwingen und dazugehören. Die ängstlichen Teile, die sich am liebsten versteckt halten, finden Gefallen an dem, was von draußen einströmt, und lassen sich gerne trösten durch sanfte Töne oder weiche

Farben. Du kannst bemerken, wie die angespannten Teile ihre Spannung hineingeben in die feinen Bewegungen, in denen die Natur sich wiegt oder die Spannung verschwindet, wie es nach einem heftigen Gewitterregen vorkommt. Überlaß dich dem Wirken in der Verbundenheit mit der Natur. Vertraue, daß die unsicheren Anteile, wenn du sie nach außen fließen läßt, reingewaschen werden wie durch einen plätschernden Bach. Die Natur kann das leichter umwandeln als du. Nimm es froh an, wenn du bemerkst, wie die niedergedrückten Anteile mitatmen und mitpulsieren mit dir und dem verbundenen Ganzen. Du kannst dich erquickt fühlen und wie von einem frischen Wind durchpustet. So verteilt sich das Unerträgliche überall, und es zerstreut sich auch nach draußen. Spüre, wo es dir besonders wohltut und wo du erfrischt bist. Laß deine Hände zu diesen Stellen wandern und nimm sie durch deine Handflächen feinfühlig und behütend wahr.

Bleibe dabei, solange es dir Spaß macht und du mit wohltuenden Empfindungen belohnt wirst. Spüre die Wirkung dieser herrlichen Verbundenheit zwischen deiner inneren und der äußeren Natur, die sich weiter zeigen, wenn du auch jetzt nichts Besonderes mehr tust. Es reicht, wenn du aufmerksam bleibst. Laß dich von der Natur betanken. Noch bevor du dich satt aus dieser Verbundenheit zurückziehst, spüre, was in dir entstanden ist an Empfindungen der Sättigung, der Entspannung, des Behagens, des Aufgehobenseins, und finde einen belohnenden Satz für die spendende Natur, mit dem du dich bei ihr bedankst. Da du mit ihr verbunden warst, wird sie gerne hören, wie du dich jetzt nach diesem Zusammensein mit ihr fühlst. Wiederhole den Satz laut, daß die ganze beteiligte Naturumgebung es hört.

Nach einiger Zeit, wenn dein Satz verklungen ist, fühle die Ruhe zurückkehren, schließe die Augen und ziehe dich zurück aus diesem Geschehen. Tritt innerlich zurück auf einen Standpunkt, von dem aus du das Erlebte noch einmal wie einen Film vor deinen Augen ablaufen läßt. Tu das als wohlwollender Beobachter, der auf das Wichtige achtet. Spürst du Verwunderung über etwas? Vielleicht darüber, daß du gut wahrnehmen kannst, deinen richtigen Platz wählen und ausfüllen kannst, das Schöne und Nährende erkennst, dich öffnen und verbinden kannst. Oder darüber, was es für ein herrlicher Moment ist, wenn du mit der Natur atmest und pulsierst? Wußtest du, daß es dir möglich ist, Unerträgliches aufzufrischen, um es leichter zu ertragen? Würdige dich mit einer zärtlichen Selbstumarmung. Mache dir deutlich, daß es dir durch deine eigenen Fähigkeiten und dein eigenes Zutun jetzt bessergeht. Wir wünschen dir viele nährende Aufenthalte an Kraftquellen in der Natur. Nimm den ausgesuchten Naturgegenstand jetzt auf. Er begleitet dich auf deinem Weg nach Hause. Er bezeugt dir, daß du etwas Erfrischendes für dich getan hast, und bringt dich, wer weiß, auf einige hilfreiche Gedanken, wenn du dich fragst, woran er dich erinnern möchte.

Meditation 3 – Die Zukunft erschließen

Mach dir bewußt, wie unterstützend eine klare Entscheidung ist, um einen guten Anfang zu machen.

Hintergrund: Uns ist klargeworden, wie stark das Gefühl, eine Zukunft zu haben, davon beeinflußt ist, wie gut es einem augenblicklich geht. Unbehagen, Schwäche und Erfolglosigkeit schwärzen die Zukunft und lassen sie düster, beschwerlich und weniger lebenswert erscheinen. Wir möchten dich darauf aufmerksam machen, für wie gefährdet wir die Zukunftsperspektive halten, wenn jemand an Krebs erkrankt. Manche machen dicht, sie wollen nicht mehr sehen, was auf sie zukommt, weder das Schwierige noch, und das ist das Bedauerliche, das Schöne. Und wenn du anfängst, deine ganze Energie zu verwenden, um die Erkrankung aus deinem Bewußtsein zu streichen, dann sei sicher, daß dir ein großes Potential an Lebenskraft fehlt, die du für die Gestaltung deiner Zukunft unter den jetzt veränderten und einschränkenden Voraussetzungen brauchst. Hab Verständnis für deine Verunsicherung und wisse, daß es wenig Sinn macht, Realitäten vor sich zu verheimlichen. Frage dich, ob du nicht den Weg zu deinen Zukunftserwartungen wiederentdecken möchtest. Natürlich wirst du die Zukunft nicht unverändert bestehen lassen können. Aber es ist wichtig, den Blick in die Zukunft zu richten, damit du erkennst, wie du für dich besser sorgen kannst. Manches ist zu tun. Da ist Überholtes zu verabschieden, es sind Illusionen aufzugeben, beides ist nicht leicht. Ungelebtes, das zum Leben finden will, muß aufgesucht, das Wertvolle, für das es lohnt sich einzusetzen, herausgefunden werden. Was müßte geschehen, damit es dir gelingt, Zeit für das bisher Versäumte zu finden und vieles an Lebendigkeit aufzuholen, für das es nicht zu spät ist? Sobald du aufhörst, die Zukunft mit deiner Meßlatte in Jahren zu messen, wirst du entdecken, daß die gelebte Zeit, egal wie lang sie ist, mehr Volumen und mehr an Qualität enthalten kann, als sich durch Zahlen aussagen läßt.

Wir sind der Meinung, daß es verschiedene Qualitäten von

Zukunft gibt: eine Zukunft, die unbeschwert gestaltet und gelebt werden kann, eine Zukunft, die durch massive medizinische Maßnahmen erzwungen und durch Verleugnung entstellt wird, eine Zukunft, die sich unverändert hinschleppt wie ein Sumpf, durch den man nur mit äußerster Kraft hindurchkommt, um schließlich außer Atem ausgezehrt und kaputt bei seinen Zielen anzukommen. Schließlich gibt es eine Zukunft, die täglich neu erobert und gefestigt werden muß, weil die Lebensbedingungen durch einen schweren Krankheitsverlauf belastet sind. Und gerade weil die Bedingungen so belastend sind, kann jeder Schritt nach vorn, der mit viel Mühe und Verschnaufpausen verbunden ist, mehr Lebensgefühl bedeuten, sogar wenn das Fenster zur Zukunft uns nur durch einen kleinen Spalt zu blicken gestattet, so daß nicht mehr als die nächste Umgebung zu sehen ist.

Ziele: Was sich für dich zu tun lohnt, ist die Wiederbelebung deines Blicks auf die Zukunft. Die Meditation ermöglicht dir, dich mit den dunklen und den lichten Seiten deiner Zukunft vertraut zu machen. Du kannst dir den Sumpf, in dem du steckst, bewußtmachen, ihn in deiner Vorstellung durchgehen und erfahren, wie es ist, wenn die Jahre vergehen und sich nichts ändert. Du kommst zu der Frage, wie dir das gefallen würde und wie bereit du bist, es bei diesem Sumpf zu belassen. Aber auch die Vorstellung der lichten, idealisierten Zukunft hat dir etwas darüber zu sagen, wie dich das Wunschdenken lähmt. Du wirst erfahren, daß du das Fenster zur Zukunft vorsichtig und vertrauensvoll aufstoßen kannst. Damit erreichst du, daß du mit dem Unberechenbaren leben lernst, daß du verpaßte Möglichkeiten wahrnimmst, die du nacherleben kannst. Vermutlich wirst du entdecken, wie du besser mit deiner Zeit umgehst und welche Lebensqualitäten angenehm und erstrebenswert sind. Wir hoffen, daß es dir gelingt, Zuversicht für das Naheliegende zu entwickeln, Lebensziele neu zu bewerten und dir die Freiheit zu gestatten, etwas Ungewöhnliches und wirklich Sinnvolles zu tun, weil du Energien für die Lebensgestaltung freigesetzt hast.

Nun hast du dir klargemacht, was du wissen solltest. Gib dir die wohlverdiente Bedenkzeit und entscheide dich, ob du dich in diese Meditation hineinbegeben willst. Wenn du sicher bist, erinnere dich an all die zukunftshindernden Dinge, die du denkst, fühlst und tust. Bedenke, was es bedeutet, in einem zukunftslosen Sumpf steckenzubleiben, und ob du das möchtest. Überlege weiter: Welches der von uns vorgeschlagenen Ziele spricht dich an? Was würde das Erreichen dieses Ziels für dich bedeuten? Welche Wirkung könnte das auf dein Leben haben? Du wirst sehr bald bemerken, wie das Erreichen dieses Zieles dir neue Möglichkeiten in der Zukunft erschließt. Wie erleichtert fühlst du dich, wenn du das feststellst? Wir gratulieren dir, du hast damit den ersten Schritt in deine Zukunft gewagt. Versuche, dich für diese Zukunftsidee zu öffnen, und frage dich, ob du es innerlich bejahst, daß du dich geöffnet hast. Gibt es etwas, das sich dagegenstellt? Achte auf deine Einwände. Wenn du sie für unwesentlich hältst, gehe weiter. Sonst zeige Verständnis und mache hier halt. Verschiebe die Meditation auf die »nahe Zukunft« der nächsten Tage.

Du bist beim nächsten Schritt angelangt, sobald du einen ungestörten Platz gefunden hast. Wie kannst du ihn dir noch heimeliger machen? Nun schließe die Augen und atme aus und schenke deinen Atem dem Boden. Spüre, wo du dich nach und nach aus der Hektik und der Anspannung löst. Suche in deiner Vorstellung nach einem Raum, der sich in einem schönen großen Haus inmitten einer Naturlandschaft befindet. Bleibe in dieser Vorstellung. Während du dich an deinem bequemen Platz heimelig fühlst, nimmst du innerlich gleichfalls Platz in dem einladenden Sessel, der für dich dort aufgestellt ist. Du findest dich dort wieder in einem geräumigen Erker mit drei Fenstern. Eins geht nach rechts, eins nach links. Das größte Fenster liegt dir gegenüber, aber seine Fensterläden sind geschlossen. Aus den Seitenfenstern dringt Licht herein, und sie lassen dich in die Weite sehen. Spüre dich noch einmal und versichere dich, wie es dir an deinem Platz im Erker geht. Drücke dein Befinden in einfachen Sätzen aus. Es ist ja beeinträchtigt, weil du jetzt bei den geschlossenen Fensterläden nicht nach vorn sehen kannst.

Sei neugierig und frage dich, was würdest du gerne hier von deiner Zukunft kennenlernen? Du könntest dir z. B. sagen: Ich möchte etwas Naheliegendes der nächsten Tage anschauen; ich möchte mir anschauen, was mich ängstigt; ich möchte sehen, wie ich Schwierigkeiten begegne; ich will Möglichkeiten ausprobieren, für die mir bisher der Mut fehlte; ich möchte anschauen, wie ich mir einen langgehegten Wunsch erfülle; oder ich möchte herausbekommen, was sich in meinem Leben in einigen Monaten oder später geändert haben wird. Aus den anfangs genannten Zielen kannst du dir weitere Anregung holen. Frage dich auch: Was möchte ich lieber ruhen und beiseite lassen? Bedenke, daß du dich auf ein einzelnes Ziel konzentrierst. Mit deiner klaren Entschiedenheit für das Ziel und für das, wohin du nicht gehen willst, erhältst du einen guten Schutz, auf den du dich verlassen kannst. Man kann nur eine Sache auf einmal wirklich gründlich machen. Formuliere das Ziel, still für dich. Du kannst dir als Anfänger vornehmen, eine Pause einzulegen, wenn du merklich von deinem Ziel abkommen solltest. Dann ist es besser, du kehrst an diese Stelle der Meditation zurück, festigst noch einmal dein Ziel und beginnst von neuem.

Spüre deinen wohligen und sicheren Platz, wenn du nun durch das Fenster rechts schaust. Dort draußen liegt eine weite hügelige Landschaft, herrliche Wiesen und fruchtbare Felder liegen vor dir im Glanz der Sonne, die, so weit du siehst, alles mit ihrem goldenen Schein verschönt. Da ist das sattwachsende Grün der Wiesen, ein See liegt ruhig und spiegelt die Wolken und das Blau des Himmels. Sieh die Bäume und die geschmeidigen Bewegungen ihrer Kronen, die sich im Winde wiegen. Verfolge die weit schwingenden Wege, welche die Landschaft durchziehen, bis sie sich in den fernen Hügeln verlieren, deren sanfte Linien in die Ebene verlaufen. Die Pflanzen, die Bäume und Sträucher tragen reiche Frucht, sie haben scheinbar immer zur rechten Zeit Regen und Wärme erhalten. Die Lebewesen dort finden mühelos reichlich Nahrung, alles, was sie zum Leben brauchen, und sie haben die ganze Weite zu ihrer Verfügung. Laß dich inspirieren, indem du weiter aus dem Fenster blickst, wie einfach das Leben hier sein muß, wie leicht es hier scheint, sich Wünsche zu erfüllen. Die Wege sind breit angelegt und führen nicht in die Irre. Bedenke, wie dir alles, was du anstrebst, unter solchen Umständen gelingt. Wie du hier alles so ideal vorfindest, wie du es dir nur wünschen kannst. Laß dich erinnern an deine Fähigkeiten und Begabungen. Unter dieser strahlenden Sonne erglänzen sie frei der gewohnten Kritikkruste, du spürst ihre Stärke, ihr Versprechen, die Zuversicht, die sie dir geben. Deine Phantasie wird dich beflügeln, Dinge zu denken und zu wünschen, an die du bisher nicht zu denken wagtest. Jetzt ist der Augenblick, wo du es wagen kannst. Spüre die Kraft deiner Wünsche, deiner Absichten und Ziele. Wie entwickeln sie sich, wenn sie den Weg entlang zum fernen Horizont gehen? Laß sie auf dem Weg der Zeit in die Zukunft wandern. Hier, in deiner idealen Zukunft, gibt es keine Beschränkungen, keine Verbote, nichts was dich hindern könnte. Hier kann aus dir werden, was du schon immer wolltest. Stelle dir vor, wie du dich selbst in dieser Landschaft deiner Zukunft bewegst, wie du dich dort fühlst, was dich weiterbringt, wohin du gelangst, wem du begegnest. Genieße in vollen Zügen die Erfüllung, die Umstände sind dir günstig, sie machen, daß das Ersehnte für dich erreichbar ist. Atme ruhig, vertraue deiner Phantasie, die unerschöpflich weiter ausmalt, was du zu sehen wünschst, und entdecke das Lebensgefühl, das sich einstellt. Nimm es mit allen deinen Poren auf und nimm es mit als Verbündeten, der dir Kraft gibt.

Den Verbündeten kannst du gut gebrauchen, wenn du durch das linke Fenster blickst. Als erstes schreckst du zurück vor dem Dunkel und der Kälte, die dort herrschen. Die Landschaft besteht aus einem schlickigen, schwarzen Sumpf, so zäh, daß in ihm nichts gedeiht außer wirrem Gestrüpp. Es scheint kein Fortkommen zu geben, alles, was sich bewegen möchte, macht hoffnungslose Anstrengungen, denn der Schlick ist stärker als jede Bewegung. Ein dämmriges Mondlicht beleuchtet die Landschaft spärlich, und fast ist man erleichtert, wie wenig genau zu erkennen ist. Die hilflosen Lebewesen suchen von hier fortzukommen, sie kämpfen mit den zähen Hindernissen und sinken ein, je mehr sie sich bemühen. Manche haben es ganz aufgegeben und warten erschöpft und verbittert. Ihr Weg sollte sie weit führen, bis dort, wo es wieder festen Boden gibt, wo es menschenfreundlicher zugeht und wo sie sich aufrichten und frei gehen können. Aber ihre Hoffnungen sind geschwunden. Entweder herrscht ein kalter Wind, oder es ist eine gewittrige Spannung in der Luft, unter der die Lebewesen sich ducken und nicht rühren. Allmählich gewöhnen sich deine Augen. Du spürst dich vielleicht verwandt mit ihnen. Auch sie quälen sich damit, von der Stelle zu kommen, aber je mehr sie sich abmühen, um so tiefer geraten sie in den Morast. Manchmal gewinnen sie etwas Halt auf einem Schilfpolster, dort klammern sie sich fest, rutschen wieder ab, versuchen wieder hochzukommen, aber einen festen Halt bekommen sie nirgends. Wenn du lernst, mit ihnen zu fühlen, bemerkst du, daß hier alles Üble, jede Katastrophe, alles was man befürchtet, möglich ist. Kannst du aus deiner sicheren Position im Erker Mitgefühl entwickeln für diese im Sumpf steckenbleibenden Wesen, für die fruchtlosen Mühen, die sie auf sich nehmen müssen, für ihr schreckliches Schicksal? Dein Mitgefühl wird dich besser spüren lassen, wie es ist, im Sumpf steckenzubleiben. Was macht dich traurig, was verzweifelt, wo bekommst du Wut von deinem sicheren Posten aus mit? Du wirst merken, wie du diesem Berührtsein standhältst. Sage dir, daß es ein heilsamer Schrecken ist. Vertraue darauf, du kannst es dir zumuten. Verabschiede dich von dem Geschehen. Reinige dich von dem Belastenden, indem du einige tiefe Atemzüge machst.

Du hast zwei Abenteuer bestanden. Gib dir Anerkennung für deinen Mut und deine Gelassenheit. Deine Vorbereitungen, um deine wirkliche Zukunft anzusehen, können sich sehen lassen.

Nun richte deine Aufmerksamkeit auf das Fenster vor dir. Durch eine winzige Ritze dringt Licht. Du weißt, wenn du vorsichtig am Fensterladen rüttelst, wird sich ein Spalt auftun. Dieses Fenster öffnet sich auf die Zukunft, wie sie wirklich sein kann. Du bestimmst selbst, wie weit du es öffnen möchtest. Ist dir danach, es mit einem Ruck weit aufzureißen, oder möchtest du lieber vorsichtig probieren? Wenn du dich erinnerst, worum es dir geht, wird die Entscheidung leichter sein. Und nun öffne vertrauensvoll so weit, wie du möchtest, und sieh, wie sich deine Zukunft entwickelt. Wo zeichnet sich etwas deutlich ab? Wo liegen die Hindernisse? Wo ist der Blick frei? Nimm dich hinein in dieses Landschaftsbild und schaue dir mit Liebe von deinem Beobachtungsposten aus zu, welche Wege du vorfindest, an welche Verzweigungen du gelangst, wie du dich dort fühlst, wie du abwägst und entscheidest. Probiere aus, an welchen Orten du dich wohl fühlst und bleiben möchtest. Stell dir vor, wie du für dich sorgst und mit dir umgehst. Die schwachen Anteile wollen sich manchmal nicht von der Stelle rühren, und die starken Anteile nehmen sie an die Hand und leiten sie, geben ihnen Zeit zum Ausruhen und muntern sie auf. Sie zeigen den schwachen Teilen das Schöne in der Umgebung und bringen sie auf neue Ideen, wenn sie ratlos sind. Die starken Anteile spüren ihre Kraft des Wünschens und teilen freigebig ihren Proviant mit den anderen müden Wanderern. Wie angenehm ist es, wenn der Weg ebenmäßig läuft und klar ist, wohin es gehen soll. Aber es gibt auch Gebiete, in denen es heftig auf und ab geht. Da werden Ruhepunkte geschaffen, und die Starken erinnern die Ermüdeten an ihre Talente, ihre Begabungen und an das, was ihnen in der Vergangenheit gelungen ist. Ja, sie scheinen in ihrer Ermüdung vieles davon vergessen zu haben, was sie beherrschen. Der Zuspruch richtet sie auf, und sie erheben sich und gehen weiter. Und schließlich erreichen sie beide ihr Ziel. Sie fallen sich in die Arme und freuen sich miteinander. Endlich. Sie genießen das Gefühl des Erreichthabens und der Erfüllung. Sie schauen neugierig herum. Wie sieht ihr Leben aus? Was umgibt sie? Wie geht es ihnen an ihrem Ankunftsort? Was ist alles anders geworden? Was ist wichtig geworden, was unwichtig? Wenn sie ihren Blick zurückwenden auf den zurückgelegten Weg, entdecken sie, wie es ihnen gelungen ist, bis hierher zu gelangen. Vorher war ihnen das verschlossen geblieben. Aber man ist hinterher immer klüger.

Sprich das Gefühl und andere Dinge, die dir aufgefallen sind oder dich sogar überrascht haben, in einfachen Worten aus und wiederhole es, um es besser zu behalten. Du läßt den Fensterladen so weit auf, wie du möchtest. Du kannst immer wieder an diesen Platz zurückkehren, wenn du es wünschst. Er ist ausschließlich für dich reserviert.

Kehre von deinem Beobachtungsposten im Erker des großen Hauses zurück zu deinem Sitzplatz. Du bist wieder hier und kannst zurückblicken, wo du überall warst und was du in Erfahrung gebracht hast. Mach eine kleine Bilanz: Was inspiriert dich? Was macht dich traurig? Du bist wieder fähig, mit Kraft zu wünschen und dir etwas zu ersehen. Sei sicher, daß du diese Kraft noch gut gebrauchen kannst. Ist es für dich befriedigend, deine verschütteten Fähigkeiten wiederzufinden, deine Vorstellungsfähigkeit, deine Phantasie, deinen Mut zum Abenteuer? Spüre, wie in dir etwas Vorausschauendes bewahrt geblieben ist, auf das du immer zurückgreifen kannst. Mit seiner Hilfe erschließen sich Horizonte für deine Zukunft, nahe Horizonte von wenigen Tagen und Wochen und weitere Horizonte von Monaten oder Jahren bis hin zum Fernsten, wo unser aller Weg sich im Ungewissen verliert. Du hast einen Schlüssel gefunden zu dem, was dir für immer verschlossen schien. Zögere nicht, dir aufrichtig für deinen Mut und deine Vorsicht, deine Entschiedenheit und dein Gewährenlassen sowie für die Zeit zu danken, die du dir geschenkt hast.

Der Wunsch, das Erfahrene zum Ausdruck zu bringen, ist verständlich. Magst du es niederschreiben oder mit Farben aufmalen und deine Gedanken dazu auf die Rückseite des Blattes schreiben? Wenn du Menschen ins Vertrauen ziehen möchtest, beginne ruhig das Gespräch. Wir sind sicher, du wirst interessierte Zuhörer finden. Erwarte nicht beim ersten Mal die großen Ergebnisse. Dein Blick in die Zukunft und auf neue Möglichkeiten wird klarer mit jeder Wiederholung. Wir wünschen dir weite, farbige und sinnvolle Zukunftshorizonte. Vergiß nicht, dabei den Fensterladen ein wenig offenzulassen.

Meditation 4 – Überblick gewinnen

Du findest auf der hinteren inneren Umschlagseite ein Bild, das dich in dieser Meditation unterstützen soll. Die Ziele sind mit wenigen Worten genannt. Es geht um den Kontakt mit sich und mit dem Kranksein, der in die Entspannung und die innere Ruhe führt. Im Zustand innerer Ruhe ist es leichter, seine Erinnerungen aufsteigen und lebendig werden zu lassen. Die Meditation möchte Ungesagtes zur Sprache bringen und dir die Möglichkeiten geben, für deine Erinnerungen mehr und mehr einen angemessenen Ausdruck zu finden.

Wenn du auf das Bild schaust,
mache dir deine Sitzhaltung bewußt.
Mache es dir bequem, indem du die Hände auf der Stuhllehne ruhen läßt,
und spüre die Unterstützung, die dir von der Rückenlehne zuteil wird.
Nun achte auf den Atem.
Du kannst merken, wie das Einatmen ein wenig Spannung bringt
und wie das Ausatmen entspannt.
Beginne auf deinen Atem zu achten und atme ruhig aus.
Nach einiger Zeit wirst du bemerken,
wie die Geräusche draußen besser zu hören sind.
Das ist ein Zeichen, daß du mehr bei dir bist.

Nun schau das Bild ruhig an,
laß deine Augen darüber wandern
und sieh, was dir zu dem einfällt, was du anschaust.

Wovon fühlst du dich besonders angezogen?
Was ist alles zu sehen?
Laß dir Zeit. Nimm dir all die Zeit, die du brauchst.
Vielleicht merkst du,
daß es einen Boden, die Erde gibt

und einen Himmel und Licht,
und du siehst die Möwe, die sich im Winde wiegt.
Und wenn du es noch einmal anschaust,
kannst du langsam deutlicher spüren,
was die Dinge, die du siehst, in dir auslösen.

Gib dir noch mehr Zeit.
Bleibe in Kontakt mit dem,
was in dir ausgelöst ist.
Während du weiter in Kontakt bleibst,
spüre nach, was du zulassen kannst,
was du akzeptierst.
Vielleicht spricht dich etwas aus dem Bild an.
Welcher Teil im Bild spricht zu dir?
Horche hin, was er dir sagt.
Leih ihm deine Stimme und höre dir zu,
was dieser Teil sagen möchte.

Gibt es andere Teile, die dich ansprechen?
Steht, was sie sagen, vielleicht im Gegensatz zu dem vorigen?
Oder gibt es Teile, die ähnlich sprechen?
Und du wanderst von Teil zu Teil im Bild
und horchst, was sie dir zu sagen haben?
Und nun höre auf das ganze Bild.
Was sagt dir das Ganze?
Kannst du dem Bild eine Antwort geben?

Es kann sein, es kommt zwischen dir und dem Bild
zu einem Dialog,
der euch beiden für das Kennenlernen guttut.

Wenn du spürst, wie du das Bild in dich hineingenommen hast,
mache dir bewußt: Ich habe dich angeeignet.
Innen in dir wirkt es fort,
und du kannst die tragende Erde spüren,
daß es dort gewiß Grund und Urvertrauen gibt,
daß da etwas ist, um zu tragen.
Aus diesem Getragensein gibt es wahrscheinlich eine Kraft,
die innen und außen wirkt,

eine Atmosphäre der Kraft,
die sich anfühlt wie ein Aufwind,
der aus dem sicheren Boden nach oben trägt.
Du läßt dich tragen,
und mit deinen eigenen Flügeln, mit deiner eigenen Kraft
kannst du die Höhe erreichen,
dich umschauen und deinen Blick schweifen lassen.
Dort oben kommst du in Kontakt mit dem Sicheren,
das unter dir liegt.
Unter deinen Blicken erstreckt sich die Erde,
während der Aufwind dich nun ohne viele Flügelschläge
weiter nach oben trägt.
Wenn du es genießen kannst, ohne Flügelschlag die Kraft des
Aufwinds zu nützen,
meinst du vielleicht: Fliegen ist für mich das Leben,
ein Leben, in dem ich mich tragen lasse,
mich zurückziehe und vertraue.
Ein Leben, in dem ich mich heil und mühelos erlebe.

Im Fliegen weitet sich dein Blick, die Welt dehnt sich aus,
und deine Phantasie reicht weit in die Landschaften,
in die Berge und Täler,
die Meere,
und läßt in dir heilende Momente erwachsen.

Such dir einen guten Ort auf der Erde,
auf dem du landen kannst.
Bewege dich kreisend und hinuntergleitend auf ihn zu.
Du weißt, gleich werde ich den Boden wieder spüren.
Der sichere Boden wartet dort,
von wo du gekommen bist.
Wenn du gelandet bist, wirst du all die Sicherheit unter deinen
Füßen spüren, die die Erde geben kann.

Schlußbemerkung

Wir waren bemüht, den Meditationen einen guten Ablauf zu geben, so daß sie Sicherheit vermitteln und auch positive Wirkung zeigen, ohne die Gefahr zu bergen, daß man darin verlorengeht. Dafür haben wir das Zehn-Schritte-Programm entwickelt (S. 264), aus dem der Leser den Aufbau erfährt. Wir hoffen, damit das Verständnis und die Lust zur Mitarbeit zu stärken, so daß die Leser mit der Zeit ihre eigene Struktur in sich aufbauen und die Meditation gefahrlos und wirkungsvoll machen können. Wir möchten die Übenden darin unterstützen, sich nach der Aneignung der zehn Schritte sicher zu fühlen. Dann können sie sich selbst und der Meditation völlig vertrauen. Sie dürfen überzeugt sein, etwas Heilsames für sich zu tun.

Die Meditationen könnten unserer Meinung nach als Audio-Kassette einen größeren Kreis erreichen und eine bessere Wirkung erzielen. Im Hören der gesprochenen Texte ist es einfacher, sich zu konzentrieren. Deshalb planen wir, falls die Anfragen sich vermehren, unsere Meditationen als Kassette zu produzieren, wenn sich ein Koproduzent findet. Die Meditationen würden zusätzlich gewinnen, wenn sie nicht nur von uns gesprochen, sondern durch eine speziell ausgesuchte Musik einen unterstützenden Hintergrund für ihre Inhalte bekämen. Wer sich dafür interessiert, kann sich mit frankiertem Rückantwortumschlag an die Adressen im Informationsteil wenden.

Nun hast du deine Träume verwirklicht erlebt. Sei einverstanden damit, daß die Zeit gekommen ist, um dich zu verabschieden.

Teil VI
Konzepte eines ganzheitlichen Umgangs mit Krebs

Das aniatotherapeutische* Modell

Das aniatotherapeutische Modell beinhaltet eine einjährige Seminarreihe in fünf Abschnitten mit dem Ziel psychoonkologischer Versorgung. Es gibt Krebspatienten in der postdiagnostischen und postoperativen Phase ganzheitliche Interventionshilfen, um sie zu einer angemessenen Begegnung mit ihrer Erkrankung zu befähigen.

Begründung

Die letzten Jahre lassen im Bereich der Tumorbehandlung folgendes Bild erkennen:
– Die Suche nach dem »Wundermittel«, das die Bedrohung durch Krebs herabsetzt oder eliminiert, ist ungeachtet des Einsatzes von Forschungsmitteln auf breiter Front über Jahrzehnte erfolglos. Eine Stagnation der Behandlungsmethoden mit chronischen Zügen ist nicht zu übersehen.
– Die Kraftanstrengung, die Behandler und Patienten unter den gegenwärtigen Bedingungen aufbringen, um sich in der Auseinandersetzung mit der Erkrankung zu behaupten, führt sie häufig in eine Orientierungslosigkeit, die angesichts der Flut von Einzelergebnissen der Forschung noch zunimmt. Die Forschungsansätze gehen unzusammenhängend vor und stellen sich in der Überzahl blind für psychosomatische Gesamtlagen.
– Die Macht der Einseitigkeit rein medizinischer Behandlungsansätze führt zu einem Behandlungsstil, der von der Behandlung zur Bekämpfung übergeht und bis zur kriegerischen Zerstörung ohne Rücksicht auf den Verlust noch vorhandener Gesundheit ausufert.
– Verdinglichung macht sich breit. Der Mensch, sei es nun Patient, Behandler oder Angehörige, wird als emotionales und Beziehungswesen ignoriert und bleibt auf der Strecke. High-Tech (hohe Technologie), einseitig und forciert innovativ in erfolg-

---

* aniatos (griech.) = unheilbar, gemeint ist die psychotherapeutische Behandlung von letztlich unheilbar Erkrankten

versprechenden Gebieten eingesetzt, bringt eine Atmosphäre von Objektivierung und Funktionalität in das Verhältnis von Behandler und Behandeltem, in der die Begegnung von Menschen untereinander kaum noch Raum findet.
– Ärzte, die der Apparatemedizin ein menschliches Antlitz zu geben versuchen, stehen vor Zeit- und ökonomischen Problemen. Heil- und Pflegepersonen, die nach individuellen Lösungen suchen, geraten in Verunsicherung, weil sie über Organisationsstrukturen, Kenntnisse und Fähigkeiten nicht verfügen, um nach einem ganzheitlichen Konzept zu handeln und Gesamtzusammenhänge zu erkennen.
– Typisch für Krebspatienten ist das »gefährliche Loch«, in das sie zuerst nach der Diagnose und erneut nach der Operation geraten. Zu diesem Zeitpunkt erleben sie ein außerordentliches Maß an Informations- und Stützungsbedürftigkeit. Ungeachtet der zahlreichen engagierten einfühlsamen Ärzte und Pfleger erfahren sich viele Patienten überrollt durch undurchschaubare Behandlungssettings und medizinische Apparaturen und sehen sich vor der Aufgabe, mit den psychischen Nachwirkungen ohne fachliche Hilfestellung fertig werden zu müssen. Die Bedürftigkeit der Menschen im »gefährlichen Loch« versucht das aniatotherapeutische Modell in differenzierter Form zu berücksichtigen.
– Aktionismus ist in unserer Gesellschaft eine weitverbreitete Tendenz. Im Kampf gegen den Krebs ist die Versuchung des Aktionismus nicht von der Hand zu weisen, hier als Handeln, ohne die Möglichkeiten des Nichthandelns in Betracht zu ziehen. Wenn Patienten den Eindruck von Aktionismus gewinnen, schlägt ihre Kooperationswilligkeit in Ablehnung um. Das zeigt sich in schlagwortartigen Äußerungen wie: »Ein gnadenloses zuviel an Therapie.« – »Mit Stahl, Strahl und Chemie, bis daß der Tod uns scheidet.« Solche Äußerungen überzeichnen. Dennoch spiegeln sie das strapazierte Bild einer medizinischen Versorgung, die nicht verstanden, nicht gebilligt und schließlich nur noch durchlitten wird. In einem gegenseitigen Verstehen und Abstützen der medizinischen und psychoonkologischen Seite sind wirksamere Aktivitäten zu erwarten. Das Modell sucht – und damit sieht es sich im Gegensatz zur gesellschaftlichen Tendenz des Aktionismus – dem methodischen Unsicher-

heitsfaktor und der menschlichen Hoffnung in der Krebsbehandlung den Platz zu geben, den sie bei all den Formen erfolgreicher Krebstherapie weiter einnehmen werden, wenn wir die Aufrichtigkeit zwischen Behandlern und Betroffenen ermöglichen und erhalten wollen.

Die Auffassung des aniatotherapeutischen Modells

Wir sind überzeugt, daß die Anpassung des Krebskranken an die »Unheilbarkeit« förderlich für die Überlebensqualität ist. Das Modell bietet Hilfen, die es den Patienten möglich machen sollen, trotz allem »heil« zu bleiben im »Unheilbaren« des Krebsgeschehens. Den körperlichen und seelischen Kränkungen als Folge der medizinischen Behandlung selbst und den Kontakten mit den Behandlern soll reparativ entgegengewirkt werden.

Wir sind der Auffassung, die Maßstäbe der Krebstherapie bedürfen der Erneuerung. Wir müssen zu einer Therapie für das krebskranke Individuum gelangen. Gemeint ist die Berücksichtigung der Person des Krebspatienten und die Einbeziehung seiner psychischen Fähigkeiten in seine Therapie, die damit zum Teil kooperative Selbstbeteiligung werden.

Die Behandlung von Krebskranken ist nicht erschöpfend, solange das Spektrum medizinischer Möglichkeiten im Sinne der alleinigen »Bekämpfung« der Krankheit eingesetzt wird, ohne die erforderliche psychische Integration des Erkranktsein einzubeziehen. Dazu gehört auch die Reflexion der Biografie und Perspektive des Patienten, die ihm Neueinstellung und Neubewertung seiner Lage nahelegen.

»Heilbleiben« und »Heilwerden« sind durch ein »einwandfreies medizinisches Handwerk« allein nicht erreichbar, sondern es bedarf zusätzlicher Momente der Begegnung, der Sinnfindung und des kreativen Ausdrucks von bislang ungelebten Gefühlen und Affekten.

Das Modell versteht sich als Ergänzung zur medizinischen Behandlung im Sinne einer ganzheitlichen Versorgung. Es stärkt und unterstützt die Wirkung bewährter Behandlungsformen, der medizinischen, psychologischen und psychosozialen, unter Bedingungen, die einen weitergreifenden humanisierenden Einfluß ausüben. Es erweitert bestehende Versorgungsmodelle durch innovative Elemente und Methoden der Humanistischen Psychologie.

Das aniatotherapeutische Modell beinhaltet Konzepte, Verfahren, Methoden und Techniken als integrierte Gesamtheit, einschließlich speziell für unseren Zweck entwickelter Interventionsformen und Interventionsstrategien.

Was bietet die Seminarreihe dem Krebspatienten?

Innerhalb eines Jahres finden für Krebspatienten in der postdiagnostischen und postoperativen Phase fünf Blockseminare statt. Dort haben die Teilnehmer Gelegenheit
– zur Selbsterfahrung;
– zur Entwicklung von Bewältigungsstrategien bezüglich der krankheitsrelevanten Themen;
– zur Ergänzung und Festigung des Gelernten durch gezielte Lektüre;
– zu Treffen zwischen den Seminaren, in Peer-Gruppen, die vorstrukturiert werden;
– zu Übungen zur Aneignung von Entspannung und schmerzregulierendem Verhalten für die Zwischenzeit.

Übergeordnete Zielsetzung

Das aniatotherapeutische Modell ist ein ganzheitlicher innovativ-kreativer Ansatz mit dem Ziel, Krebspatienten eine schöpferische Anpassung an und einen angemessenen Umgang mit der Krankheit möglich zu machen. Insbesondere sorgt das Modell für die Stimulierung und Aktivierung von Selbstregulationsprozessen und von Selbstheilungskräften. Der Weg besteht in der Auslösung von kreativem Potential, das über einzelne Stufen zur Expression gebracht wird. Die Stufen sind durch die fünf Blockseminare repräsentiert und geben ihnen das Thema.

Therapeutische Zielsetzung

– Ganzheitserleben der Person;
– Erhöhung und Erweiterung des Selbstausdrucks;
– Stärkung der Selbstverantwortung und der Selbstunterstützung in Krankheit und Heilungsverlauf;
– Entwicklung eines positiven Bezugs zum gekränkten Körper;
– Wiederherstellen, Erhalten und Entwickeln von klarer Kommunikation im intrapersonellen und interpersonellen Bereich;
– Umstrukturierung des Denkens in Richtung Problemlösung;
– Umkehrung retroflektiven Materials sowohl aus der frühen Biografie wie aus der Zeit vor der Diagnose und vor/nach der Operation;
– Versöhnung mit Biografie und fehlgelaufenen Ereignissen;
– Wiederherstellen oder erstmaliges Schaffen von Intersubjektivität, wodurch die Identifikation von retroflektivem Material erst möglich wird; Kanalisierung autoaggressiver und autodestruktiver Tendenzen nach außen;
– »Identitätssanierung« nach schweren operativen Eingriffen mit Verlust von Funktionen und von Unversehrtheit;
– Ermöglichen einer neuen Orientierung in der Welt der Werte;
– Entwicklung von sozialen Potentialen und kreativen Begabungen;
– Prophylaxe für zukünftige körperliche und seelische Belastungssituationen, die Stressorenqualität haben.

Was lernen die Krebspatienten?

Die Teilnehmer lernen, wieder zu ihrem inneren Gleichgewicht zu gelangen. Um das zu erreichen, werden sie in ihren Anpassungsschritten unterstützt, die sie aus der aktuellen krisenhaften Situation herausführen und für neue Situationen vorbereiten, um sie schneller, gründlicher und erfolgreicher zu bewältigen:
– sich nach Wunsch entspannen zu können;
– Umgang mit Schmerzen;
– Offenheit in Gesprächen über ihre Krankheit und damit die Krankheit aus dem Tabu-Bereich herauszuführen;

– Empfindungen verschiedener Stärken zuzulassen und Gefühle zum Ausdruck zu bringen;
– trauern ohne Angst und leidensfähig werden;
– resonanzfähig und spürig für sich selbst zu werden, andere in ihren Gefühlen besser wahrzunehmen;
– innere Schwingungsfähigkeit;
Krankheit aus dem Tabu-Bereich herauszuführen;
– neue Wege zur Erreichung des sekundären Krankheitsgewinns zu finden, das heißt, die gleichen Dinge im Leben erreichen zu können, ohne dafür krank sein zu müssen: körperliches Wertgefühl und Selbstwertgefühl, gesteigerte Verträglichkeit von Medikamenten und medizinischen Maßnahmen, verbesserter Umgang mit streßauslösenden Situationen;
– Angstminderung in den Fragen Endlichkeit und Verlust;
– Ziele neu zu formulieren und Unwesentliches in seinem Leben zu streichen;
– Wut und Zorn nicht mehr zu unterdrücken im Sinne von Autoaggression, sondern sie nach außen gegen die Störquellen zu richten;
– intensiveres Lebensgefühl und Spaß am Leben zu haben;
– seine Zeit kreativ und sinnvoll einzuteilen und zu gestalten;
– Pläne und Dinge, die man immer schon tun wollte, wirklich im Alltag umzusetzen; Neues auszuprobieren, das das Lebensgefühl steigert;
– eine positive Grundhaltung für innere und äußere Geschehnisse.

Die Seminarreihe

Ganzheitliche Interventionshilfen für Krebspatienten zu einer angemessenen Begegnung mit der Krankheit.
Zielgruppe: Krebspatienten in der postdiagnostischen und postoperativen Phase

1. Seminar: Sich in seiner Krankheit verstehen

In diesem Seminar lernen die Teilnehmer, untereinander vertrauensvoll und offen über ihr Leben, ihre Krankheit sowie die

Probleme, die sie aufwirft, zu sprechen. Die Krankheit soll enttabuisiert werden.

Durch Entspannungsübungen und Bewegungsübungen werden Verkrampfungen und Haltungen körperlicher und seelischer Art gelöst. Das führt zu einem bereicherten Erleben. Mit Hilfe von künstlerischen Medien suchen die Teilnehmer Ausdrucksformen für ihr körperliches Empfinden und für ihre Erlebnisse. Die Teilnehmer werden in die Auseinandersetzung und in die Begegnung mit ihrem künstlerischen Produkt geführt und erfahren auf diese Weise auf tieferer Ebene sich und ihre Erlebniswelt. Sie setzen sich mit ihrem künstlerischen Produkt auseinander und begegnen den anderen Teilnehmern. Im Austausch mit ihnen werden sie die Möglichkeit haben, ihr Selbstverständnis und das Verstehen anderer Personen zu erweitern.

Der Fokus liegt in diesem Seminar im Körperlichen, im Künstlerischen und in der sprachlichen Ausdrucksfähigkeit in bezug auf die Erkrankung. Der Krisenzustand, in den die Krankheit geführt hat, soll erlebt und akzeptiert werden. Es wird der Versuch unternommen, sich ganz persönlich als Mensch in der Krise zu sehen und zu erfassen. Aus der Einstellung, daß jemand nur das Richtige tun muß und sich weiterbenehmen kann, als wäre gar nichts geschehen, will das Seminar herausführen. Der Anfang zu einem neuen Ziel wird gesetzt: sich zu einem »gesunden Krebskranken« zu entwickeln.

2. Seminar: Begegnung mit Endlichkeit und Verlust – Verarbeitung der Trauer – Vom Wert der Trauer

In diesem Seminar findet die Begegnung mit der eigenen Endlichkeit auf der Symbol- und Imaginationsebene statt. Diese Begegnung kann durch kollektive Unterstützung und mit Hilfe besonderer Voraussetzungen vollzogen werden. Es wird getrauert um die Unversehrtheit und um den Traum von ewiger Gesundheit, um Illusionen verabschieden zu können. Die in diesen Haltungen gebundenen Energien werden dabei freigesetzt und können ins Leben kreativ eingebaut werden. Getrauert wird auch für nicht gelebtes Leben und für nicht mehr lebbares Leben. Trennungen, Verluste und Abschiede werden in einem strukturierten Verlauf, in Ritualen, auf sichere Art und mit wenig Angst durchlebt und zu Ende gebracht. Die Teilnehmer gehen den Weg durch Katharsis, Fühlen, Entlastung und Ausdruck. Diese Stadien zu durchlaufen bedeutet, ein Sicherheitsgefühl im Umgang mit Trauer in sich wachsen zu lassen.

Es ist wesentlich, solche Bewältigungsmuster im Umgang mit der Trauer zu festigen, um sich für Stunden der Verzweiflung, der Leere und der Depression vorzubereiten. Gelebte und erledigte Trauer bringt Lösung, sie macht frei und von neuem beziehungsfähig, sie bringt Versöhnung mit sich selbst. Aus dieser Versöhnung entsteht ein Zustand des Ganzwerdens, ein Gefühl der Wärme und des Fließens. Obwohl die Erfahrungen Tabu-Themen entstammen, werden sie durch Strukturierung zu durchweg positiven Erlebnissen, die die Teilnehmer mit Lebensenergie und Lebenswillen versorgen.

3. Seminar: Kontakt zu ungelebten Kräften

In diesem Seminar beschäftigen sich die Teilnehmer mit emotionalen Blockierungen, die sie bisher davon abgehalten haben, Wünsche, Lebensziele, Erwartungen und Begabungen energischer zu verfolgen. Es sind wichtige Entscheidungen zu treffen. Auf dem Boden der Selbstakzeptanz wird das Wichtige vom Unwichtigen, das Machbare vom Nicht-Machbaren zu trennen sein, so daß nach dieser Klärung die Verwirklichung der wichtigen Punkte ausgearbeitet werden kann.

Vor allem werden die Teilnehmer vorsichtig an Schattenseiten ihres Lebens herangebracht, die der Durchleuchtung bedürfen. Mit Schattenseiten sind alte, negative Seiten der Person gemeint, die mit verhärtender Wirkung in das Leben eingreifen. Durch die Technik des Schattenspiels werden sie bewußtgemacht und von ihren Energiequellen abgeschnürt. Zu den Schattenseiten gehören auch frühe negative Botschaften, Selbstbotschaften, die den Wert der eigenen Person herabsetzen und Lebendigkeit verhindern. Werden sie identifiziert, kann ihr zwingender Eingriff in die Lebensvollzüge gemindert werden. Die Berücksichtigung von Selbstwertbotschaften ist in Krisensituationen und in Verlustsituationen besonders wichtig.

Die Teilnehmer haben durch den Verlust von Körperteilen und Körperfunktionen eine Einbuße hinzunehmen, die das Selbstwertgefühl schädigt. Es ist die Frage zu stellen, wie diese Einbußen aufgehoben werden können, damit die Teilnehmer wieder positiv zu sich stehen können. Das Körperschema soll auf negative Anteile untersucht werden. Gefühle von Schuld, Haß, Rache und Eifersucht werden mit biografischen Szenen in Verbindung gebracht, die an ihrer Aufrechterhaltung beteiligt sind. Das Ergebnis des Aufgreifens der Schattenseiten und der emotionalen Blockierungen soll zur Befreiung kreativer Energien führen, die in ihrem Ausdruck zu festigen sind.

---

4. Seminar: Von der Isolation zur Verbundenheit: Partner – Familie – Freunde – Umwelt

---

Den Teilnehmern wird bewußtgemacht, welche Gefahren von der Isolation ausgehen. Die Krebserkrankung kann in Selbstisolation führen, die durch die Rolle des Krebskranken in unserer Gesellschaft zudem begünstigt wird. In Selbsterfahrung arbeiten die Teilnehmer mit dem Geflecht ihrer sozialen Bindungen und untersuchen, wie sie leben und wie sie leben möchten. Sie sollen selbst herausfinden, welche Veränderungen sie in ihrem sozialen Umfeld vornehmen wollen, und erhalten für ihre Ziele therapeutische Unterstützung, denn es ist damit zu rechnen, daß sie nur durch Überwindung von Hemmungen und Blockierungen erreicht werden können. Lernziel ist, eigene Gefühle und Bedürfnisse offen auszusprechen. Diese Offenheit pflegt die Kontakte und Beziehungen und stärkt die Verbundenheit zu Familie und Freunden. Ein wesentlicher Punkt besteht in der Erkenntnis, daß man nicht alles können muß und nicht alles alleine machen muß.

In der Gruppe wird durch gemeinsames Tun Offenheit und Solidarität ausprobiert. Die Teilnehmer sollen erfahren, wie Wohlgefühl aus dem gemeinsamen Anpacken und Bewältigen von Aufgaben entsteht.

Rückzug und Schweigen, das Stigma annehmen oder so tun, als ob man nicht anwesend sei, das sind Formen isolierenden Verhaltens. Dem will das Seminar entgegenwirken. Viele

Übungen werden draußen in der Natur stattfinden, um die Elemente – Wald, Felder und Gewässer – in seinen Horizont einzubeziehen und die Verbundenheit mit der Welt erneut intensiv zu erfahren.

5. Seminar: Sorge für dich selbst - Entscheidung und Bewältigung in der Verantwortung

Dieses Seminar geht von der Körperlichkeit aus und geht zu verschiedenen Bewältigungsstrategien über, die exploriert und ausgeformt werden können. Dabei soll auch auf schädigende Abwehrhaltungen geachtet werden, die eine gute Selbstversorgung behindern. Da der Körperlichkeit der Vortritt gelassen wird, haben die Teilnehmer die Möglichkeit, ihren Körper als Ganzheit wahrzunehmen und zu erleben. Aus dem Erlebnis der Ganzheit ist es möglich, Defizite und Versehrtsein leichter zu akzeptieren. Zusätzlich soll über das Fehlende und Versehrte getrauert werden, weil es das Gefühl der Akzeptanz bestärkt.
In verschiedenen Körperübungen werden Spannungen sowie Schmerzen, Wohlgefühl und Körperirritationen untersucht und in ihrer Bedeutung erfaßt. Die Teilnehmer erlernen verschiedene Entspannungsverfahren, die speziell auf den einzelnen zugeschnitten werden. Mit diesen Hilfen werden sie befähigt, ihre organismische Selbstregulation für ihr körperliches Wohlbefinden einzusetzen. Sie verbessern den Umgang mit Schmerzen, ihre Ernährungsweisen und erwerben Kenntnisse über gesundheitsfördernde Körperpflege. Zu weiteren Verhaltensweisen, die die Sorge für sich selbst ausmachen, zählen selbstunterstützende Einstellungen und die Fähigkeit, Hilfe zu erbitten. Auch das wird in diesem Seminar geübt. In Gesprächen über eine streßfreie Tageseinteilung und über heilende Momente bei sich selbst und im sozialen Umfeld wird eine Umorientierung ermöglicht. Das Wissen um die heilenden Momente wird dazu führen, Kleinigkeiten besser zu würdigen und eine verbesserte Kooperation mit den Behandlern anzustreben. In der Sorge für sich selbst werden die Teilnehmer mit ihrem Körper vertrauter und versöhnlicher, denn man kann nur lieben, was man kennt.

Wege der Realisation

Die Realisation der therapeutischen Zielsetzung besinnt sich der Konzepte, Verfahren, Methoden und Techniken aus dem Feld der humanistischen Psychotherapie, bereichert um kreative Medien zur Förderung der Ausdrucksfähigkeit.

Eingesetzt werden im einzelnen Komponenten aus Gestalttherapie, Kunsttherapie, Musiktherapie, Psychodrama, Körpertherapie, Familientherapie, Hypnosetherapie nach Erikson sowie Elemente aus den Anwendungsfeldern Thanatotherapie, Trauertherapie und Stimmtherapie.

An Methoden und Techniken kommen zum Einsatz: Entspannungstechniken, Wahrnehmungsübungen, Rollenspiele, Einzelarbeit in der Gruppe, Soundhealing, Imaginationsübungen, Schattenspiele.

Die kreativen Medien kommen in ganzer Breite zum Einsatz. Verwendet werden Ton, Malen, Pantomime, Poesie, Drama, Bewegung, Tanz, Gong, Stimme, Musik. Speziell eingerichtete Abläufe im Erleben und Verhalten werden durch Rituale und Symbolhandlungen strukturiert.

Einige Übungen sind zum Kennenlernen von Trancezuständen und von Ekstasemomenten gedacht, um im geschützten Rahmen des Seminars diese Grenzerfahrungen zugänglich zu machen.

Erwünschtes Verhalten kann durch Übungen weiter gefestigt werden, die persönlich auf den einzelnen zugeschnitten werden und für das Üben zu Hause geeignet sind.

Wenn es den Wünschen der Teilnehmer entspricht, werden periodische Treffen von Peer-Gruppen vorstrukturiert. Die Peer-Gruppe gilt als Maßnahme gegenseitiger Unterstützung und des Austauschs.

Format der Seminare

Es handelt sich um psycho-onkologische Seminare mit einem ganzheitlichen innovativ-kreativen Ansatz. Die Vorgehensweise steht im engen Zusammenhang zur medizinischen Behandlung und will diese ergänzen und bereichern. Ohne medizinische Behandlung sind die Seminare weder denkbar noch nützlich. Sie verstehen sich also im Sinne einer ganzheitlichen Versorgung und nicht etwa als eine Alternative, die ärztliche Versorgung ersetzen könnte.

Leitung der Seminare

Die Leitung der Seminare übernehmen Dr. Jorgos Canacakis und Dr. Kristine Schneider. Beide Leiter sind Diplom-Psychologen und Psychotherapeuten. Ihre Ausbildung erhielten sie in verschiedenen Formen der humanistischen Therapie. Sie sind seit vielen Jahren als Therapeuten tätig und haben sich um die Entwicklung neuer therapeutischer Anwendungsformen und Methoden verdient gemacht. Sie sind zudem Lehrtherapeuten und Ausbilder an verschiedenen Institutionen. In der Arbeit mit Krebspatienten blicken sie auf eine vieljährige Erfahrung zurück.

Dauer der Seminare

Die Seminare finden im Zeitraum eines Jahres mit Abständen von etwa zwei Monaten statt. Die Gesamtzahl von 125 Stunden gliedert sich in fünf Blockseminare à drei Tage zu jeweils 25 Stunden.

Teilnahmebedingungen

Unabhängig von der Art der Tumorerkrankung und von der Phase, in der sich die Patienten befinden, können alle Interessenten angenommen werden, sofern sie eine mittlere psychische Belastbarkeit besitzen. Der ausgefüllten Anmeldung ist die schriftliche Erlaubnis des behandelnden Arztes und der Arztbericht der Klinik beizufügen.

Wissenschaftliche Begleitung

Bei der erstmaligen Durchführung werden die Seminare von einer Gruppe von Forschern als Pilotprojekt wissenschaftlich begleitet. Die Leiter erklären sich bereit, bei Fragen der Strukturierung der Seminare für Forschungszwecke mitzuwirken und auch während des Seminarverlaufs beratend zur Verfügung zu stehen.

Das klinisch-onkologische Handlungsmodell

Im folgenden wird ein »onkologisches Handlungsmodell« vorgeschlagen, das in einem nationalen und internationalen Rahmen eingebettet sein kann. Es kann von privaten oder staatlichen Stellen übernommen und realisiert werden. Die Versuche staatlicher Stellen, das Modell zu realisieren, sind an mangelnder Koordination zwischen Bewilligungsgremien und interessierten Kliniken gescheitert und in der bürokratischen Maschinerie steckengeblieben.

Für die Beteiligung am Gesamtkonzept sind alle deutschsprachigen Länder sowie Luxemburg und Griechenland vorgesehen. Die Autoren werden mit Intereressenten gerne in Kontakt kommen.

1. Ziele des Modells

Zentraler Ansatzpunkt des Modells ist ein *ganzheitliches*, Akuttherapie und Nachbetreuung nahtlos verbindendes Vorgehen, bei dem medizinische und psychosoziale Aspekte in der Behandlung von Krebskranken von Anfang an integriert sind. Der ganzheitliche Ansatz zielt primär darauf ab, in der Auseinandersetzung mit der Krebskrankheit nicht nur die zerstörerischen Krankheitskräfte zu bekämpfen, sondern vor allem auch die positiven, lebensbejahenden Selbstheilungskräfte der Patienten und ihrer Angehörigen zu wecken und zu unterstützen.

Die Ergebnisse der thanatopsychologischen Forschung haben unter anderem gezeigt, daß eine Aktivierung der positiven Kräfte erst dann einsetzt, wenn eine produktive Konfrontation mit den normalerweise verdrängten Lebensbereichen von Trauer, Sterben und Tod vorausgegangen ist: Die von Alexander Mitscherlich schon vor Jahren konstatierte »Unfähigkeit zu trauern« blockiert nicht nur die Empfindung und den Ausdruck von Schmerz und Leid; sie blockiert gleichzeitig auch die Selbstheilungskräfte, die aus einem tieferlebten Trauerprozeß einen lebendigen Neubeginn entstehen lassen.

Solche Erkenntnisse sind bisher in der Behandlung von

Krebskranken kaum nutzbar gemacht worden. Die gegenwärtig verbreitete Praxis weist einige gravierende Defizite auf, die durch einen ganzheitlichen Ansatz entscheidend verbessert werden könnten:
– Die Patienten fühlen sich oft von Anfang an zu »Objekten« der Medizin gemacht; dadurch bleiben die Heilungs- und Abwehrkräfte, die die Patienten (und ihre Angehörigen) selbst mobilisieren können, ungenutzt.
– Die Beziehungsaspekte zwischen Arzt, medizinischem Personal, Patient und Familie werden in ihrer heilenden Bedeutung nicht ausreichend positiv eingesetzt. Für viele Krebspatienten heißt die Konsequenz: Kontaktabbruch zu sich selbst und zu den anderen Menschen, angstvolle Isolation und resignierende Selbstaufgabe.
– Die zentrale Bedeutung psychosozialer Faktoren für das Leben mit der Krankheit und mit den Behandlungsfolgen wird in der wissenschaftlichen Literatur zunehmend anerkannt. In der Praxis der Versorgung von Krebskranken besteht jedoch eine tiefgreifende Kluft zwischen der medizinischen Behandlung und der psychosozialen Betreuung: In der Akutklinik ist die rein organmedizinische Betrachtungsweise vorherrschend – und irgendwann in der Nachbetreuung kommt dann (vielleicht!) auch das »Psychosoziale« zur Sprache. Faktisch sind für die Patienten und ihre Angehörigen jedoch bis dahin schon die meisten Entscheidungen über die Art des Umgehens mit der Krankheit (»Coping«) gefallen, und zwar häufig in einer ausgesprochen negativen, verdrängenden oder resignierenden Weise.
– Die gegenwärtig üblichen Therapie- und Betreuungsangebote richten sich an Patienten, die offensichtlich als isoliert lebende »Monaden« gedacht werden; die entweder krankmachenden oder heilenden Einflüsse, die von den sozialen Lebensbezügen der Patienten ausgehen, werden nur in höchst unzureichender Weise berücksichtigt. Übersehen wird vor allem ebenfalls, daß eine Krebserkrankung auch für die nicht direkt betroffenen Familienangehörigen schwere Belastungen auslösen kann, die sich in somatischen oder psychischen Erkrankungen ausdrücken.
– In der Betreuung von Krebskranken besteht eine folgenreiche Kluft zwischen der Forschung auf der einen und der Versorgungspraxis auf der anderen Seite: Die Forschungsergebnisse

sind unter den Bedingungen klinischer Praxis häufig gar nicht anwendbar, und die klinische Praxis bleibt in allen Fragen, die über medizinische Probleme im engeren Sinne hinausgehen, forschungsfern und unwissenschaftlich.

Insgesamt drängt sich bei der Betrachtung der gegenwärtigen Situation der Eindruck auf, daß diese Situation selber viele charakteristische Züge einer typischen »Krebsstruktur« aufweist: ein schier uferloses Wachstum des isoliert organismischen Sektors; seine Abspaltung von allen psychischen und sozialen Bezügen; Konzentration auf das Negative und Zerstörerische; Negation des Persönlichen, Subjektiven; Verdrängung von Trauer und Sterben in die sogenannte »Terminalphase«; mangelnde Einordnung der einzelnen Teile in eine übergeordnete »Gestalt«; kurz: Fragmentierung, Isolation, Negativität, Unlebendigkeit, Verdinglichung und andere Phänomene einer multiplen Entfremdung.

Das geplante »Onkologische Handlungsmodell« soll anstelle dieser »Krebsstruktur« eine Behandlung und Betreuung von Krebskranken ermöglichen, die von Anfang an abzielt auf eine Kooperation aller Beteiligten, eine Integration der somatischen und psychosozialen Aspekte, eine Einbeziehung der Familien, ein gemeinsames Erleben der Trauerprozesse und schließlich eine Stärkung aller heilungsfördernden Kräfte der Betroffenen.

Im Rahmen der Thanato-Psychologie sowie der Humanistischen Psychologie insgesamt gibt es inzwischen weltweit eine Reihe von neuen Ansätzen zu einer ganzheitlichen (»holistischen«) Medizin, die zur Erreichung der genannten Ziele eingesetzt werden können. Es erscheint deshalb an der Zeit, solche Ansätze in einem umfassenden Modellversuch zu erproben und unter wissenschaftlicher Begleitung auf ihre Wirksamkeit in bezug auf Überlebenszeit und Lebensqualität von Krebskranken zu prüfen.

2. Vorschlag zur Durchführung

Die Durchführung des Modells sollte auf zwei »Säulen« basieren:

a) Einrichtung einer psychosozialen Arbeitsgruppe in einer

modellhaften Akutklinik (»Stammklinik«). Diese Arbeitsgruppe hätte im wesentlichen drei Aufgaben:
– die psychosoziale Betreuung (einschließlich der Familien) in die akutmedizinische Behandlung zu integrieren;
– den Kontakt zu den Patienten auch nach der Entlassung aufrechtzuerhalten (zum Beispiel durch Bildung ambulanter Gruppen);
– den Krankheits- und Bewältigungsverlauf langfristig wissenschaftlich zu begleiten und zu dokumentieren.

b) Bildung einer internationalen Gruppe besonders erfahrener Therapeuten und Durchführung von Intensiv-Seminaren.

Im internationalen Bereich gibt es einige besonders erfahrene Therapeuten, die fähig sind, in Intensiv-Seminaren den Teilnehmern wirklich produktive neue Möglichkeiten des Denkens und Erlebens, des Umgehens mit sich selbst und mit anderen oder der Bewältigung belastender Lebensereignisse wie Verlust und Trauer zu eröffnen.

Es ist geplant, einen »Pool« solcher Therapeuten zu gewinnen, die dann in mehrtägigen Seminaren neue Impulse für alle Beteiligten (Patienten, Angehörige, Ärzte und andere therapeutische Fachkräfte) erarbeiten und so das Programm bereichern und gleichzeitig supervidieren.

Dieses »Weiterbildungs-Programm« soll in der Stammklinik erprobt werden und kann dann – mit nur geringem zusätzlichen Finanzaufwand – auch in anderen Kliniken, Beratungsstellen, Rehabilitationseinrichtungen und Selbsthilfegruppen eingesetzt werden.

Wegen des Innovations- und Multiplikator-Effektes bildet der Einsatz dieser Therapeutengruppe in gewisser Weise den »springenden Punkt« des hier vorgeschlagenen Modells.

3. Voraussichtliche Ergebnisse

– Kostendämpfung aufgrund verminderter Aufenthaltsdauer und Reduktion von Medikamenten;
– Effektivierung medizinischer Therapie bzw. bessere Verträglichkeit;
– Steigerung der Lebensqualität der Patienten;
– Verminderung negativer sozialer Folgen;

– Kommunikative Verbesserung zwischen Patient und helfenden Berufen.

4. Vorgeschlagener Zeitrahmen

Im Zeitablauf wird sich das Gesamtprojekt in drei Phasen gliedern:

a) *Pilotphase* (ca. 6 Monate)
- Erarbeitung eines detaillierten Aufbaus für die Hauptphase;
- Absprachen mit der »Stammklinik«;
- Aufbau der Therapeutengruppe.

b) *Hauptphase* (ca. 3 Jahre)
- integrative Therapie in der Stammklinik;
- Intensiv-Seminare mit Patienten, Angehörigen, Ärzten und anderen therapeutischen Fachkräften;
- Nachbetreuung, ambulante Gruppen;
- Datenerhebung zur Dokumentation von Langzeitverläufen.

c) *Auswertungsphase* (ca. 18 Monate)
- Datenauswertung und -interpretation;
- Modifikationen des Modells;
- Übertragung des Modells in andere geeignete Einrichtungen.

Teil VII
Informationen

Angebote für Betroffene und Helfer

Seminare – Workshops – Vorträge – Weiterbildung

Wie in der Einführung erwähnt, wartet das »aniatotherapeutische Modell« auf Institutionen, die es in ihrem Rahmen umsetzen wollen. Da die Realisation uns als Einzelpersonen überfordert, haben wir uns für überbrückende Angebote entschieden.

Innerhalb unserer Seminarreihen haben wir einige Seminare so modifiziert, daß sie aufeinander aufbauen. Wer sich an die Abfolge hält, findet Kontinuität für seine Entwicklung. Hauptziel der Seminarreihen ist es, wesentliche Elemente im heilsamen Umgang mit der Krebserkrankung anzubieten. Angesprochen sind Betroffene, Helfer und Angehörige. In einem persönlichen Rahmen und überschaubaren Zeitraum werden die erforderlichen Kompetenzen erworben.

Angebote von Dr. Jorgos Canacakis

A1. Trauerumwandlungsseminar
Mit Lebendigkeit und Kreativität durch die Trauer
Seminar über drei Tage. Sein geschützter Rahmen dient der intensiven Auseinandersetzung mit Verlust-, Trennungs- und Abschiedsproblematik. Krebs kann für Betroffene und Angehörige den Verlust von Unversehrtheit, von bisher selbstverständlichen Lebensmöglichkeiten und eine beträchtliche Einschränkung für die Gestaltung der Zukunft bedeuten. Die Wiederbelebung der Trauerfähigkeit ist in diesem Zusammenhang von besonderer Bedeutung, weil sie vorhandene Lebenspotentiale freisetzt und kräftigt.

A2. Auf dem Weg zu neuer Lebendigkeit
Ein Seminar von zwei Wochen, aufbauend auf dem Trauerumwandlungsseminar A1. Nach dem Durchgang durch die

Trauer entstehen körperliche und seelische Räume, die durch eigens entwickelte Methoden mit verlebendigten Empfindungen und Gefühlen aufgefüllt werden können. Sorgfältig ausgewählte Naturplätze auf der griechischen Insel Ikaria bieten die geeigneten Bedingungen für bereichernde Sinneserfahrungen, innere und äußere Verbundenheit, welche Lebensnähe und selbständige Lebensgestaltung steigern.

A3. Das Kreative in der Trauer
Eintägiges Kurzseminar von neun Stunden, das von einladenden Institutionen veranstaltet wird, zum Kennenlernen des Trauerumwandlungsmodells und zur ersten Begegnung mit der eigenen Trauer. Symbolische Handlungen und kreative Ausdrucksformen helfen bei der Begegnung.

A4. Kreativer Umgang mit Trauer
Vortrag mit Kurzseminar (vierstündig), ebenfalls von Institutionen angeboten, in dem neben der Informationsvermittlung über das »Trauerumwandlungsmodell« gesprochen wird. Es folgen ein Selbsterfahrungsteil, verschiedene Meditationen und eine Diskussion mit den Teilnehmern.

A5. Ausbildung zum/zur Lebens- und Trauerbegleiter/in
Berufsbegleitende einjährige Ausbildung (30 Tage in 5 Blockseminaren), die Helfern im Durchgehen und Verstehen der eigenen Trauer die Kompetenz vermittelt, Menschen in Trauerkrisen zu begleiten. Die Weiterbildung wird durchgeführt von der *Akademie für Menschliche Begleitung AMB* und schließt mit Zertifikat oder einem Abschlußdiplom ab.

Informationen für die A-Seminare sind anzufordern bei
Akademie für Menschliche Begleitung AMB
Goldammerweg 9
D-45134 Essen
Telefon 02 01/44 24 69 – Fax 02 01/47 18 00
Bitte frankierten und adressierten Rückumschlag senden.

Angebote von Dr. Kristine Schneider

B1. Horizonte meiner Zukunft – Mit Selbstvertrauen die eigene Zukunft gestalten
5 Tage

B2. Atem, Stimme, Gong – Sich in Schwingung getragen und verbunden erleben
3 Tage

Informationen für die B-Seminare sind anzufordern bei
Angewandte Gestaltanalyse
Am Rheinufer 23
D-50999 Köln
Telefon 0 22 36/6 97 57 – Fax 0 22 36/6 97 72
Bitte frankierten und adressierten Rückumschlag senden.

Angebote von Dr. Jorgos Canacakis gemeinsam mit Dr. Kristine Schneider

C1. Heilsamer Umgang mit Schwingungen
Es handelt sich um ein 2-Wochen-Seminar in der Natur der griechischen Insel Ikaria, diesmal mit dem Ziel, mit Hilfe von schützenden Ritualen und der Wildheit der Natur die eigenen Sinne wiederzuentdecken. Erst einmal geweckt, suchen die versteckten und vernachlässigten Lebensgeister nach neuen, bereichernden Ausdrucksmöglichkeiten. Mit unserer Begleitung findet man körperlich und geistig zu seiner eigentlichen Lebensschwingung und entwickelt sie zu einem Kompaß für die weitere Lebensführung. Das Medium, mit dem wir die eigenen Schwingungen aufsuchen und stärken, ist der Gong. Die Teilnahme ist nur möglich, wenn eines der oben beschriebenen Seminare A1, A2, B1 oder B2 besucht wurde, da nur dann die Grundlage für eine erfolgversprechende Teilnahme gegeben ist.

C2. Ausbildung zum Begleiten von Gongarbeit
Diese berufsbegleitende neunmonatige Ausbildung (30 Tage in vier Blockseminaren) wendet sich an Helfer und an Interes-

sierte, die sich mit begleitenden Aufgaben entwickeln möchten. Vermittelt wird die Kompetenz, Menschen in der Begegnung mit dem Klang- und Schwingungsmedium Gong zu unterstützen. Kaum ein Medium ist besser geeignet, leibliche Durchlässigkeit erlebbar zu machen. Brachliegende oder blockierte Lebensenergien werden durch Klang angestoßen und für eine Neuformung zugänglich. Solche Erfahrungen fördern die Abgrenzung und die Verbundenheit zwischen Selbst und Umwelt. Abschluß mit Zertifikat. Die Organisation der Weiterbildung wird von *Creativ Seminar* durchgeführt.

Informationen für die C-Seminare sind anzufordern bei
Creativ Seminar, c/o Erika Bachmann
Teufener Str. 112
CH-9000 St. Gallen
Telefon und Fax 00 41/71/2 78 61 81
Bitte frankierten und adressierten Rückumschlag senden.

Die Autoren

JORGOS CANACAKIS, Dr. phil., ist Diplompsychologe und Psychotherapeut sowie Absolvent der Musikhochschule München und der Akademie der Tonkunst Darmstadt. Von 1965 bis 1974 Bühnentätigkeit an verschiedenen europäischen Opernhäusern. Lehrtherapeut am Fritz-Perls-Institut mit dem Schwerpunkt Kreativitäts- und Musiktherapie. Von 1974 bis 1996 Dozent an der Universität Essen im Fachbereich Medizin. Von 1992 bis 1994 Professor für Psychotherapie an der Universität Kreta. Gründungsmitglied der Friedensuniversität Potsdam. Begründer und Leiter der Europäischen Trauerseminare (ETS) und wissenschaftlicher Direktor der von ihm gegründeten Akademie für menschliche Begleitung (AMB) in Essen. Ausbilder in Trauerbegleitung. Mitarbeit in psychoonkologischen Institutionen und Organisationen. Gründungsmitglied des Deutschen Arbeitskreises für Psychoonkologie (DAPO).

KRISTINE SCHNEIDER, Dr. phil., ist Fachpsychologin für Klinische Psychologie und Psychotherapeutin in privater Praxis in Köln seit 1973. Begründerin und Leiterin der Angewandten Gestaltanalyse (AGA). Schwerpunkte in der psychotherapeutischen Praxis sind Arbeit mit einzelnen und Paaren mit Hilfe von kreativen Medien. Umfangreiche Lehrtätigkeit in den Bereichen Gestalttherapie und Hypnose nach Erickson. Ausbilderin am Fritz-Perls-Institut, am Institut für Integrative Therapie, am Gestalt-Institut Köln und am Milton-Erickson-Institut Köln.

Gemeinsame Tätigkeiten
Beide Autoren arbeiten seit 15 Jahren mit Menschen, die an Krebs erkrankt sind. Entwicklung des aniatotherapeutischen Modells, das in diesem Buch vorgestellt wird. Langjährige Forschung und Begleitung mit dem Klangmedium Gong. Koautoren des 1996 erschienenen Buches »Heilsamer Umgang mit Schwingungen«. Workshops und Seminare zur Gongarbeit und zur Kreativitätsförderung.

Weitere Titel der Autoren

Canacakis, J., *Ich sehe Deine Tränen*, Kreuz Verlag, Stuttgart 1987, 13. Aufl. 1996

Canacakis, J., *Ich begleite Dich durch Deine Trauer*, Kreuz Verlag, Stuttgart 1990, 8. Aufl. 1996

Canacakis, J., *Auf der Suche nach den Regenbogentränen*, Bertelsmann, München 1994

Schneider, K., *Grenzerlebnisse – Zur Praxis der Gestalttherapie*, Edition Humanistische Psychologie, Köln 1990

Schneider, K., Canacakis, J., *Heilsamer Umgang mit Schwingungen*, Walter Verlag, Zürich 1996

Alle in diesem Buch enthaltenen Angaben, Daten, Ergebnisse etc. wurden von den Autoren nach bestem Wissen erstellt und von ihnen mit größtmöglicher Sorgfalt überprüft. Gleichwohl sind inhaltliche Fehler nicht vollständig auszuschließen. Daher erfolgen Angaben etc. ohne jegliche Verpflichtung oder Garantie des Verlages oder der Autoren. Beide schließen deshalb jegliche Verantwortung und Haftung für etwaige inhaltliche Unrichtigkeiten aus, es sei denn im Falle grober Fahrlässigkeit.

Die Deutsche Bibliothek – CIP-Einheitsaufnahme

Neue Wege zum heilsamen Umgang mit Krebs : Angebote für Betroffene und Helfer / Jorgos Canacakis ; Kristine Schneider. – 3., erw. Aufl. – Stuttgart : Kreuz-Verl., 1997
 Früher u. d. T.: Krebs
 ISBN 3-7831-1521-3
NE: Canacakis, Jorgos; Schneider, Kristine

3 4 5 6 7   01 00 99 98 97

3., erweiterte Auflage 1997
© 1989 Kreuz Verlag Stuttgart
Umschlaggestaltung: Jürgen Reichert
Umschlagmotiv: Georgos Georgagopoulus
Foto von K. Schneider: Horst Urbschat, Berlin
Gesamtherstellung: Ebner Ulm
ISBN 3 7831 1521 3

Lernen Sie, mit Trauer schöpferisch umzugehen:

Dieses Begleitbuch für Trauernde hilft den Betroffenen, einen selbstbewußten und heilsamen Umgang mit ihren Trauergefühlen zu erleben. Der Autor begleitet sie mitfühlend und sicher auf ihrem Weg durch den Schmerz, hin zu neuer Lebensenergie. Er gibt leicht verständliche und sensible Anleitungen zu verschiedenen Meditationen und Imaginationsübungen. Jorgos Canacakis macht den Leserinnen und Lesern die wichtige Unterscheidung von »lebenshemmender« und »lebensfördernder« Trauer deutlich.
Er berücksichtigt alle Arten von Verlust und zeigt nicht nur Trauer-, sondern gleichzeitig Lebensalternativen auf.

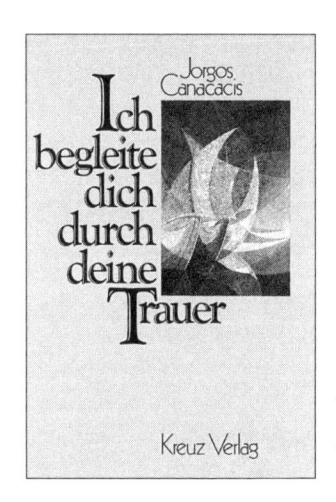

Jorgos Canacakis
Ich begleite dich durch deine Trauer
96 Seiten, Hardcover

KREUZ: Was Menschen bewegt.

Trauer gibt Energie für ein neues Leben:

In unserem Alltag wirken trauernde Menschen beklemmend und störend, weil wir verlernt haben zu trauern. Trauer macht uns Angst. Wir wehren sie ab. Trauernde sind deshalb meist sich selbst überlassen, isoliert und einsam.

Dieses Buch des griechischen Psychologen und Therapeuten Jorgos Canacakis gründet auf langjährigen Erfahrungen im Umgang mit Trauer, bei sich selbst und in der Begleitung trauernder Menschen, sowie auf umfangreichen wissenschaftlichen Forschungen. In leicht verständlicher Sprache stellt er dar, daß Trauer eine notwendige Reaktion ist, die zum Leben gehört. Sie ist durch Zeit und Vergessen nicht »heilbar«. Sie ist ein tiefes Gefühl mit enormer Energie, das kreativ für einen neuen Lebensbeginn eingesetzt werden kann.

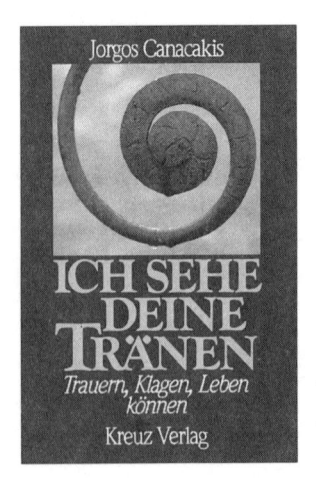

Jorgos Canacakis
Ich sehe deine Tränen
Trauern, Klagen, Leben können
240 Seiten, Paperback

KREUZ: Was Menschen bewegt.